방사선치료용 양성자가속기

Proton Radiotherapy Accelerators

Wioletta Wieszczycka · Waldemar H. Scharf 원저

노승정 · 이창섭 · 최병호 공역

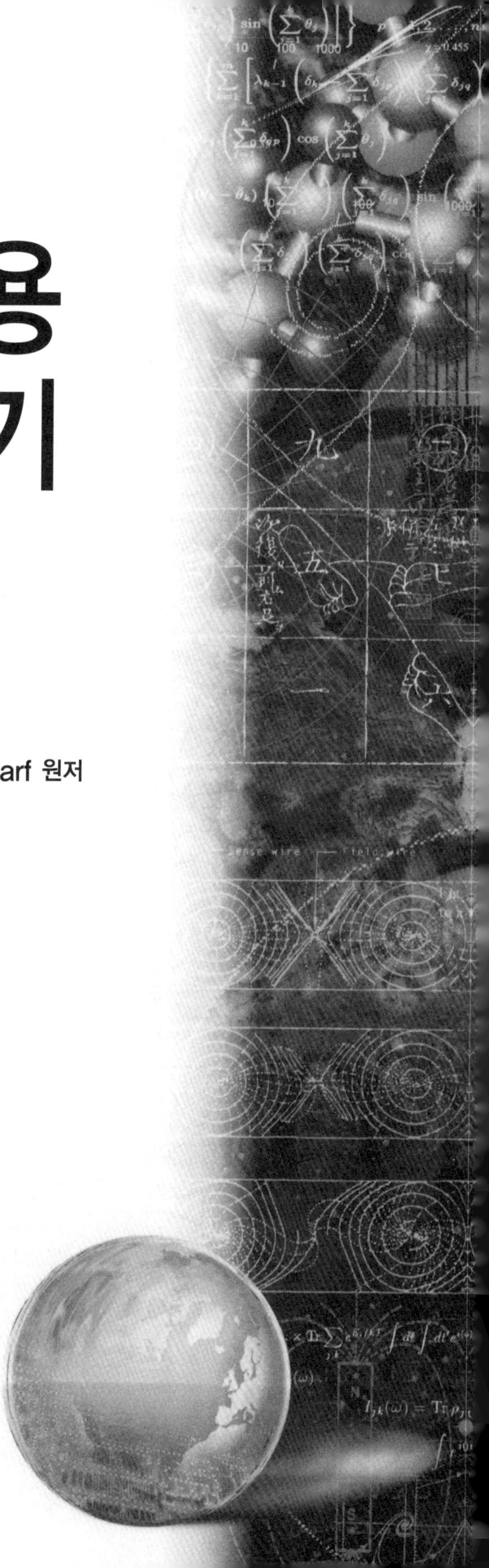

북스힐

PROTON RADIOTHERAPY ACCELERATORS
by WIOLETTA WIESZCZYCKA & WALDEMAR H. SCHARF

역자 서문

1954년 미국 Lawrence Berkeley 연구소에서 최초로 양성자치료가 시작된 지 60여 년 가까이 지났다. 그간 양성자치료가 종래의 전자 및 X선 치료와 상보적인 방사선치료법으로 여러 종류의 암 치료에 성공적으로 적용되는 등, 이제 양성자치료는 명실 공히 방사선치료 분야의 한 축을 담당하게 되었고, 머지않아 완치율이 가장 높고 부작용이 적은 치료 기술로 자리매김할 전망이다. 현재 전 세계적으로는 40곳의 의료전용 양성자치료 시설이 세워져 운영되고 있으며, 지금까지 약 75,000여 명의 환자가 치료를 받았다. 앞으로도 25곳의 새로운 시설이 추가로 건설 중이거나 계획 중에 있어 그 전망이 매우 밝다. 한편 국내에도 국립암센터가 양성자치료 시설을 도입하여 2007년부터 성공적으로 운영 중에 있으며, 몇몇 대형병원에서도 건설 중이거나 구축 계획을 갖고 있다.

양성자치료는 고도로 정밀하고 복잡한 가속기에서 높은 에너지로 가속된 양성자 빔을 갠트리와 빔 전달 시스템을 통하여, 환자의 환부에 정확하게 조사하는 일련의 과정으로, 치료시설은 매우 정교한 장치들과 다양한 부대시설을 필요로 한다. 현재 시설비용 및 치료비가 매우 고가인 단점을 안고 있어, 향후 암 치료에 보다 광범위하게 적용하기 위해서는 경제적인 장치개발과 함께 의료적 임상에도 많은 연구와 투자가 요구된다. 양성자 암 치료에 대한 전반적인 이해를 통한 "고가 시설의 효율적인 활용과 운영 및 향후 연구개발"을 위해서는 양성자가속기, 방사선 생물학적 특성, 임상적용 및 효과, 치료계획 및 보조시설, 부대시설, 운영 및 비용에 이르기까지 총체적인 관점에서 살펴보는 것이 필요하다.

국내에서 양성자치료 및 시설에 대해 전반적으로 다룬 서적이 아직까지 출판된 적이 없던 차에, 좀 오래되긴 했지만 이들 항목을 대부분 다루고 있는 "Proton Radiotherapy Accelerators"를 번역하게 되었다. 이 책 역시 내용 및 참고자료가 시간적으로 제한적이기는 하지만 기본적인 지식과 내용이 크게 변하지 않았다고 생각하여, 그동안에 발전된 세계 양성자치료 시설의 통계적인 사항만을 보완하였다.

관련 분야가 가속기 과학, 방사선 계측학, 방사선 생물학, 의학 물리학, 방사선 치료학 등을 포함하므로 물리학, 생명과학, 의학 및 관련 공학 분야 등 다양한 학제 간의 전문지식이 필요하다. 그러나 역자들의 전공분야와 경험의 한계뿐만 아니라, 각 분야마다 국내의 학술용어 자체가 서로 다르고, 일부는 아직 정착되지 않아 번역 내용에 혼동과 졸역의 여지가 있음을 미리 양해드린다.

다양한 전문분야의 자문을 위하여, 한국원자력연구원 양성자가속기사업단의 관련 분야 전문가 여러분으로부터 많은 도움을 받았음을 밝히며 이에 감사드린다. 원고 정리에 도움을 준 단국대학교 응용물리학실험실의 연구원 여러분 그리고 출판에 도움을 준 도서출판 북스힐 여러분께도 감사드린다.

끝으로 이 책을 통하여 국내 양성자 및 중이온 치료시설의 연구개발과 활용에 조금이라도 도움이 되었으면 하는 역자들의 소박한 바람을 표하고자 한다.

2013. 6.

역자: 노승정, 이창섭, 최병호

서문

강입자(Hadron) 방사선치료법(Radiation Therapy)이란 양성자, 헬륨, 탄소이온 등 강입자 빔을 사용하여 인체의 종양을 치료하는 치료법이다. 특히 인체의 중요한 조직 근처에 있는 종양이나, 기존의 광자(Photon)나 전자(Electron) 빔으로는 치료 효과가 크지 않은 종양을 치료하는 데 매우 유용한 치료법이다. 초창기의 강입자 방사선치료는 물리학에서 연구용으로 사용되고 있는 가속기들을 이용하여 치료 연구를 시작하였다. 가속기에서 가속된 양성자와 이온을 사용한 치료가 좋은 효과를 내자, 양성자치료법이 정식 치료법으로 자리를 잡아가, 2000년 초 현재 세계적으로 20기 이상의 양성자치료기(1, 2, 3세대 가속기)가 운영 중에 있고, 30곳 이상의 치료 센터가 건립을 계획하고 있다.

이 책은 독자들에게 이 분야에 대한 전반적인 개요를 소개하고, 입자 물리학과 방사선 생물학의 기본원리와 함께, 양성자치료법의 임상학적 세부사항과 장치 특성에 대하여 논의한다. 특히, 현재의 양성자와 중이온 가속기 설계, 빔 수송 계통, 갠트리(Gantry), 빔 감시 및 측정 계통, 환자 위치와 자세 고정 장치, 제어 및 안전 계통, 가속기와 건물 차폐, 그리고 보조 계통 등 폭 넓게 다루고자 한다. 또한 이 책에는 양성자가속기 센터의 건립과 운영에 관한 개략적인 비용도 제시한다. 끝으로 병원 전용 양성자치료 시설에 관한 구상도 제안한다.

이 책은 방사선치료용 양성자가속기의 설계와 건설에 종사하는 엔지니어, 가속기 물리학자, 의·생명 물리학자, 방사선치료에 종사하는 의료인, 그리고 고에너지 물리 분야의 학부생과 대학원생들을 대상으로 하였다.

이 책이 만들어지기까지 많은 분들이 도움을 주셨다. 프랑스 Pantechnik의 André Laisné 박사는 큰 관심을 가지고 책 내용 전체를 검토해 주었다. 유럽 CERN의 Ugo Amaldi 교수와 일본 KEK의 Sadayoshi Fukumoto 교수, Kuninori

Endo 교수는 귀중한 자료와 의견을 주셨다. 또 IBA의 S. Ternier 박사, Hyogo의 I. Akifumi 박사, PMRC의 A. Maruhashi 박사, CPO의 A. Mazal 교수, CAL의 P. Chauvel 박사, JINR의 A. G. Molokanov 교수, Wakasa Way의 S. Fukuda 박사, NCC의 T. Nishio 박사들도 좋은 자료와 귀중한 의견을 주었다. 이 모든 분들께 깊은 감사를 드린다.

Wioletta Wieszczycka
Waldemar H. Scharf
폴란드 바르샤바
2001년 1월

차례

Chapter 01 서론

Chapter 02 강입자의 물리적 및 방사선 생물학적 특성

Chapter 03 양성자치료법의 임상적 연구 현황

Chapter 04 세계의 강입자 치료 시설

Chapter 05 강입자 치료 센터의 요건

Chapter 06 양성자치료용 가속기

Chapter 07 빔 수송 및 전달 계통

Chapter 08 양성자 갠트리

Chapter 09 방사선 검출기

Chapter 10 치료용 보조시설

Chapter 11 양성자치료 센터의 제어계통

Chapter 12 양성자 시설의 차폐

Chapter 13 양성자센터 활동의 전체 비용 및 재정 분석

Chapter 14 전용 양성자치료 시설 제안서

Chapter 01

Proton Radiotherapy Accelerators

서론

1.1 암과 방사선치료

암이란 넓은 의미로 세포군의 제어되지 않는 성장과 확산이라고 정의할 수 있다. 1982년 한 해 동안 유럽연합에서는 120만 명의 새로운 암 환자가 발생하였다 [1.1]. 1985년에는 75만 명이 암으로 사망하였는데, 이는 암환자 5명 중 1명이 사망하였음을 의미한다[1.3]. 이러한 치명적인 암 발생은 점차로 증가하고 있는 추세이다. 선진국에서는 인구의 30% 정도가 암으로 고통을 받고 있으며, 그중 절반이 암으로 사망하여 사망자 수가 연간 100만 명에 달한다[1.4, 1.5]. 표 1.1은 여러 논문에서 발표된 세계 암환자의 통계 및 추정치들을 비교한 것이다.

표 1.2와 그림 1.1은 암 치료 현황을 보여주고 있다. 환자 개인별 예후는 암의 종류, 진행 정도와 진단, 환자의 전반적인 건강 상태 등에 따라 다양하게 달라진다. 유럽에서는 전체 환자의 45%가 "완치"되었는데, 이는 치료 후 5년 이상 증상 없이 생존하고 있다는 의미이다. 또 완치된 환자의 90%(즉 전체 환자의 40%)가 주 종양의 국소제어(Loco-Regional Control)로 치료되었다. 따라서 여러 가지 암 치료법, 즉 종양의 외과적 수술에 의한 제거, 방사선치료, 약물 치료, 면역학 치료 중 처음 두 방법이 가장 중요시되고 있다. 전체 환자 중 외과 치료로 의한 완치는 22%, 방사선치료에 의한 완치는 12%에 이른다. 이 둘을 결합하여 치료하면 완치율은 6% 정도 더 증가하며, 국소제어 방식의 치료에서 방사선치료가 차지하는 정

표 1.1 세계의 암환자 추정 통계

국가	연도	인구 (백만 명)	연간 암환자 수 (백만 명)	연간 사망자 수 (천 명)	방사선치료 횟수 (천 회)	양성자치료 추정 횟수 (천 회)	참고문헌
세계	1975		6				[1.3]
미국	1991	~245		225		130[1]	[1.6]
	1993		1,170		660[2]		[1.3]
일본	1991	~124		223			[1.8], [1.3]
	2000			500			[1.8], [1.3]
인도	1989	~778	1.5				[1.3]
	2000		3[3]				[1.3]
유럽	1982		1.2				[1.1]
	1985			750			[1.9], [1.3]
	1992					111[4]	[1.10]
	1997	~320			600	60	[1.12]
						280 (25)[5]	[1.12]
	2000			1,000			[1.9], [1.3]
독일	1993		0.4		0.25		[1.13], [1.3]
	1996	~82		50-70			[1.14]
	1997					8.7	[1.5]
호주	1994	~8				2.5 (4.5)[6]	[1.10]
이탈리아	1996	~57			120	12	[1.4], [1.15]
영국	1994	~56		40			[1.16]
체코	1997	~10				0.7-4.5	[1.17]
폴란드	1989			70			[1.3], [1.18]
	1998	~39.6		112[7]		5.9-6.6[8]	[1.19], [1.26]

1) 양성자와 3차원 방사선(3D CRT) 치료를 받은 환자 수
2) 방사선치료용 가속기 1대당 환자 수: 230명
3) 저자의 추정에 의하면, 매년 50만 명의 새로운 암환자 발생
4) 1992년, EULIMA에 의한 추정치
5) 최우선 순위 사례
6) 오스트리아, 이탈리아 북부, 독일 남부지역으로부터의 환자 수
7) 거주자 10,000명당 환자 수: Warsaw-32, Plock-28와 Katowice-25의 데이터를 근거로 하여 전체 폴란드에 대해 계산한 결과치
8) W. Wieszczycka에 의한 추정치 [1.26]

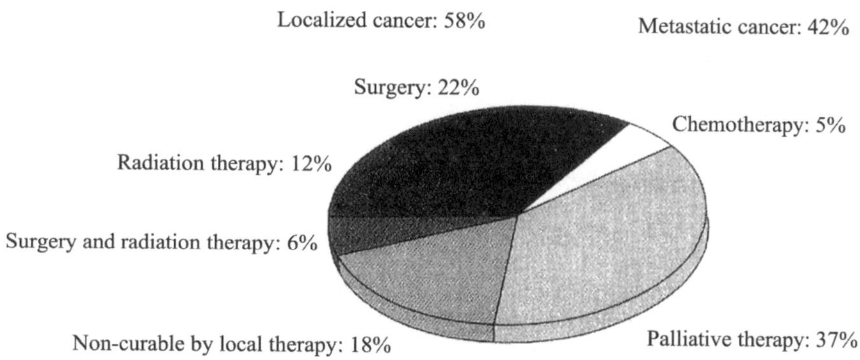

그림 1.1 암 치료 현황[1.24].

도는 거의 절반에 이른다. 전이가 없는 주 종양의 국소 치료가 실패하는 경우는 전체 환자의 18% 정도이다. 만약 보다 발전된 국소 치료 기술이 개발되면 이들 환자에 대한 치료도 가능할 것이다. 개선된 방사선치료법으로는 양성자 빔과 이온 빔을 응용한 치료법이 제시되고 있다.

표 1.2는 알려져 있는 바와는 달리, 수술요법과 방사선요법을 제외한 다른 모든 방법으로 완치된 환자는 5%에 불과하다는 사실이다. 이 사실은 치료법의 많은 개선의 여지가 있다는 것을 의미한다. 왜냐하면 처음 진단 시에 이미 37%의 환자의 암이 전이된 상태이고, 이는 국소제어 치료만으로는 완치되지 못하기 때문이다 [1.4].

표 1.2 암 치료 기술 유형[1.4]

	진단 시		
	1차종양	전이상태	
사용된 치료방법			
외과적 수술	22%		
방사선치료	12%		
외과 및 방사선 복합 치료	6%		
기타 치료		5%	
완치된 환자	40%	5%	45%
치료 실패 환자	18%	37%	55%
	58%	42%	

1.2 방사선치료 개발사

1895년 뢴트겐(W. K. Röntgen)이 X선을 발견한 지 몇 달이 채 지나지 않아, 이미 연구자들은 진단과 치료 목적으로 X선을 사용할 수 있다는 사실을 알았다. 표 1.3은 **유럽 암 연구의 통합을 향하여**라는 제목의 보고서 부록에 있는 내용인데, 약 100년에 걸친 방사선치료 발전의 역사가 기술되어 있다.

최초의 방사선원은 기체를 채운 X선 관이었다. 오늘날의 X선 발생장치 기술은 쿨리지(William David Coolidge)에 의해 개발되었는데, 그는 1913년에 텅스텐 음극을 채용한 진공관을 개발하였다. 초기에 일반적인 용도로 생산된 음극관은 첨두 전압 140 kV, 전류 5 mA 정도였다. 1937년까지 사용된 방사선치료용 X선 관의 경우 400 kV 급은 전류가 5 mA, 200 kV 급은 30 mA에 이르렀다. 그러나 여기서 발생된 X선은 에너지가 낮아 피부 표면에서 선량이 최대가 되고, 몸 안으로 들어갈수록 선량이 급격히 줄어들어 의학적 관점에서 보면 깊이-선량 곡선(Depth-Dose Curve)이 특히 불리한 것이었다. 이러한 초기 X선 관의 사용경험으로부터 감마선을 방출하는 방사성 동위원소에 관심을 두고 보다 투과력이 큰 방사선원을 찾으려는 첫 번째 시도가 있었다. 좀 더 강한 방사선원을 이용한 첫 번째 장치는 아마도 1912년 브레슬라우[Breslau, 현 브로츠와프(Wroclaw)]의 Women's Hospital에서 골반암 치료를 위하여 코에닉(Koenig)이 개발한 **라듐 대포(Radium Cannon)**일 것이다. 초기 라듐 대포는 0.24~2.20 MeV의 감마선을 방출하는 Ra-226 수 그램을 장전하여 사용하였는데, 그 후 수십여 대 설치되는 데 그치고 말았다. 장비 가동률이 낮고 라듐 가격이 고가여서 널리 사용하기에는 한계가 있었다. 따라서 1935년경 향후 방사선치료를 위해서는 MV 급의 장치가 개발되어야 한다는 인식이 대세를 이루었다.

1950년대의 초반부 코발트 선원의 시대가 시작되었다. 1.17 MeV와 1.33 MeV의 감마선을 방출하는 Co-60 방사성 동위원소 수 kCi를 사용한 결과, X선 관으로부터 발생된 X선을 사용한 경우보다 훨씬 향상된 깊이-선량 곡선을 얻을 수 있었다. 표면으로부터 5 mm 깊이에서 깊이별 선량 값의 최대치가 나타나기 때문에 심부 조사 시 피부 부위의 선량이 현저히 줄어들게 된다. 1952년에 최초로 3대의 Co-60 장치가 캐나다와 미국에 설치되었다.

표 1.3 방사선치료 발전의 개요 [1.4]

<table>
<tr><th colspan="4">암환자의 50%가 방사선치료를 받는다. 암환자 중 12%는 방사선치료만으로 6%는 방사선치료와 다른 방법을 복합적으로 치료 받아 완치된다. 이 둘을 합치면 18%이다.</th></tr>
<tr><th>연도</th><th>방사선 발생 방법</th><th>에너지[MeV]</th><th>비고</th></tr>
<tr><td colspan="4">X선 치료법</td></tr>
<tr><td>1905</td><td>X선 관</td><td>0.05-0.45</td><td>사용중지</td></tr>
<tr><td>1947</td><td>반데그래프</td><td>3</td><td>사용중지</td></tr>
<tr><td>1948</td><td>베타트론</td><td>25</td><td>사용중지</td></tr>
<tr><td>1953</td><td>전자선형가속기</td><td>4-25</td><td>심부에 위치한 암에 효과적임</td></tr>
<tr><td colspan="4">감마선 치료법</td></tr>
<tr><td>1910</td><td>Ra 바늘</td><td>1-3</td><td>사용중지</td></tr>
<tr><td>1951</td><td>Co 폭탄</td><td>1.17, 1.33</td><td>사용중</td></tr>
<tr><td colspan="3">전자 치료법</td><td>표피에 위치한 암에 효과적임</td></tr>
<tr><td>1947</td><td>반데그래프</td><td>3</td><td>사용중지</td></tr>
<tr><td>1948</td><td>베타트론</td><td>25</td><td>사용중지</td></tr>
<tr><td>1963</td><td>전자선형가속기</td><td>4-25</td><td>사용중</td></tr>
<tr><td colspan="3">중성자치료법</td><td rowspan="4">감마선치료보다 생물학적 효과가 높아 전립선, 머리, 목 등의 암치료에 적합</td></tr>
<tr><td>1969</td><td>사이클로트론</td><td>30</td></tr>
<tr><td>1975</td><td>중수소-삼중수소 가속기</td><td>14</td></tr>
<tr><td>1968</td><td>Cf-252</td><td></td></tr>
<tr><td colspan="4">양성자치료법</td></tr>
<tr><td>1955</td><td>사이클로트론,
싱크로트론,
양성자선형가속기</td><td>60-250</td><td>중요 장기 부위 근처의 암을 치료하기 위해 정밀한 조정이 필요한 경우(척수, 뇌 등)</td></tr>
<tr><td colspan="4">개발 중인 방사선치료법</td></tr>
<tr><td colspan="2">BNCT
(붕소중성자 포획 치료법)</td><td colspan="2">신경교종과 같이 고정밀 치료가 요구될 경우</td></tr>
<tr><td>경이온 치료법</td><td>400 MeV/u</td><td colspan="2">중성자와 양성자의 장점을 결합하여 생물학적 효과를 높이고 정상세포의 손상을 최소화함</td></tr>
</table>

1930년대 초 공진 변압기(Resonance Transformer)를 사용하여 1~2 MV의 첨두 전압을 얻으려는 시도가 몇 차례 있었다. 그러나 이런 형태의 변압기를 부착하는 가속기는 방사선치료에 널리 이용되지 못했는데, 그 당시에는 1932년 반데그래프(Robert J. Van de Graaff)가 개발한 정전압 가속기(나중에 반데그래프 가속기로 명명됨)가 더 주목을 받고 있었기 때문이다. 최초의 병원용 반데그래프 가속기는 1 MeV짜리 대기 절연형 장치로서 1937년 보스턴에 설치되었다. 두 번째 장치는 가압 절연형 1.25 MeV 장치로서 1940년 보스턴의 매사추세츠 종합병원(MGH: Massachusetts General Hospital)에 설치되었다. 1946년 반데그래프가 High Voltage Engineering Corporation(HVEC)을 설립하여 2 MeV, 2.5 MeV의 상업용 가속기 생산을 개시하면서 진정한 반데그래프 가속기 시대가 시작되었다. 그러나 1959년까지 총 40기의 장치가 생산되고 막을 내렸는데, 장치가 커서 공간을 많이 점유하고 취급이 어려우며 비용이 많이 들기 때문이었다. 그럼에도 불구하고, 이 장치는 신뢰성이 우수하여 1983년까지도 12대가 운영되었다.

커스트(Donald William Kerst)는 1943년 베타트론(Betatron)을 방사선치료에 이용하자고 제안하였으며, 그가 개발한 신형 가속기인 베타트론은 전자 에너지를 극적으로 증가시켰다. 1949년 미국 어배너(Urbana)에서 첫 번째 환자에게 베타트론에서 가속된 20 MeV 전자로부터 발생된 X선을 조사하였다. 그 후 Allis-Chalmers사가 20~25 MV 의료용 베타트론을 상업적으로 생산하기 시작하였다. 1977년경 미국에서만 45대의 베타트론이 가동되고 있었다.

유럽에서는 1948년 괴팅겐(Göttingen)에서 베타트론(6 MV Gund Betatron)을 의료용으로 처음 사용하기 시작하였으며, 1951년에는 Brown-Boveri사가 제작한 최초의 31 MeV 베타트론이 스위스 취리히의 Cantonal Hospital에서 가동되었다. 1966년까지 이 회사는 40대 이상의 베타트론을 생산하였다. 독일의 Siemens사는 같은 기간에 70대 이상의 베타트론을 생산하였다. 1970년대 초에는 세계적으로 200대 정도의 베타트론이 방사선치료에 사용되고 있었다.

베타트론은 진공관 X선 및 방사성 동위원소로부터 나오는 방사선에 비해 훨씬 특성이 좋은 X선(즉 피부를 보호하고 더 깊이 침투하고 측면 방향으로 산란이 적은 X선)을 제공할 수 있어 방사선치료의 발전에 중요한 역할을 하였다. 그러나 베타트론의 주요 단점은 무겁고, X선의 세기가 상대적으로 낮으며, 치료 면적이 좁다는 것인데, 그 때문에 1970년대 중반에 생산이 중단되고 그 이후 활용도 점차적으로 줄게 되었다. 1977년 미국에서 가동 중이었던 베타트론 수는 45대였고 1982년에는 32대로 줄었다.

2차 대전 중 개발된 레이더용 마그네트론(Magnetron) 기술의 발달과 함께 마이크로파 발진기(Microwave Generator)를 사용하여 가속된 전자를 방사선치료용으로 사용할 수 있게 되었다. 영국에서는 1946년 프라이(D. W. Fry)가 최초의 **진행파 선형가속기(Traveling-Wave Linear Accelerator)**를 선보였다. 이를 바탕으로 밀러(C. W. Miller)는 Metropolitan Vickers사와 영국 Harwell의 Atomic Energy Research Establishment와 공동으로 영국 최초의 정상파 선형가속기를 설계하여 1952년 Hammersmith Hospital에 설치하였다. 최초의 환자는 1953년에, 마지막 환자는 1969년에 치료를 받았다.

같은 기간 동안 미국에서도 활발한 연구가 이루어져 스탠포드 메디컬센터(Stanford Medical Center)의 캐플런(H. S. Kaplan)은 Stanford High Energy Physics Laboratory와 공동으로 5 MeV X선 치료용 선형가속기 원형(Prototype)을 개발하였다. 이 장치는 1955년 스탠포드에 설치되어 치료는 1956년에 초에 시작되었다. 곧이어 임상용 선형가속기 건설 프로그램이 착수되어 Varian사에서는 환자 주위를 360° 회전할 수 있는 회전중심(Isocentric) 선형가속기의 원형을 설계 제작하였다. 이 장치는 1962년 UCLA Medical Center에 설치되었으며 최초의 상업용 장치는 팔로알토(Palo Alto)에 있는 스탠포드 의과대학에 설치되었다.

이리하여 1960년대 중반기는 고주파 전자선형가속기의 출발 시기라 볼 수 있다. 고주파 전자선형가속기는 곧바로 세계 의료용 가속기 시장에서 지배적인 위치를 차지하였다. 그 시점에 베타트론의 한계는 더욱 두드러져 보였다. 1 m 거리에서 40 cGy/min (40 rad/min)밖에 안 되는 낮은 조사율과 22 MeV의 낮은 에너지, 1 m 거리에서 X선의 경우에는 12.5 cm × 12.5 cm, 전자빔의 경우에는 최대 직경 8 cm의 좁은 치료 면적 등이 큰 약점들이었다. 또 360° 회전이 되지 않아 원호(Arc) 치료만 가능하다는 것도 중요한 단점 중에 하나였다. 고주파 전자선형가속기는 베타트론의 단점이 보완되고 높은 조사율이 가능하여 시장에서 빠른 성장과 지배적인 위치를 차지하게 되었다. 실제로 이 가속기는 40 cm × 40 cm 면적에 200~500 cGy/min(200~500 rad/min)의 세기로 조사할 수 있다.

그림 1.2에서는 그 이후의 방사선치료용 전자선형가속기 개발 상황을 보여주고 있다. 1950년대 중반의 1세대 가속기 설계는 이른바 가속관(Accelerating Wave Guide)을 치료부에 장착하는 개념이었다(그림 1.2a). 단위 길이당 에너지 구배(Linear Energy Gradient)는 4 MeV/m였는데 이 정도로는 치료대 주위를 회전할 수는 없고, 바닥 112 cm 높이에서 부분적으로만 원호 회전할 수 있는 정도였다. 1960년대에는 높은 에너지를 낼 수 있는 상당히 긴 수평 가속관을 장착한 가속기가 등장하였다. 이 가속기는 자석을 사용하여 전자 빔을 90° 각도로 휘게 하는 구조를 채택함으로써, 가속관의 수직 방향의 길이를 상당히 줄일 수 있었다. 이 결과 치료기 머리(Treatment Head)가 충분히 작아져 회전중심(Isocenter)을 비교적 낮게 위치시키면서 갠트리가 360° 회전하는 동안 치료기 머리가 치료대 아래를 통과할 수 있게 되었다(그림 1.2b).

1970년대 초기에는 무수차 자석(Achromatic Magnet)을 사용하여 270° 각도로 빔을 방출하는 새로운 세대의 소형 가속기들이 개발되었다(그림 1.2c). 장치에 무수차 자석을 도입함으로써 빔 파라메터와 치료 조사야의 안정성이 크게 향상되었다.

다른 중요한 발전으로는 진행파형 가속관을 정상파형 가속관으로 대체한 것이다. 그로 인하여 에너지 이득을 현재 수준인 12~18 MeV/m까지 높일 수 있었으며, 결과적으로 가속부 길이를 획기적으로 줄일 수 있었다. 가속기는 작아지고 수직형 가속관을 다시 채택할 수 있어(그림 1.2d) 휨(Bending) 자석을 제거할 수 있게 되었다. 이렇게 함으로써 회전중심의 위치는 상승하였어도, 치료기 머리의 360° 회전이 보장되었다. 이런 설계는 현재 낮은 에너지 4∼6 MV의 가속기에 채택되고 있다. 그림 1.2에서는 치료용 전자선형가속기의 일련의 발달 과정을 도시하였다.

위와 같은 개발의 결과로 최대 방사선치료 면적은 상당히 증가하여 현재 회전축 평면에서 40 cm × 40 cm 이상에 이르고 있다. 방사선 세기는 처음의 100~200 cGy/min에서 400∼500 cGy/min으로 증가되었다. 이렇게 함으로써 쐐기형 필터(Wedge Filter)를 쓰는 경우에도 조사 시간이 상당히 단축되었다. 얇은 층이나 두터운 층 모두에 최적의 치료를 할 수 있도록 초기의 에너지 범위 4∼5 MeV에서 4∼25 MeV로 증가하였다. 동시에 다중 에너지 운전 모드도 실용화되었는데 이는 광자 에너지는 두 종류, 전자 에너지는 여러 종류를 사용할 수 있는 운전 방식이다.

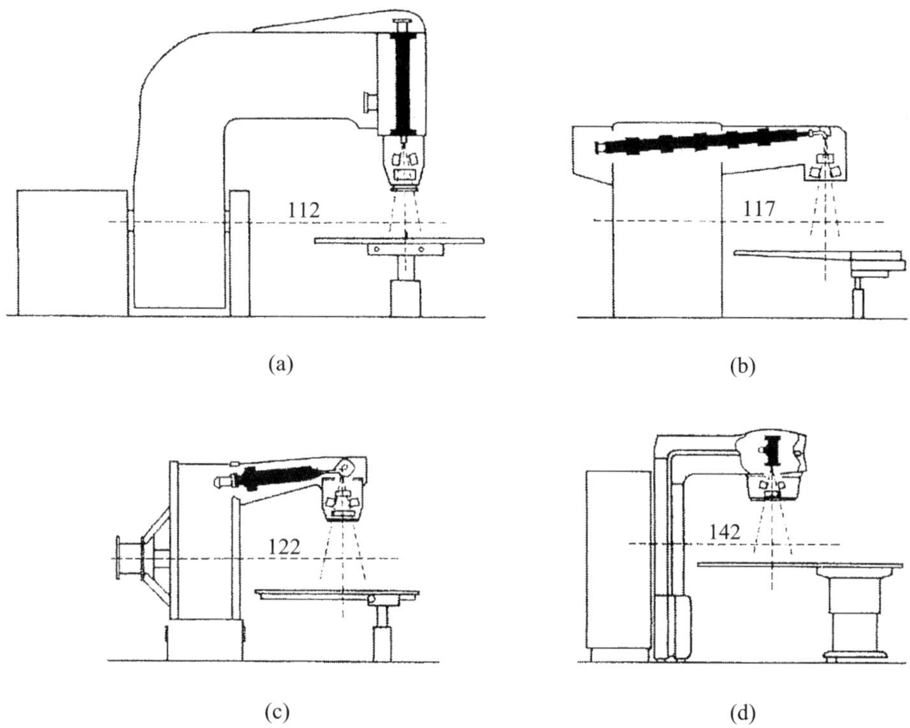

그림 1.2 방사선치료용 전자선형가속기의 발달 과정(검은 부분은 같은 축척의 가속부. 숫자는 바닥으로부터 회전중심까지의 거리, cm):

(a) AEI사의 1955년 형 4 MeV 가속기. 치료부 내 가속관 장착,

(b) Philips사의 1964년 형 SL75 가속기. 수평 가속관과 90° 휨 자석 사용, 완전 회전 치료용으로 적합,

(c) Dynaray사의 1971년 형 가속기. 270° 무수차 자석 사용,

(d) Toshiba사의 4 MeV 가속기. 치료부 내 35 cm 가속관(in-line) 빔 구부림 없음.

가속기 운전 신뢰도도 크게 향상되었다. 마이크로파(Microwave) 관이나 전자총과 같은 핵심 구성품은 수명이 수년에 이르며, 전자총의 보증 수명은 5년이나 된다. 과거에 사용하였던 오일 확산 진공펌프는 이온 펌프로 대체되었다. 이러한 기계적인 기술의 발달은 설계, 가공 기술의 발달과 더불어 진공의 질을 향상시켰고, 그에 따라 에너지 구배(Energy Gradient)가 높은 가속관 내에서 흔히 발생하던 방전 현상도 없어졌다. 실제로 Co-60 장치에 비하여 가속기 사용이 크게 증가하는 경향이다 [1.22].

1.3 기존의 방사선치료를 위한 장치들

1.3.1 기존 방사선치료 빔의 주요 파라메터

오늘날에는 조준된(Collimated) 빔을 이용한 현대적인 방사선치료법을 위한 방사선원으로 전자선형가속기가 사용되고 있다. 일반적으로 이 가속기 에너지 범위는 보통 3~25 MeV 정도이다. 이 가속기들은 일반적으로 정상파(Standing Wave)형이며, 클라이스트론(Klystron)에서 발생되는 수 GHz의 마이크로파(Microwave)를 이용하여 전자를 가속한다. 주요 성능은 다음과 같다.

- 전자 에너지: 에너지 범위 3~4 MeV, 20~25 MeV에서 가변적 단일 에너지
- 조사 단면적: 치료 거리(1 m 정도)에서 수 cm^2 ~ 수십 cm^2
- 광자 빔: 가속된 전자가 무거운 물질 속에서 감속될 때 발생하는 방사선(제동복사, Bremsstrahlung). 연속적인 에너지 대역을 가지며 최대 에너지는 전자에너지와 같고 발생되는 단면적은 전자 빔의 단면적과 같다[1.4].

그림 1.3과 1.4는 어떤 전자선형가속기에서 생산된 전자와 광자가 물속 깊이에 따라 흡수되는 상대선량을 나타낸 그림이다. 전자의 경우, cm 단위의 최대 도달거리(Range)는 MeV 단위의 최대 빔 에너지의 1/2과 거의 같다. 이런 특성들로 인해 전자 빔은 피부 종양 또는 피부에서 시작하여 수 cm 깊이에 이르는 얕은 곳의 종양의 치료에 적합하다.

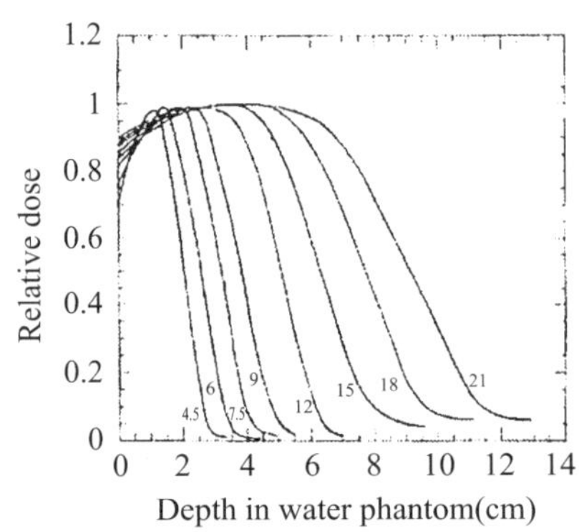

그림 1.3 에너지 범위 4.5~21 MeV 전자 빔의 수중 깊이-선량 곡선, 측정조건: 면적 10 × 10 cm^2, SSD = 100 cm [1.4].

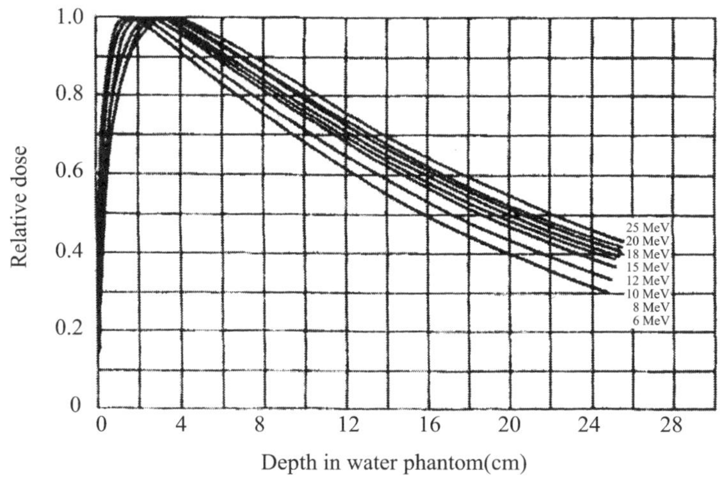

그림 1.4 에너지 범위 6∼25 MeV 광자 빔의 수중 깊이-선량 곡선, 측정조건: 면적 10 × 10 cm^2, SSD = 100 cm [1.4].

X선이나 감마선 같은 높은 에너지의 광자 빔의 경우, 흡수 특성은 지수적(Exponential)인데 한 예로 최대 에너지 25 MeV의 경우 3.5 cm 되는 곳에서 흡수율이 최대가 되고, 그 후로는 지수적으로 감소된다. 높은 에너지 광자를 조사할 때는 이런 **축적 효과(Build-Up Effect)**의 결과로 피부 선량은 상대적으로 낮게 된다. 전자선형가속기에 의하여 발생된 광자 빔은 국부 확산성이 적어 체내 깊은 곳에 위치한 종양 치료에 효과적이다. 그런 표적을 선택적으로 조사시키기 위한 정교한 빔 조사 기술이 개발되었는데, 여러 개의 빔 출구들이 하나의 회전중심(Isocenter, 보통 표적의 중심부)을 겨냥하도록 하여 빔을 인체 내의 한 점에 수렴시키는 기술이다. 이러한 조사 기술을 적용하려면 가속장치 전체가 공간의 어떤 점(회전중심) 주위를 회전하면서 환자에게 조사할 수 있도록 해야 한다.

1.3.2 기존 가속기 계통의 구성 요소

일반적으로 기존 방사선치료용 전자가속기는 전형적으로 (1) 마그네트론 또는 클라이스트론이 장착된 고주파 발진기, (2) 가속부, (3) 치료머리부로 구성된다.

그림 1.5는 현재 일상적인 방사선치료에 사용되는 전자선형가속기의 개략도이다. 마그네트론을 고주파원으로 사용할 경우 가속부와 치료머리부를 포함한 모든

전자계통이 1개의 갠트리 속에 설치되는데, 갠트리는 회전중심이라 불리는 회전점 X(그림 1.5의 우측 가운데 부분에 있음)를 통과하는 회전축 주위로 360° 회전할 수 있도록 되어있다. 어떤 설계에서는 치료머리부가 365~370°까지도 회전이 가능하다. 회전 속도는 통상 1분당 0.1～1회전 정도이다.

여러 회전축과 직선운동 방향이 그림 1.5에 표시되어 있다(IEC 문서 601-2-1 및 976에 의함). 방향에 따른 움직임은 다음과 같다.

축 (1) = 갠트리의 회전
축 (2) = 치료머리부의 회전
축 (3) = 치료머리부의 좌우 운동(Pitch)
축 (4) = 격막계통(빔 제한 장치)의 회전
축 (5) = 치료대의 회전
축 (6) = 치료대 상부의 회전
축 (7) = 치료대의 상하 운동
축 (8) = 치료대의 좌우 운동(Rolling)
방향 (9) = 치료대의 높이
방향 (10) = 치료대의 가로 방향 이동
방향 (11) = 치료대의 세로 방향 이동
방향 (12) = 방사선원 방향으로의 갠트리 회전

추가적으로 다음과 같은 기하적 파라메터들도 정의된다(그림 1.5에는 없음).

방향 (13) = 방사선원의 회전중심으로부터의 높이
치수 (14) = 특정 거리에서의 방사선 조사야 X의 치수
치수 (15) = 특정 거리에서의 방사선 조사야 Y의 치수

축 (1), (2), 방향 (9), (12), (13), 치수 (14), (15)에는 척도가 함께 주어져야 한다. 회전운동 척도는 움직임과 관계없이 양의 값의 각도, 예를 들어 358°, 359°, 0°, 1°, 2°으로 나타내야 한다. 선형운동 척도는 cm 단위로 표시하되 5 mm 또는 그 이하의 간격으로 세분한다.

그림 1.5와 같이, 환자는 선형과 회전 운동이 가능한 치료대에 눕는다. 치료 시 환자는 반듯이 눕거나 엎드리게 하여 움직이지 못하게 한다. 종양의 중심부는 회

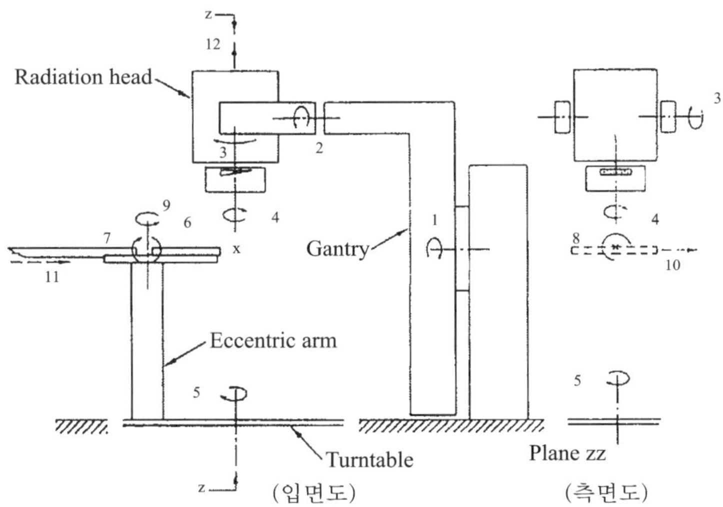

그림 1.5 회전형 갠트리 개념도[IEC 문서 976].

전중심과 일치시켜야 한다. 회전중심은 치료머리부 회전축과 치료 빔 축의 직교 교차점에 의해 정의된다. 보통 3축의 직교하는 광선(레이저 빔), 즉 치료실 천장에서 수직으로 투사되는 빔과 두 측면에서 투사되는 빔들의 직교 교차점에 환부를 위치시켜야 한다. 이렇게 함으로써 효과적인 조사 위치를 고정시킬 수 있다. 이에 따라 환자의 위치가 정해지면 갠트리를 일정한 위치에 고정시키거나(조사야 치료) 회전시킬 수 있다(회전 또는 원호 치료).

소형화(Compact) 장치기술 발달로 오늘날의 치료용 가속기는 높이 2.5 m의 치료실에 설치할 수 있다[1.22]. 그림 1.6은 전자선형가속기가 설치된 최근 치료실 모습이다.

1.3.3 새로운 방사선치료법을 개발하는 이유

오늘날의 전자선형가속기의 장점에도 불구하고 광자 치료의 많은 임상 경험을 통해 **방사선 저항성 종양**이라 불리는 어떤 종양들에게는 광자 치료가 별로 효과가 없다는 것이 밝혀졌다. 어떤 경우에는 방사선(광자) 저항성 종양이 아니더라도 종양 근처의 건강한 세포의 피해 때문에 종양을 죽일 만큼의 방사선을 조사할 수 없는 경우도 있다. 방사선 저항성 종양이나 척수와 같은 중요 장기 근처의 종양에 대해서는 **강입자 방사선**으로 치료하는데, 이 치료는 중성자, 양성자, 파이온(Pion,

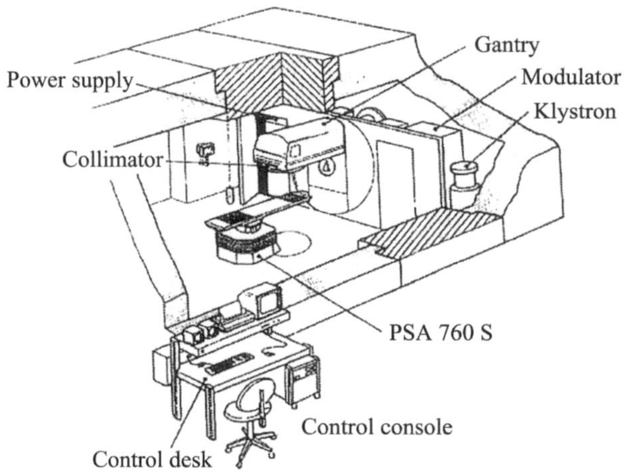

그림 1.6 전자선형가속기가 설치된 최신 치료실 구조 [1.4].

π^-), 헬륨 또는 이보다 무거운 중이온을 사용한다. 초기의 강입자 치료 연구에는 물리학 연구용 가속기를 사용하였다. 2000년 현재 중성자치료와 양성자치료 전용으로 병원에 설치된 가속기가 10여 대 있으나, 아직도 강입자 치료 연구의 많은 부분은 물리 실험실에서 이루어지고 있다. 이런 관점에서 보면 강입자 치료 기술은 광자 치료 기술과 병행하여 발전하고 있다. 강입자 치료는 뇌와 두개골 기저부 종양, 육종(Sarcoma), 전립선암(Prostate Carcinoma) 등에 특히 유용하다. 그림 1.7은 여러 종류의 방사선에 대한 깊이-선량 분포를 비교한 것이다.

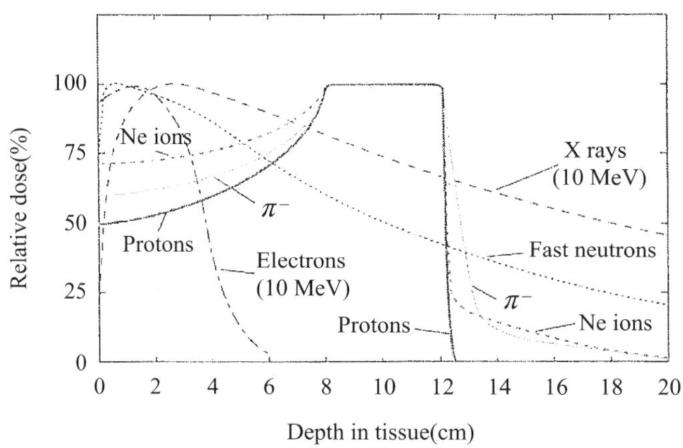

그림 1.7 방사선별 깊이-선량 분포 형태 [1.23].

그림을 보면 향후의 방사선치료 방법을 선택하는 데 있어, 3가지 방사선치료 형태, 즉 양성자 암치료, 경이온 암치료, BNCT가 유망해 보인다.

1.3.3.1 양성자치료법

양성자는 한정된 도달거리를 가지고 있으며 그 도달거리는 에너지에 따라 달라진다. 적절한 양성자 에너지 분포를 선택하면 치료 부위에서는 거의 100% 평탄하고 그 후 급격히 감소하여 "0"이 되는 깊이-선량 곡선을 만들 수 있다. 선량은 깊이에 의존하며, 도달거리 끝에서 선량은 약 0.6 mm에 걸쳐 90%에서 10%로 줄어든다. 깊이와 유사하게 측면 방향의 선량 감소율도 매우 급격하다 [1.20].

1.3.3.2 경이온(Light Ion) 방사선치료법

탄소, 산소, 네온과 같은 경(가벼운) 원자의 이온 빔은 거의 옆으로 퍼짐 없이 직진하여 도달거리 끝부분에서 많은 에너지를 내놓는다. 이는 깊이에 따른 선량 분포가 명확하여 양성자보다 나은 점도 있다. 또 국부 전리작용이 커서 일부에서는 가벼운 이온이 양성자에 비하여 방사선 저항성 종양에 더 효과적이라는 보고도 있다 [1.4].

경이온 의료 장치에는 다양한 이온 빔을 활용할 수 있다. 그림 1.8에 표시되어 있는 바와 같이 안정 이온과 방사성 이온이 모두 포함된다. 그림 1.8은 핵 주기율

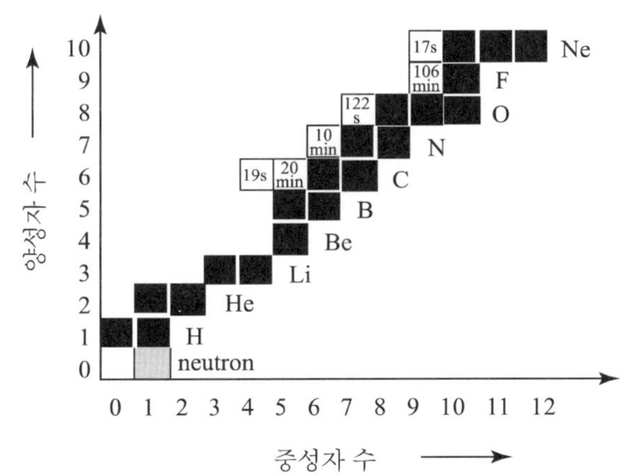

그림 1.8 경(가벼운)이온 방사선치료에 유용한 핵종 표 [1.27].

표(Chart of the Nuclides)의 일부인데 경이온 치료에 적합한 핵들을 보여주고 있다. 검은 사각형은 양성자로부터 네온까지(즉 원자번호 1부터 10까지)의 안정 동위원소를 나타낸다. 열린사각형들은 가속기로 생산하여 치료에 사용할 수 있는 불안정 동위원소들을 나타낸다. 불안정 핵종들의 빔은 안정 이온의 1차 빔을 가속시켜 변환물질 표적에 충돌시켜 얻을 수 있는데, 이 2차적인 방사성 빔의 반감기는 수 초에서 수 시간에 이른다. 1차 빔으로 사용되는 핵종은 수소(양성자), 헬륨, 탄소, 질소, 산소, 네온 등이 있다. 연구와 의료용으로 사용하기 위해서는 가속기와 빔 운영에 충분한 유연성을 확보하여 핵종, 에너지, 안정 빔과 불안정 빔의 변경이 신속하게 이루어질 수 있도록 해야 한다. 이 유연성 요건은 가속기 기술과 제어계통 설계와 선정에 있어 큰 영향을 미친다.

두 번째 요건은 임상 치료에 필요한 충분한 세기(Intensity)의 선원이 있어야 한다는 것이다. 이온에 따라 그 세기 요건은 다르다. 표 1.4는 표준 체적 1리터에 1분 동안 600 rad를 조사시키는 데 필요한 세기를 이온별로 나타낸 것이다. 이 요건을 만족시키는 데 필요한 세기는 아르곤의 8×10^7부터 양성자의 1×10^{10}까지 다양하다.

1.3.3.3 붕소 중성자 포획 치료법(BNTC: Boron Neutron Capture Therapy)

일부 붕소 화합물들은 어떤 종류의 종양에 축적될 수 있는데 특히 일부 뇌종양(Brain Tumors)의 경우 종양 부위와 건전 부위의 축적도 차이가 크게 난다. 붕소

표 1.4 경이온 치료를 위한 선량 고려 요소 [1.27]

선량 표적 체적 시간	6 Gray(600 rad) 1리터(200 cm^2 × 5 cm) 1분
수소 (1)	1×10^{10} ion/sec
헬륨 (4)	2.5×10^9
탄소 (12)	4.5×10^8
산소 (16)	3.5×10^8
네온 (20)	2.3×10^8
실리콘 (28)	1.2×10^8
아르곤 (40)	8×10^7

원자는 중성자를 흡수하기 쉽고, 흡수하면 알파 입자와 리튬 입자를 내놓는다. 이 입자들은 에너지가 크고 세포 조직 내에서의 이동 거리가 mm 이하로 짧아서 종양을 벗어나지 않는다. 이런 방식으로 종양과 주변 정상조직에 같은 양을 조사하면, 종양은 1/3 정도 더 많은 선량을 받는 결과가 된다 [1.4].

1.4 용어 풀이

1.4.1 빔 세기(Beam Intensity)

가속기물리 학자들과 의학물리 학자들은 빔 세기에 대하여 서로 다른 정의를 사용한다. 이 책에서는 이를 명확히 하고자 한다.

가속되는 입자 수와 관련된 용어의 정의는 다음과 같다.

입자의 수, N

플루언스(Fluence), Φ : 단위 면적당의 입자 수, $\Phi = dN/da$

입자 속(Flux), F : 단위 시간당의 입자 수, $F = dN/dt$

세기(Intensity), I : 단위 시간당, 단위 면적당의 에너지

$$I = Ed^2N/dtda = Ed\Phi/dt = EdF/da \tag{1.1}$$

E는 입자의 에너지

이 책에서는 주로 단일 에너지 입자를 취급하므로 다음 정의가 편리하다.

세기(Intensity), I : 단위 시간당, 단위 면적당의 입자 수

$$I = d^2N/dtda = d\Phi/dt = dF/da \tag{1.2}$$

그러나 가속기 물리학자들은 빔 세기라는 말을 단위 시간당의 입자 수, 즉 입자 속과 같은 의미로 사용한다. 따라서

세기(Intensity), I : 단위 시간당의 입자 수

$$I = dN/dt = F \tag{1.3}$$

$$\text{빔 전류(Beam Current)} = qeI = qe\,dN/dt \tag{1.4}$$

이렇게 정의하면 빔의 단면적이 변해도 빔 세기는 변하지 않는다. 또 빔 세기를 조절한다는 말은 빔 속을 조절한다는 의미가 된다. 이 책에서는 **빔 세기를 언제나 단위 시간당의 입자 수**(식 1.3)의 의미로 사용하고 있다. 양성자의 경우 $qe = +1$ 이므로 이때는 빔 세기라는 말과 빔 전류라는 말을 바꾸어 쓸 수 있다.

문헌에서는 공간적으로 가우스(Gauss)형 분포를 보이는 빔을 주사(Raster Scanned)함으로써 넓은 평탄한 분포를 얻는 과정을 서술하기 위하여 빔 세기라는 용어를 사용하는 경우가 있는데, 이 의미는 $d^2N/dtda$ 이다. 더욱 혼란스러운 것은 복셀(Voxel) 주사를 설명할 때의 빔 세기는 dN/da, 즉 플루언스이다.

1.4.2 흡수 매질 내의 빔 도달거리(Range)

빔의 도달거리란 양성자가 매질에 들어가는 지점에서부터 멈추는 지점까지의 거리로서 양성자 운동의 진행 방향과 평행한 직선을 따라 측정한 평균 깊이로 정의된다. 깊이 대 선량 곡선에서 도달거리는 표면에서부터 최대 선량의 80%가 되는 2개의 점 중 더 깊은 지점까지의 거리이다(그림 1.9). 임상에서는 도달거리는 보통 g/cm^{2}으로 표현되는데 이는 비균질성이 존재할 수 있는 특정한 경우도 모두 포함하기 위해서이다. 빔의 경로에 비균질성이 존재할 경우(예를 들면 뼈 또는 폐 등) 도달거리는 물의 경우에 비하여 조금 달라진다.

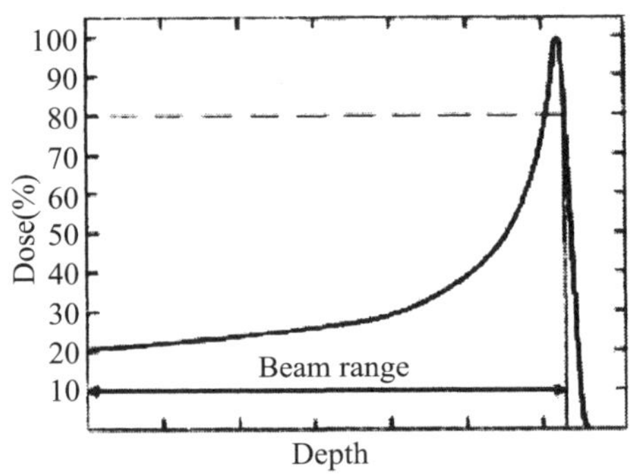

그림 1.9 매질 내에서의 빔의 도달거리.

1.4.3 브래그 피크 변조(Bragg Peak Modulation)

브래그 피크 변조는 펼친 브래그 피크(SOBP: Spread Out Bragg Peak)로 브래그 피크의 폭을 펼쳐 확장할 수 있는 가능성을 나타내는 말이다. SOBP란 어떤 깊이-선량 곡선에서 최대 높이의 90%가 되는 두 점 사이의 거리로 정의된다(그림 1.10).

1.4.4 도달거리 조정(Range Adjustment)

깊이 방향의 SOBP를 조정할 수 있는 가능성을 말한다.

1.4.5 방사선 조사야(Field)

방사선 조사야는 어떤 빔이 그 빔의 축과 수직인 면을 통과할 때, 흡수선량의 50% 이상의 선량을 흡수하는 교차점들의 궤적(그림 1.11)으로 정의된다.

1.4.6 횡단면에서의 방사선 조사야의 균질도

균질도(Homogeneity)의 정의는 다음과 같다.

$$R_t = (P_{max} / P_{min}) \times 100\% \tag{1.5}$$

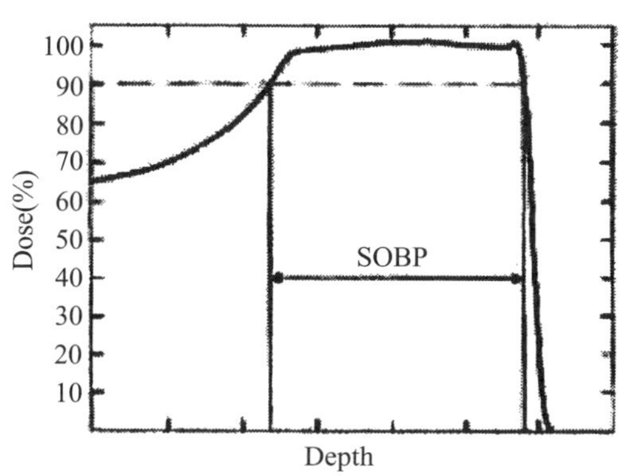

그림 1.10 SOBP(Spread Out Bragg Peak)의 정의.

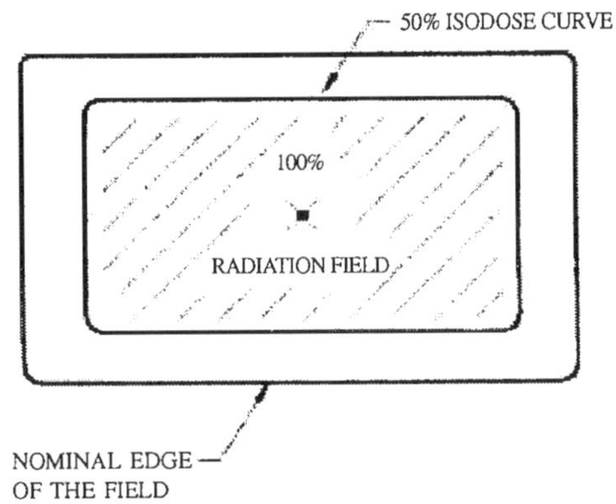

그림 1.11 방사선 조사야의 정의.

P_{max} 는 수동방식(Passive System)에 의해 빔이 펼쳐지는 경우에는 1 cm^2 이하, 능동 주사방식인 자기장 주사 펜슬(Pencil) 빔의 경우에는 0.25 cm^2 이하의 면적에서 평균한 흡수선량의 최댓값으로 정의한다. 또 P_{min} 는 수동방식에 의해 빔이 펼쳐지는 경우에는 1 cm^2 이하, 자기장 주사 펜슬 빔의 경우에는 0.25 cm^2 이하의 면적에서 평균한 흡수선량의 최솟값으로 정의한다.

방사선 조사야의 균질도는 물과 등가인 모형(Water Equivalent Phantom) 표면에서 측정되어야 한다. 회전 갠트리에 있어서 이 표면은 회전중심에 있어야 하고, 빔 축과는 수직이어야 한다. 모형의 길이는 방사선 조사야의 기하학적 가장자리보다 최소 5 cm 이상 더 길어야 하며 모형의 두께는 브래그 피크 깊이보다 최소 5 cm 이상 더 두꺼워야 한다. 고정 빔에 대해서 모형 표면은 수직 치료 거리여야 한다.

1.4.7 빔 방향과 직교하는 평면에서의 균질 영역

균질 영역이란 그림 1.12에 있는 것과 같이, 정사각형의 방사선 조사야의 주 축상에 있는 점들과 대각선 위에 있는 동일 조사선량 점들과를 연결하는 선들로 정의된다.

1.4.8 빔 축 방향에 따른 조사야의 균질도

양성자 빔을 사용할 때는 SOBP 영역에 대응하여 빔 축 방향에 따른 균질도를

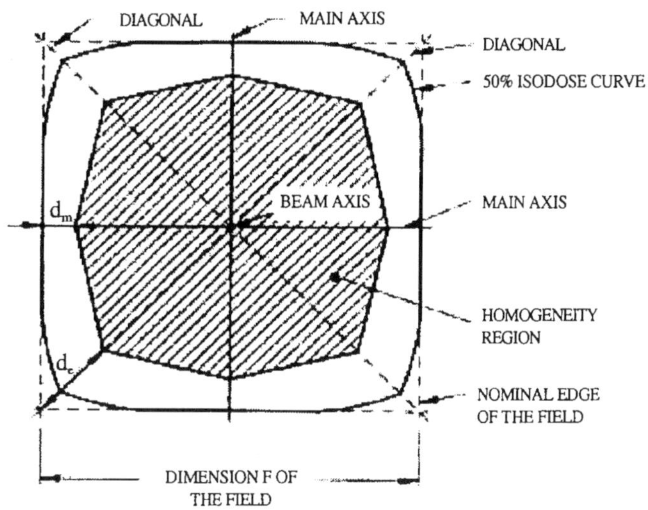

그림 1.12 빔 방향과 직교하는 평면에서의 균질 영역.

정의할 필요가 있다. 이 경우 균질도 영역은 빔의 진행방향으로 50% 선량에 해당하는 두 경계지점과 빔의 진행 수직 방향으로 90% 선량에 해당하는 경계지점으로 형성되는 영역 내부로 정의된다. 여기에서는 SOBP(그림 1.10)의 최대 선량 점을 100%에 해당되는 것으로 가정한다.

균질도의 정의는 다음과 같다.

$$R_1 = (P_{\max} / P_{\min}) \times 100\% \tag{1.6}$$

$P_{\max}$ 는 방사선 조사야 내 모든 곳에서 1 cm^2 이하의 면적에서의 평균한 최대 흡수선량이다. 또 $P_{\min}$ 는 균질 영역 내에서 모든 곳에서 1 cm^2 이하의 면적에서의 평균한 최소 흡수선량이다.

1.4.9 방사선 조사야의 대칭도

빔 축을 가로지르는 평면상에서 대칭도는 균질 영역 내부에서 빔 축에 대해 대칭을 이루는 모든 위치 쌍에서 1 cm^2 이하의 면적에 대한 평균한 최대 흡수선량과 최소 흡수선량의 비 S로 정의된다. 최대 비율 S는 %로 표현된다. 대칭도를 측정할 때의 조건은 균질도를 측정할 때와 같아야 한다.

1.4.10 측면 반음영부(Lateral Penumbra)

물과 등가인 모형 표면에서 방사선 조사야의 주축 중 하나를 면하여 측정한 조사선량 분포도에서 흡수된 조사선량이 80%와 20%가 되는 점들 사이의 거리를 주변 반음영 길이라고 정의한다. 100%는 빔 축에 해당하는 값이다(그림 1.13).

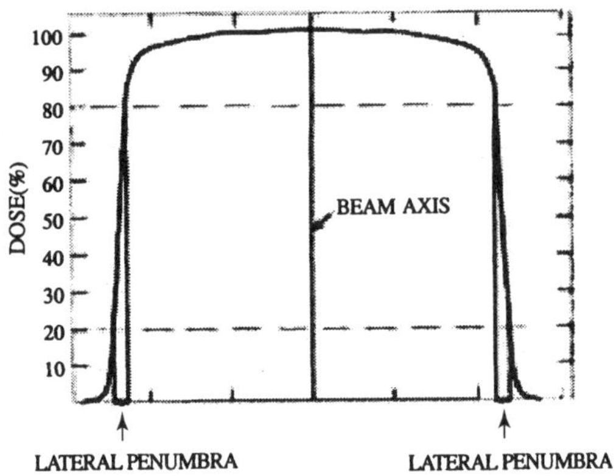

그림 1.13 측면 주변 음영 거리의 정의.

1.4.11 말단위치 선량 감소(Distal Dose Fall-off)

빔 축상에 깊이-조사선량 곡선에서 브래그 피크를 지나 흡수 조사선량이 80% 되는 곳과 20% 되는 곳 사이의 거리를 말단위치의 선량 감소 길이(Distal Dose Fall-off)로 정의하고, 100% 지점은 그림 1.10의 SOBP의 최댓값이라고 가정한다.

Chapter 02

Proton Radiotherapy Accelerators

강입자의 물리적 및 방사선 생물학적 특성

2.1 방사선치료의 기본사항

방사선치료의 주된 목적은 종양의 이동 영역(Loco-Regional)을 제어하는 것으로, 경우에 따라서는 종양이 주변으로 퍼지는 것을 막는 것이다. 이 목적을 달성하기 위해서는 종양(물리적인 용어로는 **표적**이라고도 한다)에 충분한 세기의 **선량(Dose)**을 주어야 한다. 충분한 선량이란 종양을 파괴하는 동시에 방사선을 조사할 때 불가피하게 피폭 당하는 주변의 건강한 조직에 회복 불능의 심각한 손상 또는 합병증이 생기지 않도록 제한치 이내로 유지시킬 수 있는 선량을 말한다 [1.4].

선량의 정식 이름은 **흡수선량(Absorbed Dose)**이며 D로 표시한다. 어떤 부피의 조직에 투여된 방사선 에너지 E_D를 그 부피의 질량 m으로 나눈 값, 즉 $D = E_D/m$로 정의된다. 측정 단위는 그레이(Gy)이며 1 Gy = 1 J/kg이다. 광자와 전자를 사용하는 통상적인 방사선 치료에서는 매일 2 Gy씩 30일 동안 총 60~70 Gy의 선량을 종양 부위에 축적시키는 것이다.

2.1.1 선량-효과 곡선(Dose-Effect Curve)

종양의 위치를 정확하게 확인하고 있다고 전제하면 "선량-효과 곡선"이라는 곡선을 분석함으로써, 종양의 국부 제어 가능성을 평가할 수 있다. 선량-효과 곡선에서는 다음의 정보를 제공한다.

- 종양 조직에 원하는 효과를 얻을 수 있는 선량
- 건강한 조직에 심각하거나 회복 불능의 손상을 일으킬 수 있는 선량

그림 2.1에서 실선은 일반적인 종양 세포에 대한 선량-효과 곡선으로서 제어 가능성을 흡수선량의 함수로 나타내고 있다. 점선은 건강한 세포에 대한 선량-효과 곡선이다. 그림에서 보듯이 선량이 적은 경우에는 종양의 국소 제어 효과가 더 크지만, 종양을 거의 100% 제어할 수 있는 선량의 경우에는 건강한 세포도 거의 같은 확률로 손상을 입어 심각한 합병증을 초래할 수 있다.

따라서 방사선치료 담당자는 치료 때마다 종양의 국소제어 효과와 합병증 사이에서 적절한 균형점을 찾아야 한다. 그런 균형을 정량적으로 발견할 수 있는 가능성을 **치료 비율(Therapeutic Ratio)**이라는 용어로 표현할 수 있다. 합병증 확률이 50% 되는 조사선량을 D_2, 종양의 국소 제어 확률이 50% 되는 조사선량을 D_1이라고 하면 치료 비율은 D_1/D_2으로 표현된다[1.4].

이런 것들을 고려할 때 원치 않는 부작용 없이 종양을 치료할 수 있는 확률은 투여된 선량에 대해 **탄도형 선택도(Ballistic Selectivity)** 또는 **적합도(Conformity)**를 보이는 곡선에서 증가한다는 것은 분명하다. "적합도"라는 용어의 뜻은 이 경우 표적에 투여된 선량과 건강한 조직에 투여된 선량의 차이다. 강입자 빔을 사용할 경우, 전자나 광자에 비해 종양에 대한 선량의 집중도가 더 크므로 치료 확률이 증가한다.

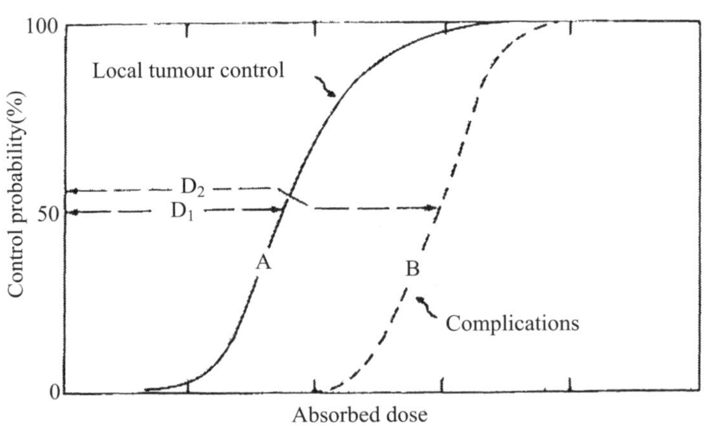

그림 2.1 종양세포 조직(A)과 정상세포 조직(B)의 선량-효과 곡선[1.4].

2.1.2 RBE의 LET 및 OER 의존도

종양에 대한 방사선 조사 효과는 거시적인 수준에서 에너지의 국소 축적량을 나타내는 변수인 흡수선량뿐만 아니라 적어도 2가지 변수에 따라 달라진다.

- **LET**(선 에너지 전달, Linear Energy Transfer, L_{∞}): 방사선에 의하여 조직에 에너지가 축적되는 형태를 미시적 수준에서 LET라고 한다. 이는 조직 내에서 입자의 경로를 따라가면서 축적되는 에너지 밀도를 의미한다. LET의 정의는 하전 입자가 미소거리 Δx를 통과하는 동안 전달한 미소 에너지 ΔE, 즉 $L_{\infty} = \Delta E / \Delta x$이다. 아래첨자 ∞ 표시는 입자가 통과하는 동안 원자나 분자와 한 번 충돌 시 방출하는 에너지 양은 제한이 없다는 뜻이다. 물리학자들은 L_{∞}를 "비 제한적 에너지 손실(Unrestricted Energy Loss)" 또는 "비 제한적 정지능(Unrestricted Stopping Power)"이라 부른다. 이와 다른 용어로 ΔE를 제한하는, 예를 들면 $\Delta E < 150\ \mathrm{keV}$ 식의 표현으로 나타내는데 이때에는 부호를 $L_{\Delta} = L_{150}$과 같은 식으로 표현한다. 방사선 학자들은 L_{Δ}를 단순히 LET 혹은 "제한적 LET"라고 부른다.
- **OER**(산소 증강비, Oxygen Enhancement Ratio): 종양조직은 혈관이 많기 때문에 산소 농도가 일반적으로 낮다. 산소 농도가 낮아지면 생물학적 효과가 감소한다. **OER이란 산소가 없을 때 요구되는 선량과 산소가 있을 때 요구되는 선량의 비율이다** [1.4]. 수식으로 표시하면 실제 조직에서 효과를 얻기 위해 필요한 선량을 D, 조직이 대기압하에서 충분히 산소를 공급받는다고 가정할 때 필요한 선량을 D_0라고 하며, $\mathrm{OER} = D/D_0$로 정의된다.

표 2.1은 방사선치료에 사용되는 주요 입자 및 방사선의 물속에서의 LET 값을 $\mathrm{keV}/\mu\mathrm{m}$의 단위로 나타낸 것으로, 탄소 이온의 경우 LET가 15~200 $\mathrm{keV}/\mu\mathrm{m}$로서 일반적인 광자 빔의 수백 배나 된다.

저산소(Hypoxia) 조직은 정상 산소(Normoxia) 농도의 조직에 비해 방사선 저항성이 수 배가량 높아 X선, 감마선 또는 이온의 조사로 저산소 조직을 파괴하기가 어렵다. 이른바 산소 증강 효과라는 것 때문에 산소와 접촉하지 않은 종양의 저산소 부위는 인접한 정상 산소 분압 조직에 비해 방사선 내성이 크다. 산소 증강비(OER)는 산소가 있을 때와 동일한 생물학적 효과를 내기 위해 필요한 산소가

표 2.1 방사선 생물학과 방사선치료에 사용되는 주요 하전 입자와 방사선의 LET(L_∞) [1.4, 1.25]

PARTICLE		CHARGE	MASS	ENERGY(MeV)	L_∞ (keV/μm)
Electron		−1 e	1 m_e	0.01 0.1 1.0	2.3 0.42 0.25
Photon		0		Co-60 γ-rays 4-25 photons	0.2-2
Neutron		0	1839 m_e = 1.0009 u	14	3-30
Proton		+1e	1836 m_e = 1.0008 u	2 5 10 200	16 8 4 0.4
α particle = He^{+2}		+2e	2u	5	95
Carbon ion = C^{+6}		+6e	6u	10-250 MeV/u[9)]	170-14
^{20}Ne		+10e	20u	525 MeV/u[10)]	50
^{40}Ar		+18e	40u	730 MeV/u[10)]	150
BNCT	^{4}He	+1e	4u	7 μm[10)]	150
	^{7}Li	+1e	7u	5 μm[10)]	150

없을 때의 방사선 선량의 비율이다. 이 값은 LET 값에 크게 좌우된다. 그림 2.2는 OER과 RBE를 LET의 함수 관계로 나타낸 것이다.

생물학적 효과를 예측하는 데 있어서 흡수선량은 그렇게 좋은 지표가 못 된다는 것은 오래전부터 알려져 왔다. 물리적으로는 같은 선량이라 하더라도 방사선 형태에 따라 효과가 크게 차이가 나기 때문이다. 그래서 이 차이를 반영하는 인자, 즉 **상대적 생물학적 효과비(RBE: Relative Biological Effectiveness)**가 도입되었다. 이 계수를 흔히 Q인자(Q-Factor)라고도 부른다. 그래서 RBE는 어떤 종류의 방사선이 주어졌을 때, 동일한 생물학적 효과를 내기 위해 필요한 기준 방사선의 흡수선량과 해당 방사선의 흡수선량의 비로 정의된다. LET가 3.5 keV/μm 미만이면 Q = 1, LET = 3.5~7 keV/μm 이면 Q = 1~2, LET = 53~175 keV/μm 이면 Q =

9) MeV/u는 핵자당 에너지
10) 수중 도달거리 26 cm에 해당하는 에너지

10~20이다 [1.22].

그림 2.2를 보면 LET가 10 keV/μm가 될 때까지 RBE와 OER 값은 거의 일정하다가 100~200 keV/μm 구간에서 RBE는 최댓값이 되고 OER은 급격하게 감소함을 알 수 있다. 따라서 산소 증강 효과를 줄이고 생물학적 효과를 증진시키기 위해서는 LET가 큰 방사선을 사용해야 한다는 결론이 도출된다 [1.22].

배양 세포의 방사선 조사 실험에서, 조사에 의해 세포가 죽는 효과를 정량적으로 측정하는 방법으로서는 방사선을 쪼인 세포들의 복제능(Clonogenic Ability)을 측정하는 방법이 가장 널리 사용되고 있다. 측정 결과는 **생존곡선(Survival Curve)**이라는 곡선으로 표시되는데, 이 곡선은 잘 제어된 빔을 사용하여 특정 세포들을 조사하였을 때의 클론(Clone) 수를 세어서 그린다. 선량과 세포 손상과의 관계를 알려면 많은 세포 배양 실험을 거쳐야 한다. 그 결과를 선량 대 생존 세포 비율을 축으로 하는 반-로그도표(Semi-logarithmic Scale)로 표시한다.

방사선치료 시 최적 분할조사(Fractionation)를 결정하는 방법 중의 하나는 조사받은 세포의 군체(Colony)에서 발생하는 변화를 수학적으로 모델링하는 방법이다. 방사선이 물질과 상호작용을 할 때, 에너지의 일부가 원자를 들뜨게 하여 이온을

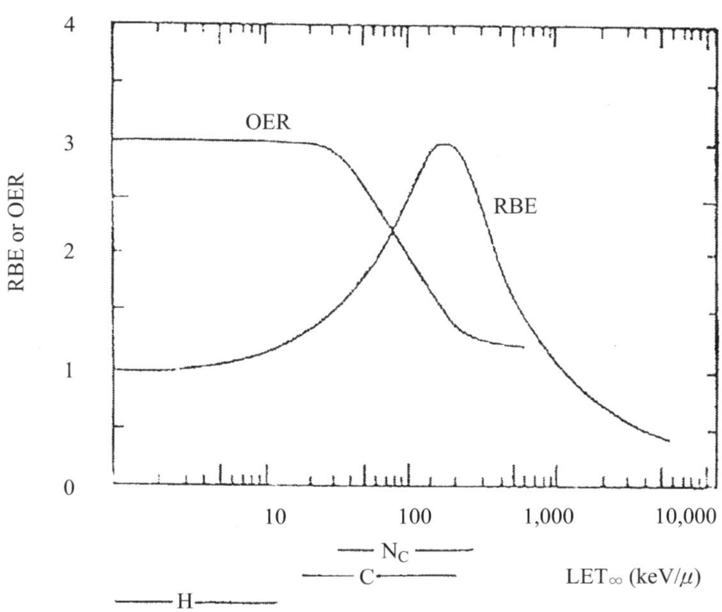

그림 2.2 Q인자와 OER의 LET 의존성 [1.22].

만든다. 그 결과 생체 세포 내에서 화학적 및 생물학적 변화가 생기고 일시적 혹은 영구적 변형을 일으킨다. 생체 세포에 미치는 방사선의 영향을 기술하는 모델 중 하나로 다중 표적(Multiple-target) 모델이라는 것이 있다. 이 모델은 세포 하나 하나를 방사선에 조사될 활동성 센터들의 그룹으로 본다. 선량이 적으면 일부 표적만 손상될 것이고 세포에는 치사량에 못 미치는 영향을 주어 시간이 지나면 재생이 될 것이다. 반면 치사량 이상의 선량을 받게 되면 죽게 된다. 흡수선량과는 별도로 다른 요소들을 예로 들면 조사되는 세포의 형태, 산소와의 접촉 정도, 온도, 세포 주기 단계, 방사선 스펙트럼 등의 요소들이 세포 손상 정도에 영향을 미친다.

다중 표적 모델에서는 방사선 민감도가 균일한 세포 군체의 생존율은 다음과 같다고 가정한다.

$$S / S_0 = 1 - (1 - e^{-d/D_0})^n \tag{2.1}$$

여기서 S_0는 초기 세포 수, S는 생존 세포 수, d는 선량, D_0와 n은 앞의 인자들과 산소와 충분히 접촉한 세포 비율과 관계되는 파라메터들이다.

식 (2.1)에서 선량 α에 대한 log(S/S_0)를 생존곡선이라 부른다. 그림 2.3a는 생존곡선의 한 예이다. 그림에는 n과 D_q에 관한 설명도 있는데, n은 직선 부분의 연장선이 세로축과 만나는 점이고, D_q는 직선 부분의 연장선이 가로축과 만나는 곳으로서 **유사 치사선량(Quasi-lethal Dose)**이라 부른다. D_0는 생존곡선 직선 부분의 기울기를 결정한다. 곡선 AB는 다른 말로 생존곡선의 어깨(Shoulder)라고도 하는데 누적 준치사(Sublethal) 손상을 나타낸다. 이 영역에서 세포는 시간이 지나면 손상을 복구할 수 있는 능력을 갖는다. 만약 세포에 일정 선량을 조사한 후에도 계속적으로 방사선을 조사할 경우에는 그 효과는 직선 CD 부분이 된다. 그러나 세포가 손상을 복구할 수 있을 시간만큼 방사선 조사 간격이 충분히 긴 경우에는, 새로운 어깨인 곡선 CE가 누적 준치사 손상이 된다.

그림 2.3b는 세포 생존곡선의 2가지 예로서, 하나는 낮은 LET(낮은 이온화, Sparsely Ionizing)에 대한 것이고, 다른 하나는 높은 LET(높은 이온화, Densely Ionizing)에 대한 것이다. 생존곡선의 형태는 주로 2가지 특성에 의존하는데 하나는 방사선의 종류라고 하는 물리적 성질이고, 하나는 세포의 종류라고 하는 생물

학적 특성이다. 낮은 이온화의 경우에 많은 세포의 생존곡선에서 낮은 선량에서 "어깨"가 관찰된다(그림 2.3b). LET가 증가함에 따라 어깨는 점점 좁아져 마침내 없어져 버린다. 광자/양성자에 의한 세포의 생존곡선의 어깨가 큰 것은 조사 후 세포 내에서 많은 회복이 일어났다는 것을 시사한다. 그에 비하여 중성자에 의한 동일한 선량의 경우에는 거의 회복이 되지 않는다. 종양의 세포 회복은 물론 바람직하지 않지만, 정상세포의 손상은 가급적 많이 방지해야 한다. 전체 치료에 필요한 총 선량을 조금씩 분할하여 매일 조사하면 모든 세포의 회복이 가능하지만, 이렇게 되풀이함으로써 종양 조직과 건강한 조직에 투여되는 작은 선량의 차이 또는 다른 조직 사이의 작은 방사선 민감도 차이가 증폭되어 확대된다. 특별한 몇 가지 경우를 제외하면, 방사선치료는 항상 분할조사법으로 시행된다. 따라서 세포의 생존곡선은 방사선의 질을 비교할 때 매우 중요한 요소이다. 양성자는 LET가 낮은 방사선으로서 그 생물학적 효과는 광자 및 전자 빔과 비슷하다 [2.13].

높은 에너지의 광자와 양성자의 생존곡선을 비교해 보면, 양성자의 경우 LTE가 평탄한 부분(Plateau)인 경우에는 광자와 치사율이 서로 비슷하지만, 브래그 피크 부분에서는 양성자의 효과가 더 크다는 결론이 도출된다(2.1.2절). 이는 낮은 에너지를 가진 양성자의 브래그 피크에서의 방사선 생물학적 특성을 보다 잘 이해하는 것이 치료 목적상 매우 중요함을 시사하고 있다 [2.1].

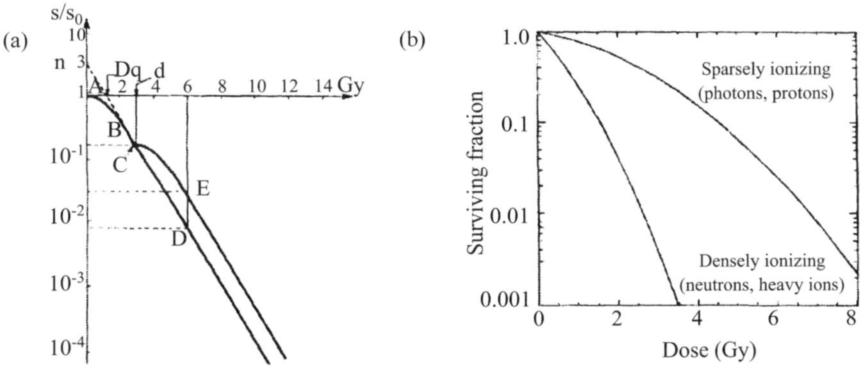

그림 2.3 (a) 세포 생존곡선과 준치사 선량(D_0=100 Gy, n =3, $D_q = D_0 \ln n$) [1.22].
(b) 낮은 전리작용 방사선과 높은 전리작용 방사선에 대한 세포 생존곡선 [2.13].

2.2 강입자 치료법의 개요

강입자(Hadron)란 쿼크(Quark)와 반쿼크(Antiquark)들이 강력(Strong Force)에 의해 2개 또는 3개가 하나로 뭉쳐진 복합 아원자 입자이다. 오늘날 방사선치료에 사용되는 강입자로는 중성자, 양성자, 가벼운 이온(헬륨, 탄소, 산소, 네온 등) 등이 있다. 사용되는 강입자 중에 중성자와 경 원소 이온들은 LET가 높은 입자들이다. 양성자의 LET는 인체로 들어올 때에는 광자나 전자 빔의 LET와 거의 같으나 경로의 끝 브래그 피크 부분에서는 높은 LET를 보인다(표 2.1, 그림 1.7) [1.4].

전자나 광자에 비해 강입자 치료 장점은 다음과 같다.

- 거시적 관점에서 종양에 대해 선택적으로 선량을 전달할 수 있다(Conformal Theraphy). 한편 빔의 통과 경로에 있는 조직과 종양 주변의 조직은 살려 둘 수 있다.
- 미시적으로는 에너지 전달 형태에 영향을 줌으로써, 방사선 생물학적 효과를 다양하게 변화시킬 수 있다.

이들 장점은 강입자 빔의 방사화학 및 생물학적 특성이 광자 또는 전자 빔과 다른 데 기인한다(2.4절).

생물학적 효과는 미시적 수준의 흡수된 에너지 분포와 관련 있기 때문에 그로 인한 방사선 생물학적 특성이 변화될 가능성이 있다. 에너지 분포는 조직과 충돌하는 강입자의 에너지와 원자번호에 따라 달라진다. 그런 이유로 종종 강입자를 높은 이온화(Densely Ionizing) 방사선이라 부르고, 그와 대조적으로 X선이나 감마선을 낮은 이온화(Sparcely Ionizing) 방사선이라 부른다. 그렇지만 이 분류는 방사선의 성질뿐 아니라 그 에너지와도 관계되는 분류라는 것을 유의해야 한다 [1.4]. 표 2.2에서는 광자와 이온의 기본적인 물리적 방사선 생물학적 특성을 비교한다.

2.3 에너지 손실

X선이나 감마선 등 낮은 전리 방사선(Ionizing Radiation)의 경우에는 컴프턴

표 2.2 광자와 이온의 차이 [1.5]

<table>
<tr><th>광자
X선, γ선, 제동복사</th><th>이온
양성자, 헬륨, 탄소, 네온</th></tr>
<tr><td colspan="2">물리적 상호작용</td></tr>
<tr><td>광전 효과
컴프턴 산란
전자쌍 생성</td><td>주로 표적 전자와의 쿨롱 상호 작용
(드물게 핵과 충돌함)</td></tr>
<tr><td>큰 각도로 휘어짐
명확한 정지지점이 없음
선량의 지수적 감소
$I = I_0 e^{-\mu x}$
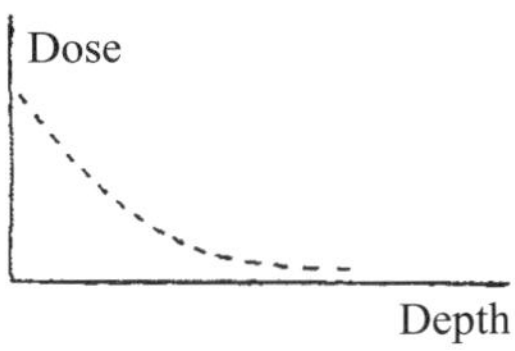
</td><td>매우 작은 각도로 휘어짐(질량비 > 2,000 : 1)
정지지점이 명확함
에너지 축적이 증가함
$\frac{dE}{dx} \propto \frac{e^4 Z_{eff}^2 Z_2 N}{mv^2} \times \log\ term$
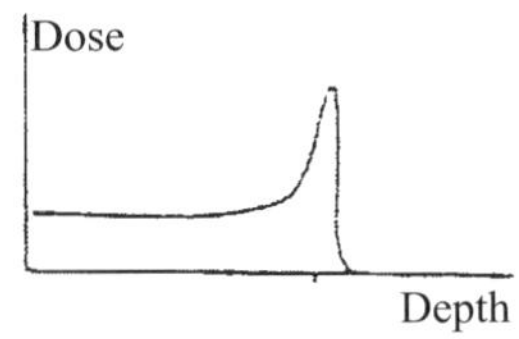
</td></tr>
<tr><td colspan="2">생물학적 효과</td></tr>
<tr><td>상대적 생물학적 효과 RBE = 1</td><td>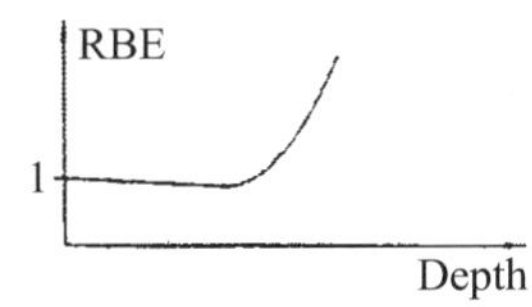
</td></tr>
</table>

(Compton) 산란, 광전 효과(Photo Process), 전자쌍 생성(Pair Production) 반응을 통하여 전자기(Electromagnetic) 방사선의 에너지 일부가 전자로 전달된다. 이러한 1차적인 방사선이나 방출된 전자와의 충돌로 생긴 2차적인 방사선으로 인해 전리작용이 일어나게 되고, 그 결과 생물화학적 및 생물학적 손상이 일어난다. 전자가 1차 방사선일 경우에는 전리작용이 연쇄적으로 생길 수도 있다. 컴프턴 산란 및 전자쌍 생성 반응은 드물게 발생하는 반응이며 확률이 낮은 사건이다. 그래서 1차 빔의 세기는 침투 깊이에 따라 지수적으로 감소하므로 명확한 정지 지점이 없다. 또한 2차 전자의 횡방향 산란도 크다.

일반적으로 전리작용이 낮은 방사선의 방사생물학적 효과는 방출된 전자의 작용과 1차 이온화에 의해 발생한다. 약한 X선에서 생긴 낮은 에너지 전자를 제외한 방출 전자들은 표적 내에서 동일한 감속 과정을 거친다. 결과적으로 다른 방사선원에서 만들어진 전자기적 방사선들, 예를 들면 Co-60에서 발생된 감마선과 제동복사로 생긴 X선 사이의 생물학적 효과는 불과 몇 % 정도만 차이가 난다 [2.1].

양성자, 알파 입자 또는 더 무거운 이온들의 경우에는 상대적으로 생물학적 효과의 차이가 크다. 이 생물학적 효과는 입자의 경로를 따라 발생하는 1차적인 전리작용과 입자에 의하여 방출된 전자 자신 및 이에 의한 2차전자의 작용에 의해 발생한다. 무거운 하전 입자가 물질 속을 통과할 때는 주로 표적 물질의 전자와의 상호작용을 통해 에너지를 잃는다. 따라서 이 입자들의 생물학적 효과가 다른 이유는, 입자와 방출된 전자 사이의 시간적 공간적 전리작용의 상호 관계가 다르기 때문이다 [2.1].

요약하면 에너지 손실은 이온과 표적내 전자들 간에 전기적인 쿨롱(Coulomb) 상호작용인 전자에 의한 정지(Electronic Stopping) 또는 이온과 표적 핵 간에 쿨롱 상호작용인 핵에 의한 정지(Nuclear Stopping)에 의해 발생한다.

2.3.1 핵에 의한 에너지 손실

방사선 생물학에서 가장 중요한 에너지 손실 기전(Mechanism)은 입사 이온과 표적 전자 사이의 상호작용이지만, 낮은 에너지($E \leq 10\ keV/u$)에서는 핵에 의한 에너지 손실이 주된 요인이다. 핵에 의한 에너지 손실은 표적 원자의 핵에너지 퍼텐셜에 입자가 산란되면서 발생한다(러더퍼드 산란). 산란 시 표적 원자에 전달되는 되튐 에너지(Recoil Energy)는 결합에너지보다 큰 경우가 많으므로, 입사입자의 운동에너지가 충분히 큰 경우에는 표적 원자가 화학 결합에서 벗어나 연쇄 반응을 일으킬 수 있다. 따라서 DNA와 같은 생물학적 표적 분자들에 직접 충돌하면 핵에 의한 에너지 손실로 상당한 생물학적 효과를 낼 수 있다. 그러나 이 기전은 매우 낮은 에너지에서만 발생하고 영향을 미치는 공간도 좁다. 따라서 방사선 생물학 및 치료용으로는 핵에 의한 정지가 별로 중요하지 않고, 전자에 의한 정지가 주된 역할을 한다(그림 2.4) [2.1].

2.3.2 전자에 의한 에너지 손실

무겁고 빠른 하전 입자가 물질을 통과할 때는 주로 표적 물질 안에 있는 궤도 전자들과의 상호작용으로 에너지를 잃는다. 입사 이온의 질량은 전자의 질량보다 훨씬 크므로 충돌 시 입사 이온의 굴절은 거의 없고, 수많은 충돌 후에야 입사 빔이 휘어진다. 당연히 무거운 입자일수록 휘어지는 정도는 작아진다.

입사 이온은 전자와 매우 빈번하게 충돌하므로 에너지 손실은 거의 연속적으로 발생하며 그 크기는 유효 전하, 즉 입사 이온의 원자량, 속도, 표적 물질의 전자 밀도(식 2.2의 Bethe-Bloch 공식)에 의해 결정된다 [2.2]. Bethe-Bloch 공식에 따르면 상대론적 속도에서는 이온과 전자의 상호작용은 작으나 속도가 감소하면 $\frac{1}{v}$ 의 제곱에 비례하여 증가한다.

$$\frac{dE}{dx} = \frac{4\pi e^4 Z_{eff}^4 N Z_2}{m_e v^2} \times \ln \frac{mv^2}{l_0 Z_2} \tag{2.2}$$

식에서 e = 전자 전하의 절댓값

N = 표적 핵의 밀도

Z_2 = 표적 핵의 원자번호

m_e = 전자의 질량

v = 입자의 속도

Z_{eff} = 입사입자의 유효 전하량

l_0 = 입사입자의 평균 이온화 퍼텐셜이다.

그림 2.4에 전자와 핵에 의한 에너지 손실을 비교하였다.

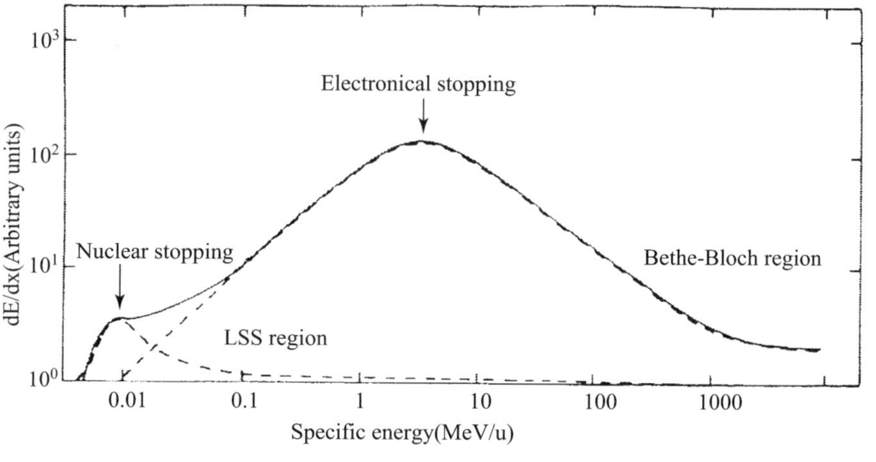

그림 2.4 2가지 다른 방식에 의한 이온 에너지 손실 [2.1].

2.3.3 도달거리 및 브래그 곡선

에너지 손실 곡선을 적분하면 양성자의 도달거리를 구할 수 있다.

$$R = \int \left(\frac{dx}{dE} \right) dE \tag{2.3}$$

많은 연구자들은 이런 방법으로 계산된 도달거리를 dE/dx에 대한 표로 나타내고 있다. 이 도달거리 값들은 1차 이온에 의한 효과만 참조한 값들이다. 핵이 깨질 때 생기는 2차 이온에 의한 효과는 포함되지 않는다.

방사선 생물학에서는 전리작용의 크기를 에너지 대신 도달거리의 함수로 나타내는 경우가 많다. 입자 에너지가 클 때 곡선은 입구 부분에서 낮은 평탄선(Plateau)을 그리다가 점점 증가하면서 도달거리 끝에 가서는 가파르게 증가하여 최댓값, 즉 브래그 피크(Bragg Peak)에 도달한다. 그림 2.5는 일반적인 브래그 곡선 모양인데, 그림 2.6의 에너지 손실 곡선을 근거로 하면 쉽게 이해할 수 있다.

입사입자의 에너지가 큰 입구 구간에서는 충돌당의 에너지 손실은 작으며 입자는 궤도를 따라 거의 일정한 낮은 전리작용을 일으킨다(Plateau). 에너지가 감소된 영역에서는 에너지 전달량이 급히 증가하면서 선량 특성에 따라 브래그 피크가 깊은 곳에서 나타난다.

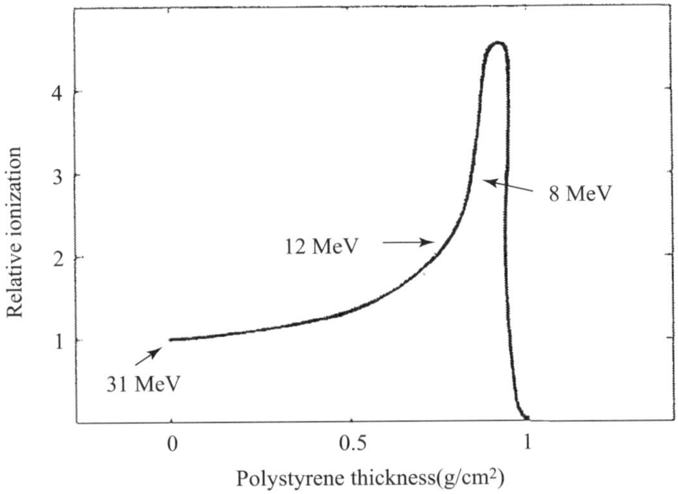

그림 2.5 인체 EUE 세포의 비활성화에 사용되는 양성자 빔의 브래그 곡선[1.4].

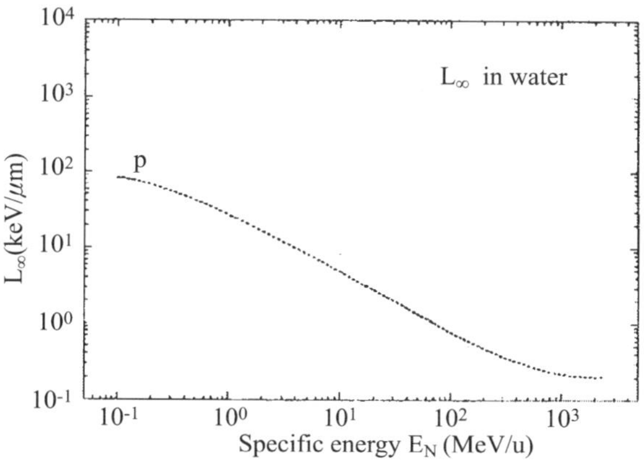

그림 2.6 양성자 에너지에 대한 물의 정지력(또는 비제한적 LET 값) [1.4].

2.3.4 비적(Track) 형성 및 방사선 선량 분포

전자에 의한 에너지 손실 영역에서는 이온이 잃는 에너지의 대부분은 전자로 전달된다. 초기 에너지에 따라 65～75%의 에너지가 전자의 운동에너지 형태로 변한다. 나머지 15～25%는 결합에너지를 극복하는 데 사용되고 5~15%는 전자를 여기시키는 데 소모된다. 이렇게 에너지가 배분되면 대부분의 전자는 원자결합으로부터 자유로워진다. 이런 자유전자들은 1차 충돌지점으로부터 약간 떨어진 곳에서 후속 충돌을 일으켜 입사입자의 궤적(Trajectory) 주위에 전리작용에 의한 비적을 형성한다. 원리적으로 이 비적구조와 해당 조직의 DNA 분자구조를 비교해보면 생물학적 손상 정도를 예측할 수 있게 된다.

2.4 강입자와 생체와의 상호작용

2.4.1 세포 조직 및 방사선 표적

모든 생물학적 기관들은 세포를 기본 단위로 하여 구성되어 있다. 효모라든가 포유류와 같은 고등 기관에서는 세포는 진핵세포(Eukaryotic Cell)이다. 진핵세포란 세포핵이 있고 핵 속에는 모든 유전 정보를 가지고 있는 DNA 분자가 있는 세포를 말한다. 세포는 수천 종의 다른 분자들이 상호작용을 일으키는 복잡한 복합체이며, 세포 내 분자들은 전리작용을 일으키는 방사선 조사에 의해 손상될 수 있으므로 방사선을 조사할 때 일반적인 지배 규칙이나 반응을 상정하기란 매우 어렵다. 그러나 많은 실험을 통해 세포핵 내의 DNA가 방사선 손상의 주 표적이라는 것이 밝혀졌다. 이는 다른 세포 내 분자들이 손상을 받지 않는다는 뜻이 아니라, 세포 내 분자들이 같은 종류의 다른 형태로 대체되거나 손상된 DNA 유전정보를 주형으로 하여 새롭게 생산된다는 뜻이다. DNA는 고유한 성질을 가지고 있고 크기가 크며 본질적인 특성을 가지고 있기 때문에, DNA 손상은 세포의 기능과 재생 능력에 치명적인 영향을 미친다.

세포 내의 DNA는 고도의 조직체이다. 기본 구조는 당과 인산염이 뼈대(Backbone)를 이루는 2중 나선형 분자구조이다. 염기들은 당에 붙어 쌍을 이루어 반대편 나선 가닥에 있는 해당 염기와 연결된다. 4개의 염기 아데닌 A, 시토신 C, 구아닌 G, 티민 T는 AT, CG와 같은 쌍을 이루어 모든 단백질의 유전 부호를 형성한다. 이중 나선 구조 DNA는 히스톤(Histon)-단백질 복합체 위를 감아 도는데 구슬 끈 형태로 히스톤 위를 대략 두 바퀴 정도씩 돈다. 복합체 역시 몇 개의 높은 차원으로 조직되어 있는 구조체이다. DNA의 세포 분열로 단백질 복합체들은 다시 응축되어 현미경으로 볼 수 있는 크기인 염색체를 이룬다. 세포 경계면에서 체세포분열(Mitosis)이 두 번 일어나는 시간 동안 염색질(Chromatin)은 응축이 풀리고 DNA-히스톤 복합체는 핵막 속에 머문다. 분자의 능력과 세포의 높은 생존성 때문에 특별히 DNA에 생기는 모든 상처는 원래대로 복구될 수 있으며, 다만 복구 불능 DNA 손상만은 예외적이다[2.1].

생물학적 체계에서 방사선 에너지가 전해지면 10^{-13}초 정도의 매우 짧은 시간 내에 즉각적인 물리적 효과가 나타나며(그림 2.7), 그 후 10^{-3}초 이내에 화학적 반

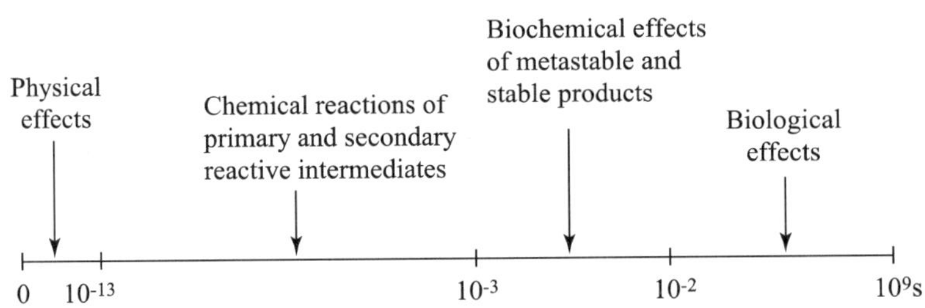

그림 2.7 방사선 피폭에 의한 시간대별 방사선 생물학적 효과[1.22].

응이 뒤따른다. 화학적 반응은 방사선에 의해 여기된 입자들과 1차 및 2차 자유 라디칼에 의해 생긴 것이다. 그 후 몇 시간 뒤에는 준안정 평형(Meta Stable) 상태에서 생성물에 의한 생화학적 효과가 나타나며, 마지막으로 수십 년에 걸쳐 암과 같은 생물학적 효과가 나타날 수 있다[1.22].

방사선은 생체 내에서 세포 수준 또는 그 이하 수준에서 손상을 준다. 이 손상은 시간 종속적인데 크게는 세포 사이클이라 부르는 것에 의해 영향을 받는다. 세포 주기(Cell Cycle)란 세포분열 사이 기간 동안 세포 내에서 일어나는 시간대별 사건 순서를 말한다. 주기의 시작은 한 세포가 생성되는 순간이고 주기의 끝은 그 세포가 딸세포들로 나누어지는 순간이다. 그림 2.8a에서 세포 주기는 다음의 네 단계로 나눌 수 있다. 이들은 (1) DNA 합성을 준비하는 G1 단계 (2) DNA가 합성되는 S 단계 (3) DNA 합성 이후의 DNA를 검사하는 G2 단계 (4) 체세포 분열이 일어나는 M 단계이다. 대부분의 세포에서 체세포 분열은 약 30분 정도 지속된다. S 단계에서는 세포가 DNA를 합성한다. G1, G2 단계에서는 DNA 합성이 진행되지는 않으나, 다른 종류의 합성은 진행될 수 있다. G 단계는 2~4시간 지속되는데 그중 G1 단계 기간은 세포 종류(Cell Line)에 따라 달라진다. 이 때문에 그림 2.8b에서처럼 세포들의 방사선 민감도가 시간에 따라 달라진다.

방사선 생물학적 DNA 실험은 DNA 조직의 낮은 수준 (즉, 완충 용액 내에서 순도 높은 DNA를 이용하는 방법, 염색체 수준 혹은 세포 수준)에서 수행된다. 세포 수준 실험은 생존시험이라고도 불린다. 방사선 피폭으로 인한 DNA 2중나선의 단일 또는 이중가닥 절단을 직접 측정하려면, 세포에서 DNA 분자만 손상없이 분리해야 하는데 포유동물 세포에서는 DNA 손상없이 분리하기가 어려워 바이러스와

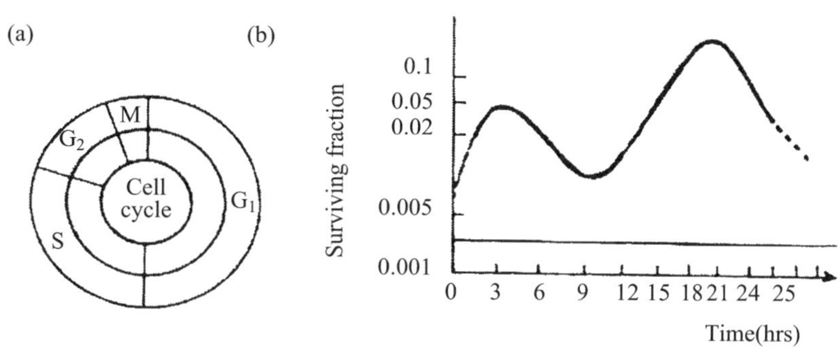

그림 2.8 세포 주기: (a) 주기 단계, (b) 5 Gy 조사선량에 대한 HeLa 세포의 방사선 민감도[1.22].

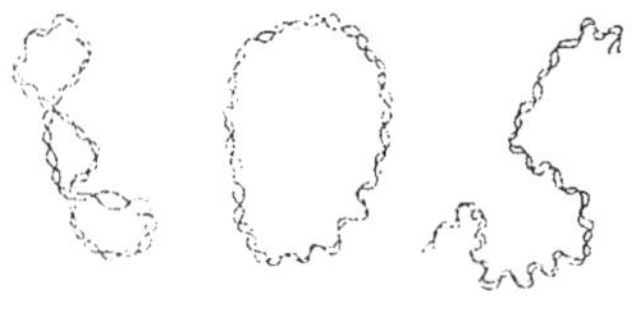

그림 2.9 높은 LET 조사 후의 DNA 절단 개념도[2.1].

파아지(Phage)의 DNA 분자와 같이 소형의 DNA를 종종 사용한다. 한 가닥의 절단(SSB, Single Strand Break)이 발생하면 초나선 DNA(Supercoiled DNA) 분자의 코일구조는 열린 원형으로 풀어지고, 두 가닥의 절단(DSB, Double Strand Break)이 생기면 선형으로 된다. 그림 2.9에 있는 이 3가지 DNA 형태들을 분리하여 그 양을 측정하면 선량에 따른 SSB와 DSB의 양을 결정할 수 있다.

적절한 보정 계수를 사용하면 국부 선량, 즉 브래그 곡선에 대한 DSB 수를 계산할 수 있다(그림 2.10a). 물리적 브래그 곡선에서는 평탄 부분과 피크의 비가 1:6인 데 비해 생물학적 곡선에서는 1:2 이하이다.

LET가 큰 브래그 피크 영역에서는 재결합이 불가능한 절단이 많이 일어나는 반면, 평탄 부분에서는 절단 후 재결합이 많이 발생한다. 평탄 부분과 브래그 피크의 사이의 생물학적 효과 비는 에너지 축적량과 비교할 수 있지만, 재결합 불능 절단 수는 물리적 축적선량 수준보다는 클 수 없다는 점을 유의해야 한다[2.7].

탄소 빔의 경우 그림 2.10b에서 볼 수 있듯이, 초기 병소의 80% 정도가 브래그 피크에서 다시 결합된다. 보다 무거운 이온을 조사하면 입구 영역에서 보다 많은 회복 불능 상해가 생긴다. 양성자와 같은 가벼운 이온에 대해서는 입구 영역에서는 동일하나 브래그 피크에서의 효율은 감소한다.

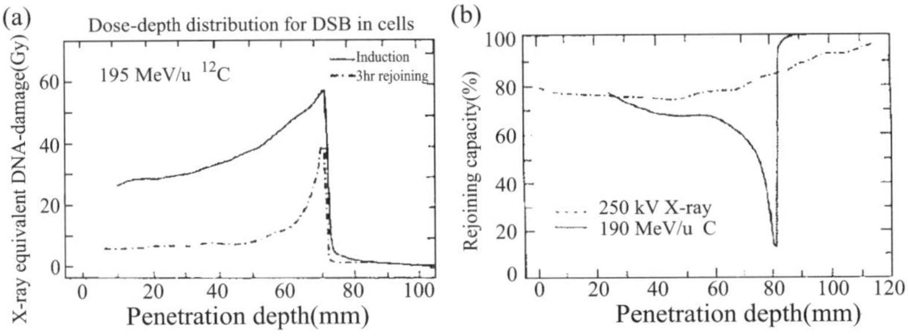

그림 2.10 (a) 200 MeV 탄소 이온에 피폭된 직후의 DSB의 양과 DNA 회복을 위해 3시간 동안 배양한 후의 DSB의 양 비교.
(b) X선과 탄소 입자의 피폭 후의 재결합량 비교[2.7].

2.4.2 생체 내에서의 강입자의 비적

전리 방사선의 생물학적 효과는 주로 방사선이 통과하는 물질의 원자와 분자에 대한 전리작용으로부터 생긴다. 살아있는 세포 내에서 일차적으로 발생하는 전리 작용은 복잡한 연쇄 작용을 일으켜 궁극적으로는 생명을 유지하는 데 중요한 생명 분자(그중 가장 중요한 표적은 DNA)에 화학적 변화를 일으키거나 돌연변이, 변형 또는 세포의 사망과 같은 생명 기능의 변화를 일으킨다. 물리학적 정보를 세포 구조 특히 DNA 분자의 이중 나선 구조와 상관관계를 짓기 위해서는 방사선의 비적 구조 특히 경방향의 단면(Profile)을 기반으로 접근하는 것이 효과적인 방법이다.

이 접근 방법에서 "비적(Track)"이라고 하는 것은 하전 입자의 궤도에 수직한 에너지 밀도의 평균적인 분포 특성으로 설명된다. 최대 경방향 폭은 생성된 전자 중 가장 에너지가 큰 2차 전자(감마선)의 도달거리에 의해 결정되는데, 입사입자의 속도가 증가할수록 이 도달거리도 커진다. 비적을 구조적으로 보면 중심부(에너지 전달이 1차 입자에 의하여 이루어지는 곳)와 주변 반음영부(Penumbra, 감마선의 최대 도달거리와 동일한 반경을 가지고 있음)로 나누어진다. 중심부와 주변 반음영부의 반경은 둘 다 입사입자의 속도의 함수이므로 입자 에너지와 빔 도달거리에도 의존한다. R. Oozer 등은 치료용 양성자 빔의 도달거리에 대한 반음영부 의존도를 측정하였으며, 입사 입자의 입구(Entrance) 주변 부분과 먼(Distal) 주변 반음영 부분에서 차이가 남을 알았다. [2.13]. 입구 주변 반음영부는 실제적으로는 빔의 도달거리와는 무관한 반면, 먼 주변 반음영부는 도달거리와 비례하여 증가한다(그림 2.11). 그 의미는 몸속 깊이 위치한 종양을 치료함에 있어 빔 주변 반음영부 거리의 값이 중요한 인자이므로 치료 계획을 수립할 때 잘 계산해야 한다.

그림 2.12는 다양한 입자에 대해 계산한 상세한 에너지의 공간적인 전달 구조가 염색체, 뉴클레오솜(Nucleosome), DNA 등 표적의 생물학적 구조와 어떤 관계가 있는지를 보여주고 있다. 그림에서 강입자 이온은 세포 DNA의 두 가닥 절단을 일으킬 확률이 크다. 반면에 낮은 LET 방사선의 경우 이 현상은 중요하지 않다. 그림은 이 절의 글머리에 설명한 DNA를 보여주고 있다: DNA는 생물학적으로 의미 있는 표적으로서 길이가 nm(나노미터) 정도이다. 따라서 전리방사선과 그 파생 방사선으로 인한 에너지 전달 효과를 이해하려면 나노 선량계가 필요하다.

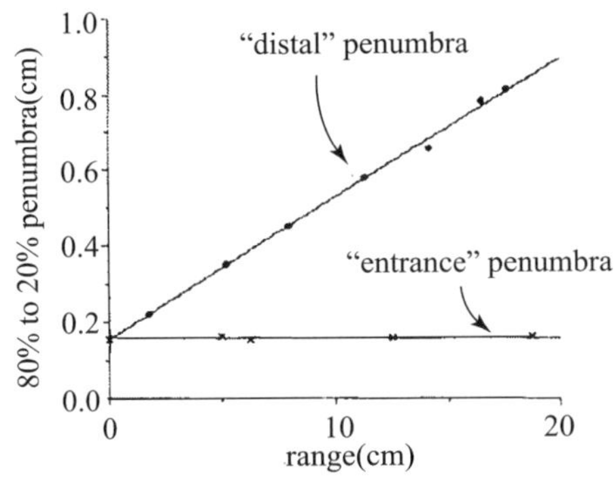

그림 2.11 빔 도달거리가 입사빔 입구 주변 반음영부와 먼 주변 반음영부에 미치는 영향 [2.13].

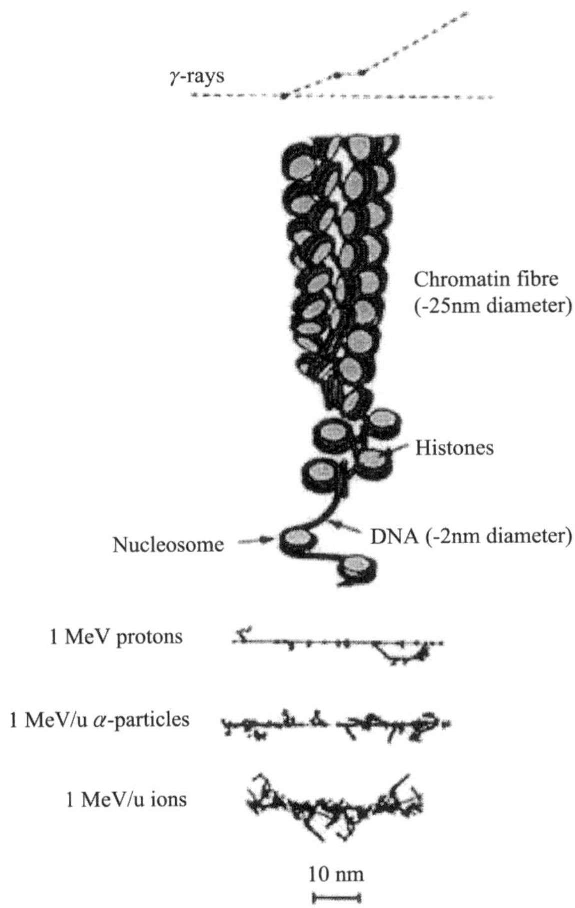

그림 2.12 낮은 전리작용 방사선과 높은 전리작용 방사선이 생물학적 표적에서 만드는 비적 비교 [1.4].

2.4.3 강입자의 RBE

특성이 다른 방사선의 생물학적 반응들을 비교하기 위하여 **상대적 생물학적 효과비(RBE: Relative Biological Efficiency)**라는 용어가 사용된다(2.1.2절). RBE 값은 이온의 종류와 입자의 에너지에 따라 달라진다. 표 2.3에는 펼치지 않은 브래그 피크와 펼친 브래그 피크(SOBP)에서 구한 대표적인 데이터들이 소개되어 있고 [1.4], 참고 문헌 [2.6]에는 L. D. Skarsgard가 만든 상세한 RBE 표가 수록되어 있다. 치료 시와 같거나 비슷한 조건 아래에서의 RBE 값을 결정하는 일은 매우 중요하다. 현재 임상에서 사용되는 양성자의 RBE 값 1.1(주로 펼친 브래그 피크가 있는 실험으로 얻은 값)과 단일 에너지 빔으로부터 얻은 데이터 사이의 불일치에 대해서는 새로 규명할 필요가 있다. 실제로 에너지가 감소함에 따라 RBE는 증가하는 경향이 있다. 가장 흥미 있는 결론 중 하나는 브래그 곡선의 평탄 부분에

표 2.3 초기 에너지가 큰 양성자 빔으로 조사된 포유류 세포의 불활성화를 위한 RBE 값 [1.4]

초기 빔에너지 [MeV]	세포에서의 빔에너지	세포라인	RBE	참고 문헌
100	평탄부분 평균에너지 90 MeV(LET 0.79 keV/μm) 브래그 피크 평균에너지 8 MeV(LET 5.5 keV/μm)	CHO(설치류)	0.68±0.09[11)] 0.98±0.10[12)]	[2.8]
160	SOBP(중간 및 감소부분)	H4(설치류)	1.0-1.4[2]	[2.9]
160	평탄부분 SOBP	V79(설치류)	1.2[1], 1.41[2], 3.6[13)] 1.2[1], 1.46[2], 4.3[3]	[2.10]
31	31, (LET 5.5 keV/μm) 평균에너지 12, (LET 3.9±0.5 keV/μm) 평균에너지 8, (LET 5.5±1.2 keV/μm)	EUE(인간)	1.0±0.1[2] 1.4±0.2[2] 1.5±0.2[2]	[2.11]
67	SOBP (LET ~5 keV/μm)	V79(설치류) LS174T(인간)	1.28±0.25[3] 1.08-0.16[3]	[2.12]

11) 생존곡선의 최종 기울기에서 구함($D \geq 3$ Gy).
12) 생존수준에서 구함($D = 2$ Gy).
13) $D \simeq 0$에서 구함.

있는 양성자의 효과가 감마선 정도밖에 안 되는 한편(혹은 더 작거나) 브래그 피크 부분에 있는 양성자의 효과는 훨씬 높다는 사실이다.

효과가 증가하면 생존곡선의 기울기도 증가한다. 생물학적 효과가 최대일 때의 에너지는 잔여 도달거리가 대략 0. 4~1.4 mm일 때의 에너지에 해당한다. 즉 입자 도달거리의 끝에 가까운 지점에서 최대 효과가 나타난다. 맨 끝 지점에서는 매우 높은 LET로 야기된 포화 효과 때문에 RBE는 떨어진다. 이런 규칙성은 단일 에너지 브래그 피크의 다른 위치들에서 RBE 값을 나타내 보면 알 수 있다(그림 2.13a).

확장된 체적에 선량을 조사할 경우, 뾰족한 RBE 피크는 퍼지면서 단일 피크 때에 비하여 평균 RBE 값이 줄어든다(그림 2.13b) [1.5].

X선 효과로 인해 RBE 값은 실효 생존율이 클수록 커지는데, 생존율이 80% 정도로 높은 경우의 RBE 값은 낮은 경우에 비해 훨씬 크다(그림 2.14). 그러나 LET 축 상에서 RBE의 최댓값 위치는 변하지 않는다. 이는 적은 선량으로 생존율이 높은 경우가 많은 선량으로 생존율이 낮은 경우에 비해 최대 RBE 값이 더 크다는 것을 의미한다 [2.1, 2.7].

그러나 입사입자의 원자번호가 다르면 RBE 최댓값 위치가 달라진다(그림 2.15). RBE 최댓값은 양성자의 경우에는 25 keV/μm 에서, He 이온의 경우에는

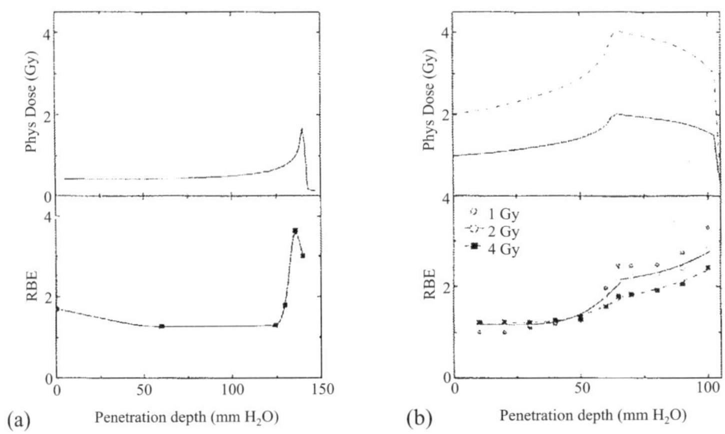

그림 2.13 물속 깊이에 따른 물리적 선량과 RBE와의 관계 [1.5].

(a) 270 MeV/u 단일 에너지의 탄소 이온

(b) 깊이 6~10 cm에서 종양을 모의 조사한 실험. 점은 실측 데이터이며 선은 모델의 계산 값임

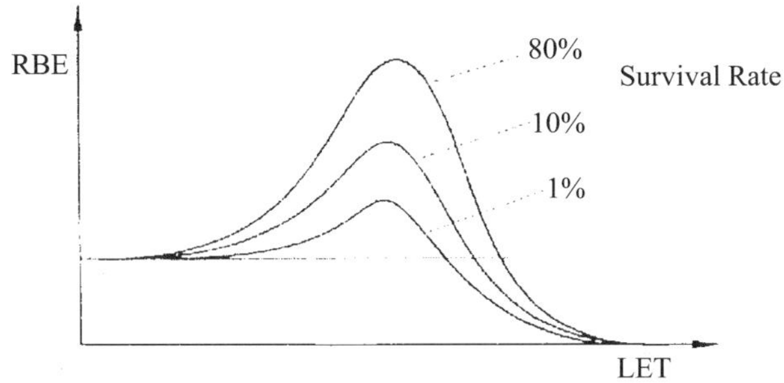

그림 2.14 생존율에 대한 RBE 대 LET 상관 곡선[2.7].

100 keV/μm 에서, 탄소의 경우 200 keV/μm 에서, 그리고 일반적으로 이온이 무거워질수록 더 큰 LET에 위치한다[2.1, 2.7]. 이처럼 RBE는 LET에 따라 단순하게 변한다. 비적의 확장을 무시한다면, LET는 국부 선량과 상관관계가 있다. 즉 LET가 클수록 국부 손상 정도는 커진다.

2.4.4 분할조사와 산소 효과

통상적인 방사선치료에서 종양 주위에 있는 정상조직을 보존하기 위해 분할조사를 하고 있다. 광자 치료와는 대조적으로 하전 입자 치료에서는 방사선 조사 시 입구 부분의 정상조직이 많이 보존될 것으로 기대할 수 있다. 분할조사 횟수를 줄이는 데는 2가지 방법이 있다. 하나는 종양 세포에 대한 1회당 선량을 증가시켜 조사 횟수를 줄일 수 있다. 두 번째로는 높은 에너지의 이온을 사용하면 입구의 어깨가 광자의 어깨보다 약간 짧아져, 보존 효과가 일찍 포화 상태에 도달하므로

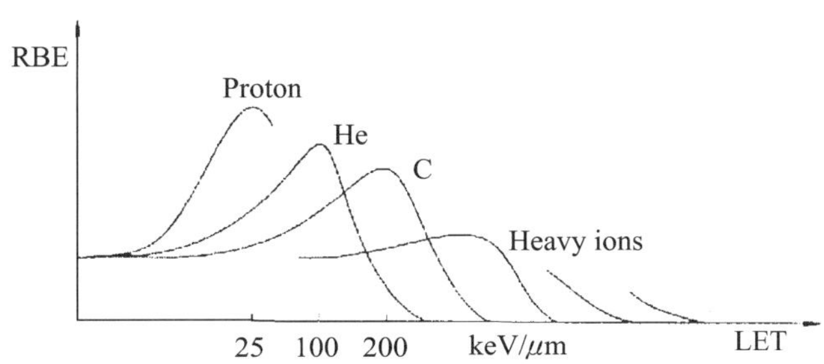

그림 2.15 원자번호가 다른 입자에 대한 RBE-LET 상관관계[2.7].

광자 치료보다 조사 횟수를 줄일 수 있다[1.5].

높은 LET 영역에서는 분할조사 효과가 급격히 줄어드는 것이 관찰되었다. 몇몇 경우에서는 분할조사를 할 경우 방사선에 의한 손상이 증가되는 것이 발견되었다. 지금으로서는 손상 증가가 치료에 유용한지 아닌지는 확실하지 않다. 그러나 분할조사로 인해 종양 세포의 회복이 줄어들고, 입구의 정상세포의 영역이 완전히 회복된다면 이는 적절한 치료 방법이 될 것이다.

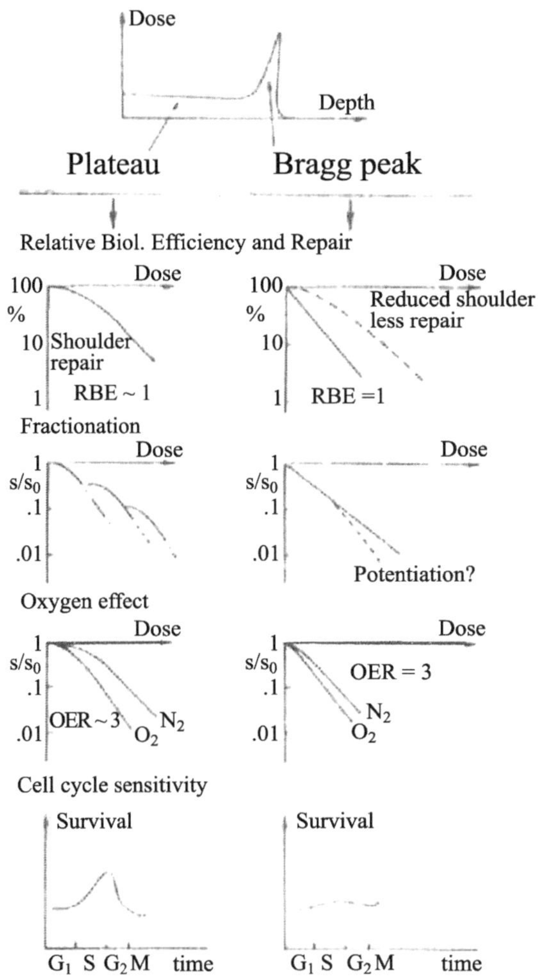

그림 2.16 평탄 영역과 브래그 피크 영역에서의 방사선 생물학적 효과 비교[2.15].

종양 부위에는 피의 공급이 부족하고 산소가 결핍되는 경우가 많다. 이런 세포들을 **저산소 세포(Hypoxic Cell)**라 부른다. 저산소 세포의 X선에 대한 저항력은 유산소 세포에 비해 3배나 높다. 따라서 종양 세포의 일부만 저산소 세포라 해도 선량을 높여야 한다. 그러면 정상세포들이 증가된 선량에 견디지 못할 수가 있다. 이때 분할조사를 하면 저산소 세포의 재산소화(Reoxygenation) 과정으로 인하여 저산소 세포의 방사선 민감성이 증대되어 분할조사의 효과가 커진다. 저산소 세포가 유산소 세포로 되면 방사선 저항성이 약해져 이후의 분할조사 효과가 커진다. 그러나 종양이 진행된 경우 또는 어떤 특정 조직의 구조에서는 종양의 재산소화 과정이 발생하지 않을 수도 있다. 이럴 때 **저산소 세포 감광제(Hypoxic-cell Sensitizer)**라고 알려진 화합물을 사용하는 데에 대한 관심이 높다. 높은 LET의 방사선에 대해서는 유산소 세포와 저산소 세포의 민감도 차이가 상당히 줄어든다. 이것이 방사선치료에 높은 LET 입자를 사용하는 하나의 이유가 된다 [2.12]. LET 값이 100 keV/μm 정도가 되면 유산소 세포와 저산소 세포는 둘 다 같은 민감도를 보인다 [2.2].

Chapter 03

Proton Radiotherapy Accelerators

양성자치료법의 임상적 연구 현황

가속된 양성자의 물리적 장점은 침투 깊이에 따른 방사선량 분포가 치료에 매우 유리하다는 것인데, 이는 그림 1.10의 펼친 브래그 피크(SOBP) 그림에 잘 나타나 있다. 양성자가속기는 빔의 세기를 연속적으로 변하게 할 수 있고, 양성자의 공간 분포를 적절하게 조절할 수 있어 표적(종양)과 주변 지역 사이에 선량 분포를 정교하게 제어할 수 있다(2.1.1절). 이러한 특성의 조사 조건은 전자나 광자의 조건에 비해 훨씬 유리하다. 종양에 흡수되는 선량과 정상세포에 흡수되는 선량의 비가 크기 때문에 임상 결과를 크게 향상시킬 수 있다.

3.1 방사선치료법의 정밀도와 정밀치료 향상을 위한 양성자의 역할

방사선치료계획(10.2절)의 목표는 밝혀진 표적을 가장 효과적으로 제거하기 위하여 방사선 빔 종류를 선정하고, 환자 위치를 최적으로 고정하고, 표적 위치 확인 절차를 수립하는 것이다.

3.1.1 기존 방사선치료법의 정밀도

방사선치료의 발전은 종양에 대한 정교한 방사선 조사 기술의 개발과 밀접한 관계가 있다. 50년 전 외부 조사용으로 고에너지(MeV 급) 광자 빔 장치(예를 들면 코발트 감마선원, 베타트론, 선형가속기 등)들이 개발되었다. 이는 몸속 깊은 곳의 표적에 도달할 수 있는 능력을 크게 향상시키는(심층부 선량의 증가) 동시에 피부의 조사량(입구 조사량)을 감소시키고, 측면부 조사량의 감소율도 크게 하는 효과(빔 주변 반음영부의 감소)를 가져왔다.

고에너지 치료 시설의 정밀성과 재현성을 높이기 위한 표준 부대 장치로는 갠트리, 모의치료 장치, 포털(Portal) 촬영 장치, 2차 집속 장치, 환자 고정 장치 등이 있으며 현재에도 사용되고 있다. 최근에는 컴퓨터 단층촬영(CT: Computer Tomography), 자기 공명 영상(MRI: Magnetic Resonance Imaging), 양전자방출 단층촬영(PET: Positron Emission Tomography) 등의 단층 촬영장치가 개발되어 표적의 환부 구조를 정밀하게 진단할 수 있게 되었다. 또한, 컴퓨터 기술의 발전은 빔이 통과하는 해부학적 구조를 "빔의 시각으로(Beam's Eye View)" 나타내 주고 표적 주위의 선량 등고선을 3차원적으로 계산해 줌으로써 최적의 치료 계획을 수립할 수 있게 되었다(10.2절). 현재 동적 광자치료 장치와 전자선형가속기용 다엽집속 계통(Multileaf Collimator System)이 임상 방사선치료에 도입되고 있는데, 이 장치들은 방사선을 조사하는 중에 신속하고 자동적으로 2차 집속을 할 수 있어 방사선치료의 정밀도를 더 향상시키고 치료 기간을 더 줄일 수 있을 것으로 기대하고 있다.

방사선치료의 정밀도는 치료 시 신체와 종양에 얼마나 효과적으로 선량을 투여하는가에 의해 정해진다. 플라스틱 마스크나 물림 블록을 사용하면 머리부분의 움직임을 1∼2 mm까지 줄일 수 있다. 두개골까지 나사로 고정시키는 두부 고정 틀을 사용하면 움직이는 범위를 0.1∼0.5 mm 정도로 줄일 수 있다. 골반 방사선치료를 위해서 골반용 부착 틀이 사용되어 왔지만 움직임을 크게 줄이지는 못하고 있다. 온라인 감시계통을 사용하면 움직임에 의한 영향을 더 줄일 수 있을 것이다. 가슴 부위의 움직임 범위는 호흡으로 인해 수 cm에 이를 수 있는데, 이 경우에는 문을 여닫듯이 호흡 사이클 중 특정 시간 구간에만 조사함으로써 동적 움직임에 의한 영향을 줄일 수 있다.

3.1.2 치료 정밀도 향상을 위한 양성자 빔의 역할

생물학적 관점에서 보면 양성자는 광자와 비슷하다. 그렇지만 양성자의 경우에는 조직 내에서의 도달거리가 한정되어 있고, 말단부와 측면부의 선량이 급격히 감소하므로 인체 여러 중요 부위에서 광자에 비해 우수한 선량 분포를 제공할 수 있다.

통상적인 광자치료의 경우, 표적 인근 조직에 조사되는 선량은 표적 조직 자체가 받는 선량과 같거나 더 많다. 그러나 단일 에너지의 양성자 빔을 조사할 경우에는 초기 에너지와 흡수 물질의 전자 밀도에 따라 침투 도달거리가 명확히 정해지는데, 이는 양성자의 1차 에너지 손실은 주로 전자와의 충돌에 의해 생기기 때문이다. 전자와의 충돌에서는 충돌당 양성자의 에너지 손실은 작다(2.3.3절). 양성자는 충돌과 더불어 에너지와 속도를 잃기 때문에 매질 속을 진행하는 동안 에너지 손실률은 도달거리 끝 부근에서 급격히 증가한다(브래그 피크 영역, 그림 3.1). 일반적으로, 이 좁은 고선량 영역을 종양의 치료에 유용하게 사용한다[3.1, 3.16].

펼친 브래그 피크(SOBP)를 만들기 위한 여러 기술들이 개발되고 있는데, 이 분야는 원하는 표적 깊이에서 고른 전리작용을 충분히 일으킬 수 있는 기술을 개발하는 것이다(그림 3.1). 빔 통로에 회전하는 도달거리 조절용 바퀴(Range Shifter Wheel)를 설치하면 도달거리를 조절할 수 있다. 이 기술을 사용하면 일정한 두께에 100% 수준의 조사량 영역을 만들 수 있다(고정 도달거리 조절). 선량 분포 곡선의 가장자리와 표적의 말단의 가장자리가 정확하게 대응되도록 조정하기 위하여 보상체 볼러스(Compensator Bolus)라는 것을 사용한다. 이것을 사용하면 조사선량을 표적의 말단 부위와 정확하게 일치시킬 수 있다. 하지만 선량의 일부분

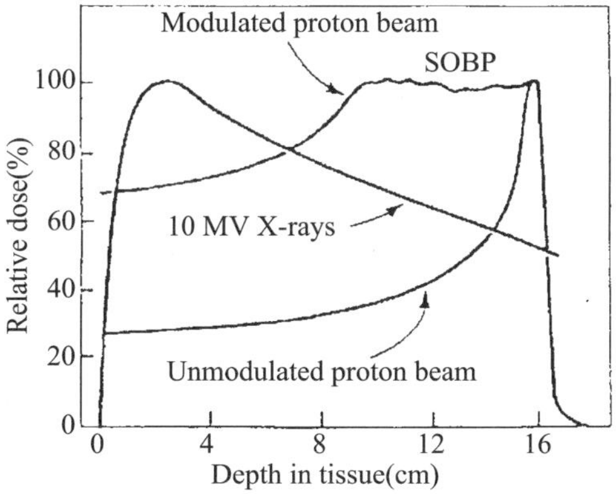

그림 3.1 인체 조직 내 깊이별 선량 비교: 변조된 160 MeV 양성자 빔, 변조되지 않은 160 MeV 양성자 빔, 10MV X선 빔 [3.1].

이 표적 가장자리에 쌓일 수도 있다. 이때는 능동형 자기장 주사법(가변 도달거리 조절)으로 이를 최소화할 수 있다. SOBP에 대해서는 7.5.2절에서 더 논의할 것이다.

양성자 빔을 임상에서 사용하기 위해서는 환자의 치료 위치에 따른 빔이 인체로 들어오는 입구로부터 표적까지의 3차원적인 조직밀도 분포와 이에 따른 방사선 저지능을 알아야 한다. 양성자의 도달거리는 빔이 통과하는 물질의 전자 밀도에 의해 결정되므로 CT를 기반으로 한 3차원적 치료 계획을 수립하는 것이 필수적이다. 연속 CT는 표적(종양) 부위와 인근 정상 조직의 구조를 횡 단면 및 관상구조로 재구성하여 보여주며, 빔의 진행방향에 따라 구조를 나타낼 수도 있다. 이를 바탕으로 치료 계획을 수립하면 정상 조직을 보전하고 표적 전체를 제거하기 위한 최적의 치료 계획을 수립할 수 있다. 최소한도 이상의 선량을 흡수한 조직의 선량별 분포 균질도(전체 선량에 대한 %로 나타냄)를 DVH(Dose Volume Histogram) 막대그래프로 표시한다. DVH를 사용하면 다른 치료 계획들 사이의 선량 분포 차이를 정량화할 수 있다. DVH가 없다면 단층별 등고선들을 종합하여 평가해야 하므로 어려운 일이 될 것이다[3.1]. 치료 계획 수립에 관해서는 10.1.2.1절과 10.2절에서 다룬다.

3.1.3 인체 내에서 양성자 도달거리의 정밀 제어

브래그 피크는 양성자의 큰 장점이나 잘못 적용하면 큰 문제를 일으킬 수도 있다. 양성자 빔은 폭이 좁아 조사 면적이 작고 또 조사량 기울기가 크므로 도달거리를 고도로 정밀하게 제어해야 한다. 이를 위해서 빔 방향 제어, 환자 위치 고정과 조정 등의 응용 기술과 함께 정확한 빔 모델링도 필요하다[3.2]. 따라서 다음과 같은 2가지 요소가 고려되어야 한다.

3.1.3.1 브래그 피크의 깊이 위치

균질한 매질 내에서의 브래그 피크의 깊이는 빔의 초기 에너지와 매질의 저지능(Stopping Power)에 의해 결정된다. 빔 에너지는 비교적 정확하게 측정할 수 있으므로 빔 도달거리에 대한 모델링의 정확도는 인체 내부의 저지능 특성을 얼마나 잘 파악하는가에 달려 있다. 이론적으로는 양성자 단층촬영법으로 에너지 손실을 측정하면 저지능력을 알 수 있다. 양성자 단층촬영(Proton Tomography)은 1981년에 행해진 바 있다[3.3]. 그러나 광자 CT의 발전으로 양성자 단층촬영기술은 더 이상 개발되지 않았다.

양성자 저지능과 광자 감쇄능은 모두 전자 밀도의 함수이다. 그러나 조직의 밀도가 높고 광자의 에너지가 낮으면(CT 촬영 정도의 낮은 에너지) 광자의 상당한 정도가 광전 효과로 인해 감쇄되어 버린다. 따라서 CT 영상을 양성자 저지능 영상으로 변환시키려면 보정 곡선을 사용해야 한다[2.1].

3.1.3.2 브래그 피크의 모양

인체 내 양성자의 진행 경로를 미리 알 수 있다면, 양성자 궤도를 따라 보정된 CT 영상을 얻어 상대적인 저지능 값들을 적분하면 브래그 피크의 정확한 모양을 얻을 수 있다. 그러나 쿨롱 산란으로 인해 양성자는 직선 궤도에서 임의로 벗어난다. 처음에 A 위치에 있던 양성자가 나중에 B 위치에서 발견되었다면 두 점 사이를 이동하는 데 여러 경로가 가능하다(그림 3.2b). 경로가 다르면 저지능도 달라지고 양성자의 에너지 손실도 달라진다. 따라서 경로 P_1과 P_2에 따라 B 위치에서의 양성자의 잔여 도달거리도 달라진다[2.1].

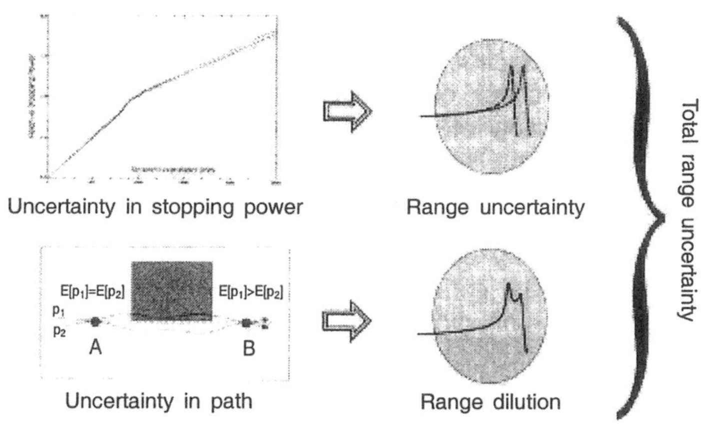

그림 3.2 양성자치료 계획 수립 시의 주된 2가지 불확실성 원인. 저지능의 불확실성으로 브래그 피크 위치가 불확실해지고, 경로에 따른 양성자 에너지의 불확실성으로 도달거리가 퍼지고 피크가 줄어든다(B. Schaffner 등[3.2]).

3.2 양성자치료법의 임상 경험과 환자 통계

2000년 7월까지 세계적으로 30여 곳의 입자 방사선치료 시설에서 3만 1,838명의 환자가 치료를 받았다[3.6]. 표 3.1은 상세한 내역이다. 환자 중 2만 7,434명은 양성자치료, 3,304명은 중이온 치료, 1,100명은 파이온(Pion) 치료를 받았다.

또한 2012년 6월까지는 40여 곳의 입자 빔 치료시설에서 합계 7만 4,571명이 치료를 받았으며, 25개 치료시설이 건설 중이거나 계획 중에 있다.*역자 주)

표 3.1 세계의 하전 입자 치료 환자, 2000년 7월[3.6]

연구소/병원	입자 종류	가속기	에너지 [MeV]	시작 · 종료 년도	환자 수	환자 수 집계년도
Donner Lab., Berkeley, USA	p	synchrocyclotron	340	1954-1957	30	
Donner Lab., Berkeley, USA	He	synchrocyclotron		1957-1992	2054	Jun-1991
Werner Inst, Uppsala, Sweden	p	synchrocyclotron	85	1957-1976	73	
Harvard Cycl. Lab., USA	p	synchrocyclotron	160	1961	8558	Jul-2000
Dubna, Russia	p	synchrocyclotron	90-200	1964-1974	84	
ITEP, Moscow, Russia	p	synchrotron	70-200	1969	3268	Jun-2000
LIJF, St. Petersburg, Russia	p	synchrocyclotron	70-1,000	1975	1029	Jun-1998
Donner Lab., Berkeley, USA	중이온	synchrocyclotron		1975-1992	433	Jun-1991
Los Alamos, NM USA	π^-			1974-1982	230	
NINP, Chiba, Japan	p	synchrocyclotron	70	1979	133	Apr-2000
PMRC, Tskuba, Japan	p	synchrotron	250	1983	629	Jul-1999
TRUMF, Canada	π^-			1979-1994	367	Dec-1993
PSI, SIN, Switzerland	π^-			1980-1993	503	
PSI, Villigen, Switzerland	p	cyclotron isochronous	70-590	1984	3014	Dec-1999
Dubna, Russia	p	synchrocyclotron		1987	58	Jun-2000
Werner Inst. Uppsala, Sweden	p	synchrocyclotron		1989	236	Jun-2000
Clatterbridge, UK	p	cyclotron isochronous	62	1989	999	Jun-2000
LLUMC, Loma Linda, USA	p	synchrotron	70-250	1990	5262	Jul-2000
Louvain-la-Neuve, Belgium	p	cyclotron	90	1991-1993	21	
Nice, France	p	cyclotron	65	1991	1590	Jun-2000
CPO Orsay, France	p	synchrocyclotron	70-200	1991	1527	Dec-1999
NAC, South Africa	p	cyclotron	200	1993	367	Jun-2000
IUCF, Davis, IN USA	p	cyclotron	200	1993	34	Dec-1999
UCF-CNL, CA USA	p	cyclotron	200	1994	284	Jun-2000
TRIUMF, Canada	p	cyclotron	180-520	1995	57	Jun-2000
PSI, Villigen, Switzerland	p	cyclotron	200	1996	41	Dec-1999
HIMAC, Chiba	중이온	synchrotron		1994	745	Dec-1999
GSI, Darmatadt, Germany	중이온			1997	72	Jun-2000
Berlin, Germany	p	cyclotron	72	1998	105	Dec-1999
NCC, Kashiwa, Japan	p	cyclotron	235	1998	35	Jun-2000

표 3.1.1 전 세계에서 운영 중인 입자 치료시설 및 환자 통계, 2012년 6월*역자 주)
(출처: http://ptcog.web.psi.ch (Particle Therapy Co-Operative Group))

WHO, WHERE	COUNTRY	PARTICLE	S/C*, MAX. ENERGY (MeV)	BEAM DIRECTION	START OF TREATMENT	TOTAL PATIENTS TREATED	DATE OF TOTAL
ITPE, Moscow	Russia	p	S 250	1 horiz.	1969	4246	Dec-10
St. Petersburg	Russia	p	S 1000	1 horiz.	1975	1372	Dec-11
PSI, Villigen	Switzerland	p**	C 250	1 gantry, 1 horiz.	1996	1107	Dec-11
Dubna	Russia	p	C 200****	horiz.	1999	828	Dec-11
Uppsala	Sweden	p	C 200	1 horiz.	1989	1185	Dec-11
Clatterbridge	England	p	C 62	1 horiz.	1989	2151	Dec-11
Loma Linda	CA., USA	p	S 250	3 gantries, 1 horiz.	1990	15000	Jan-11
Nice	France	p	C 65	1 horiz.	1991	4417	Dec-11
Orsay	France	p*****	C 230	1 gantry, 2 horiz.	1991	5634	Dec-11
NRF-iThemba Labs	South Africa	p	C 200	1 horiz.	1993	521	Dec-11
IU Health PTC, Bloomington	IN., USA	p	C 200	2 ganties, 1 horiz.	2004	431	Dec-11
UCSF	CA., USA	p	C 60	1 horiz.	1994	1391	Dec-11
HIMAC, Chiba	Japan	C-ion	S 800/u	Horiz., vertical	1994	6569	Dec-11
TRIUMF, Vancouber	Canada	p	C 72	1 horiz.	1995	161	Dec-11
HZB (HMI). Berlin	Germany	p	C 72	1 horiz.	1998	1859	Dec-11
NCC, Kashiwa	Japan	p	C 235	2 gantries	1998	772	Dec-10
HIBMC, Hyogo	Japan	p	S 230	1 gantry	2001	3198	Dec-11
HIBMC, Hyogo	Japan	C-ion	S 320/u	Horiz., vertical	2002	788	Dec-11
PMRC(2), Tsukuba	Japan	p	S 250	gantry	2001	2166	Dec-11
NPTC, MGH Boston	MA., USA	p***	C 235	2 gantries, 1 horiz.	2001	5562	Oct-11
INFN-LNS, Catania	Italy	p	C 60	1 horiz.	2002	290	Dec-11
Shizuoka Cancer Center	Japan	p	S 235	3 gantries, 1 horiz.	2003	1175	Dec-11
STPTC, Koriyama-City	Japan	p	S 235	2 gantries, 1 horiz.	2008	1378	Dec-11
WPTC, Zibo	China	p	C 230	2 gantries, 1 horiz.	2004	1078	DEc-11
MD Anderson Cancer Center, Houston	TX., USA	p***	S 250	3 gantries, 1 horiz.	2006	3400	Feb-12
UFPTI, Jacksonville	FL., USA	p	C 230	3 gantries, 1 horiz.	2006	3461	Dec-11
NCC, Ilsan	South Korea	p	C 230	2 gantries, 1 horiz.	2007	810	Dec-11
RPTC, Munich	Germany	p**	C 250	4 gantries, 1 horiz.	2009	895	Dec-11
ProCure PTC, Oklahoma City	OK., USA	p	C 230	1 gantry, 1 horiz. 2 horiz./60 deg.	2009	623	Dec-11
HIT, Heidelberg	Germany	p**	S 250	2 horiz.	2009	94	Dec-11
HIT, Heidelberg	Germany	C-ion**	S 430/u	2 horiz.	2009	568	Dec-11
Upenn, Philadelphia	PA., USA	p	C 230	4 gantries, 1 horiz.	2010	433	Dec-11
GHMC, Gunma	Japan	C-ion	S 400/u	3 horiz., vertical	2010	271	Dec-11
IMP-CAS, Lanzhou	China	C-ion	S 400/u	1 horiz.	2006	159	Dec-11
CDH Proton Center, Warrenville	IL., USA	p	C 230	1 gantry, 1 horiz., 2 horiz./60 deg	2010	367	Dec-11
HUPTI, Hampton	VA., USA	p	C 230	4 gantries, 1 horiz.	2010	no data	Start Aug-10
IFJ PAN, Krakow	Poland	p	C 60	1 horiz.	2011	11	Dec-11
Medipolis Medical Research Institute, Ibusuki	Japan	p	S 250	3 gantries	2011	180	Dec-11
CNAO, Pavia	Italy	C-ion, p	S 430/u	3 horiz. /1 vertical	2011	5	Dec-11
Procure Proton Therapy Center, New Jersey	NY., USA	p	C 230	4 gantries	2012	15	Apr-12

* S/C = Synchrotron (S) or Cyclotron (C)

** with beam scanning at gantry and spread beam at OPTIS2 (since Oct 2010)

*** with spread beam and beam scanning

**** degraded beam

***** new cyclotron with fixed beam operational since July 2010; the gantry operational since Oct 2010

양성자치료는 주로 다음의 세 분야에서 많이 사용된다.

- 단일 분할조사(Single Fraction): 한 번의 시술로 선량을 조사하는 방법으로서, 여러 방향에서 표적에 조사할 수 있다(Several Portals). 대상 표적은 주로 두개골 내부(Intracranial)이며 뇌하수체 종양(Pituitary Tumors), 동정맥 기형(Arteriovenous Malformations), 기타 혈관 손상(Vascular Lesions) 등에 시행된다.
- 눈 치료: 1994년에는 양성자치료의 49%가 포도막흑색종(Uveal Melanomas) 환자를 대상으로 시행되었고, 이는 현재 양성자치료의 대표 격이 되었다. 현재 HCL(Harvard Cyclotron Laboratory)에서는 이 치료를 5회에 걸쳐 시행하는데 매회 14 CGE(Cobalt Gray Equivalent, RBE=1.1)를 조사한다.
- 분할조사 치료(Fractionated Therapy): 양성자 단독 또는 다른 요법과 함께 다양한 부위의 치료에 사용된다. 양성자 조사 횟수는 부위에 따라 다르다. 일례로 1994년 HCL에서는 113명의 환자에게 2,700회의 양성자 분할조사를 시행하였는데, 환자에 따라 2~40회였다.

3.3 양성자치료법의 임상 적용

수십 년에 걸친 임상경험 결과, 종양 표적과 중요 장기가 인접한 경우(선량 분포의 선택성을 극대화하는 것이 아주 중요하다), 종양의 방사성 민감도가 낮아 높은 조사량이 필요할 경우에 양성자를 포함한 이온 빔 치료가 매우 적합하고, 또한 비용 측면에서도 효과적이라는 사실이 밝혀졌다. 이런 기준을 만족시키는 종양으로는 포도막흑색종(Uveal Melanomas), 연골육종(Chondrosarcomas), 두개기저부와 척추의 척삭종(Chordomas)이 있으며, 이 종양들에 대해서는 양성자치료법이 광자치료법보다 우수하다. 치료 비용은 치료센터에 따라 각각이며 별도로 알아볼 수 있다. 그림 3.3은 입자 치료에 따른 국소 종양 제어율을 보여준다.

뇌, 두부 및 경부, 식도, 전립선, 직장, 여성 생식기, 연부 조직 등에 발생하는 종양처럼 국소 치료 방법의 개선으로 완치율이 향상될 것으로 기대되는 질환에 대해서는 통상적인 광자치료에 비해 양성자치료가 유리하다고 보고되고 있다. 그

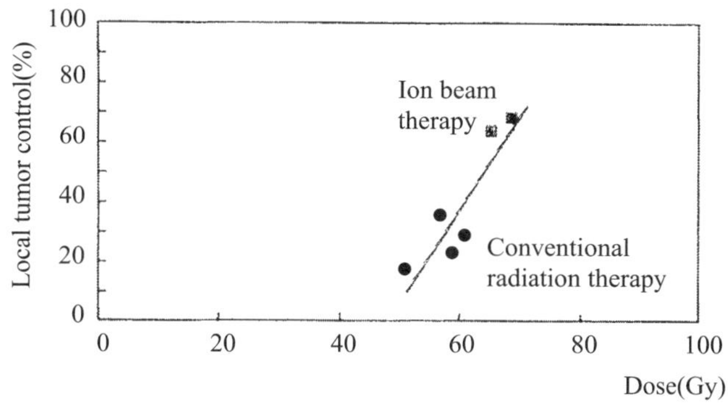

그림 3.3 선량에 따른 국소 종양 제어율[1.5].

러나 이런 비교 연구는 대상자 수가 적고, 치료 후의 추적관찰 기간도 짧아서 대규모의 확인 연구가 필요하다. 그 외 뇌동정맥 기형이나 뇌하수체 손상과 같은 악성이 아닌 병소에도 양성자로 성공적인 치료를 기대할 수 있다.

3.3.1 안구 흑색종(Ocular Melanomas)

양성자치료는 다량의 선량을 종양에 집중시키는 한편, 정상적인 세포는 보전하기 때문에 보통 적출 수술로 치료하는 안구 내 종양은 양성자치료의 이상적인 표적이다. 성인에게 있어서 가장 흔한 안구 내 종양은 포도막흑색종이다. 이 종양은 맥락막, 모양체 그리고 홍채로 구성된 안구의 중간막에 발생하는 종양이다. 이 종양에 대한 일반적인 치료법은 안구를 들어내는 것이다. 방사선치료의 초기에는 이런 종류의 종양을 파괴하는 데 Co-60 플라크(Plaque)를 맥락막에 봉합하여 국소조사를 시키는 방법이 사용되었다. 그러나 이 치료법으로 사망하거나 시력을 상실하는 경우들이 있어, 지금은 정상세포에 대한 조사량이 보다 적은 I-125 플라크를 사용한다[3.8].

양성자를 사용한 맥락막흑색종(Choroidal Melanomas) 치료는 1975년 하버드 대학(HCL)에서 사이클로트론을 이용하여 시작되었다. 치료는 8~9일간 5회 분할로 진행되었다. 총 조사량은 처음의 47.3 CGE에서 단계적으로 85.7 CGE까지 높였다. 하버드 대학은 1997년까지 2,360명 이상의 환자를 치료하였다[3.9]. 대부분의 환자는 8~9일간 5회 분할 지료로 총 70 CGE를 조사받았다. 그 결과 5년간의 안구 내 국소종양 제어율은 96%라는 인상적인 수치에 도달하였다. 치료의 궁극적인 목표는 시력을 보전하는 것이다. 치료받은 환자 중 일부는 방사선의 후발 영향으로 인해 안구를 적출해야 했던 경우도 있었다. 이 치료의 효과는 종양과 망막 중심와(Fovea) 및 종양과 시신경 유두(Optic Disc) 사이의 거리에 의해 좌우된다는 것이 밝혀졌다. 불행하게도 포도막흑색종의 50%는 망막 중심와 또는 시신경에서 3 mm 이내의 거리에서 발생한다.

스위스 PSI의 OPTIS 센터에서는 1984년부터 1999년 사이에 안구 종양을 가진 3,000명의 환자를 양성자로 치료하였다. 이 기술은 유럽에서는 1984년 PSI가 도입하여 지금까지 로잔(Lausanne)의 Opthalamique 병원과 협력하여 진료하고 있다. 치료는 5일간 4회로 나누어 총 60 CGE의 선량을 조사한다. 5년간의 국소종양 제어율은 95%, 생존율은 85%였다. 많은 연구를 통하여 생존 여부를 결정하는 데 있어 중요한 요소들은 첫째 최대 종양의 크기(20 mm 이상의 손상일 경우 5년 생존율은 60%), 둘째 나이(45세 이상은 불리), 셋째, 치료 후 환부 상태(국소 치료 실패 후 재발 시 5년 생존율은 60%)의 순으로 밝혀졌다. 시력은 50% 정도 보전되었다. 19%의 환자에서 백내장(Cataracts)이 나타났으며, 20%에서 신생혈관 녹내장(Neovascular Glaucoma)과 홍채혈관신생(Rubeosis Iridis), 9%에서 황반혈관병증(Macular Vasculopathy), 그리고 10% 환자에서 시신경 위축(Optic Atrophy)과 방사선 유두염(Radiation Papillitis)이 나타났다. 치료 후 10년간의 추적 관찰에 의하면 종양의 98%가 제거되었으며, 방사선치료를 받은 눈의 보전 정도와 환자 생존율은 종양의 크기에 의존하였다 [3.1, 3.19].

결론적으로 HCL과 PSI의 경험으로 보면 양성자치료가 안구 적출 수술에 비해 눈의 보전율이 높은 한편, 시력 유지 또는 향상에도 보다 나은 결과를 보였다.

러시아 모스크바의 ITEP에서도 1976년에 안구 종양에 양성자치료를 시작하였다. 400명의 환자가 시술받았는데 결과가 좋았다. 영국 Clatterbridge의 MRC에서는 1994년 1월 현재 463명의 포도막흑색종 환자를 치료하였고, 스웨덴 Uppsala의 GWI에서는 1993년 5월 현재 20명, 프랑스는 Orsay의 CPO에서 1993년 5월 현재 235명, Nice의 CAL에서 1993년 4월 현재 216명의 안암환자를 양성자로 치료하였다 [3.8].

3.3.2 두개골 기저부와 경부의 척삭종 및 연골육종(Skull Base and Cervical Chordomas and Chondrosarcomas)

두개골 기저부 및 경부의 척삭종과 연골육종은 희귀 종양이다. 이 종양들은 뇌 중추, 척수 신경다발, 시신경과 같은 중요 기관과 인접하여 발생하므로 치료 계획 수립이 어렵다. 통상적인 방사선치료(50~55 Gy)를 받은 후, 사망한 환자의 대부분은 국소 진행성 질환으로 사망하였다(5년간의 국소 종양 제어율 35%).

미국 HCL에서는 1972년 2월과 1993년 9월 사이에 354명의 환자를 치료하였으며, 56.8~80 CGE(평균 68.4 CGE) 정도의 선량을 조사하였다. 거의 모든 환자가 160 MeV 에너지의 양성자 조사를 받을 때마다 4 또는 10 MeV의 X선도 함께 조사했는데, 이는 양성자만으로 치료받을 때 따르는 피부의 과도한 조사량을 줄이기 위함이었다. 1991년 12월까지 치료를 받은 254명의 결과에 대한 조사 분석 보고서가 발간되었는데 [3.10] 내용은 다음과 같다. 5년간 국소 재발 없는 생존율(LRFS: Local Recurrence Free Survival)은 두개 기저 종양 환자의 경우 77±5%, 경부 척추 종양 환자의 경우 58±14%이었다. 연골육종과 척삭종의 LRFS를 비교하면 95±4% 대 62±9%로 연골육종의 경우가 양호하였다. 여성 척삭종 환자는 남성에 비해 생존율이 떨어졌다. 전체적으로 보면 두개 기저 종양 환자와 연골육종 환자의 생존율이 높았다. 높은 조사량에 비해 합병증 발생은 비교적 적었다. 치료받은 두개 기저 종양 환자 중 약 6% 환자에게서 방사선 괴사로 인한 뇌 손상이 발생하였고, 2%에서는 심각한 시력 상실 합병증이 나타났다. 치료받은 10~15% 환자에게서는 부분적인 뇌하수체 기능부전도 발생하였다 [3.1].

양성자치료의 완치율이 높은 이유는 조사되는 선량이 많고 3차원 치료 계획 수립이 향상되었기 때문이다. 현재 하버드와 로마 린다(Loma Linda) 그룹에서는 66 CGE와 72 CGE 중 하나를 사용하기 위한 임상 시험이 진행 중에 있다. 그러나 여성 척삭종 환자의 경우와 남녀 경부 척추육종 환자의 경우, 국소 종양 제어율이 낮아 지금은 72 CGE 또는 79 CGE를 조사한다. 두개 기저 연골육종 환자와 남성 두개 기저 육종 환자는 계속하여 66 CGE와 72 CGE 중 하나를 조사한다 [3.8].

3.3.3 두개 내 종양(Intracranial Tumors)

미국 HCL에서 양성자로 치료해온 그 이외의 종양들로는 신경교종(Gliomas), 수막종(Meningiomas), 두개인두종(Craniopharyngiomas)과 같은 주요 두개 내 종양들이 있다. 중증 신경교종에 대한 초기 치료 결과는 실망스러운 것이었다. 미국 MGH에서는 1968년부터 1986년까지 총 36명의 양성 수막종 환자를 치료하였다. 그중 25명은 통상적인 광자치료를 받았고 11명은 광자치료와 양성자치료를 결합하여 받았다(선량 범위는 55.8~71. 6 CGE). 광자와 양성자의 결합 치료의 경우 광자 단독 치료보다 향상된 국소 종양 제어 성향을 보였으며 53개월의 추적 관찰 기간 중 재발 환자는 없었다. 최근에는 불완전 제거 혹은 재발한 양성 수막종에서의 광자와 양성자의 결합치료(55.8 혹은 63 CGE 선량) 후 국소제어율과 사망률을 평가하기 시작하였다. 두개인두종 환자 12명에 대해서는 52.7~63.4 CGE를 조사하였다. 5년 경과 후 10명의 환자가 종양 진행이나 합병증 없이 생존하였다. 두개인두종에는 50.4 Gy 정도의 중간 세기 선량을 28회 분할조사하면 충분히 치료할 수 있다고 널리 인정되고 있다. 이 선량 정도는 통상적인 방사선치료에서도 쉽게 조사할 수 있지만 양성자를 조사하면 정상 뇌 조직에 대한 선량을 현저하게 줄일 수 있다 [3.1].

(a) (b)

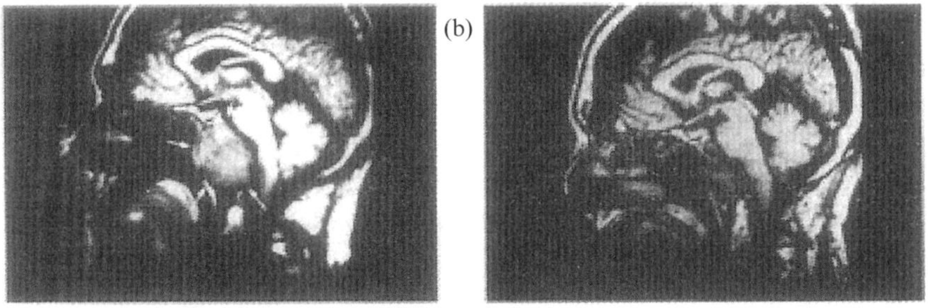

그림 3.4 두개 기저 종양 (a) 척삭종: 인근 뇌간으로 인해 절제 불가능
(b) 양성자 조사 후 현저하게 줄어들었음 [1.23].

3.3.4 뇌하수체 종양(Pituitary Tumors)

대부분의 뇌하수체 종양은 호르몬 생성 세포가 없고, 일반적으로 외과적 절제

수술 후 필요에 따라 통상적인 방사선치료를 추가할 수도 있다. 다른 내분비선 활성 종양과는 달리 이 종양은 상대적으로 방사선에 민감하여 주변 정상 조직이 손상되지 않을 정도의 낮은 방사선을 조사해도 완치될 확률이 높다.

어떤 뇌하수체 종양은 호르몬을 과다하게 생산하는 경우도 있는데, 그에 따라 성장 호르몬 과다로 인한 말단비대증(Acromegaly)을 일으키거나, 부신피질자극(Adenocorticotropic) 호르몬과 코르티손(Cortisone)을 과생성하여 쿠싱병(Cushing's disease)을 일으키기도 한다. 말단비대증 환자는 두개골, 손, 발 등의 이상 비대와 함께 조기 발작 가능성도 크다. 또 쿠싱병에서는 부신에서 코르티손이 과생성되어 비만, 고혈압, 전신쇠약, 골다공증 등이 발병한다 [3.8].

3.3.4.1 말단비대증(Acromegaly)

켈버그(Kjellberg) 등은 [3.1] 양성자 빔 직경에 따른 뇌세포 괴사 데이터를 구축하였다. 7 mm 빔의 경우, 뇌세포 괴사는 50 Gy 이상에서만 발생하였다. 50 Gy, 7 mm 빔과 10.5 Gy, 50 mm 빔 사이의 뇌세포 괴사 발생 위험도는 1%였고 150 Gy, 7 mm 빔과 100 Gy, 50 mm 빔 사이의 위험도는 99%였다. 1992년 1월 현재 582명의 말단비대증 환자를 치료하였다. 치료는 1회 시술인데 머리 좌우 각 6개씩 모두 12곳에서 조사한다. 표적 중심에는 120 Gy의 선량이 조사된다. 시신경에는 6 Gy 미만이 조사되도록 빔 위치를 조절하였다. 그들은 터키안 내(Intrasellar) 선종들이 양성자 브래그 피크 치료에 매우 적합하다는 것을 발견하였는데, 이 치료로 시신경 손상 없이 적당량의 선량을 병소에 조사할 수 있었기 때문이었다. 선종이 터키안 상부(Suprasellar) 지역 또는 측면 지역까지 퍼져있다면 시신경 손상이나 안구 운동 장해의 위험성 때문에 적당한 선량을 조사할 수가 없다. 말단비대증과 쿠싱병 치료에는 많은 선량이 필요하다는 것이 밝혀졌다. 말단비대증 치료 시 정상적인 뇌하수체 기능의 보전은 중요한 고려사항이다. 이는 선량을 잘 선택하여 중심 부분에서만 절제효과가 나타나고 주변 반음영부에서는 절제 효과가 나타나지 않도록 해야 된다. Kliman 등은 [3.12] 20년 이상 양성자로 말단비대증을 치료한 경험을 토대로, 양성자치료가 사망의 위험성이 없는 효과적인 치료 방법이며, 치료 효과는 평생 지속된다고 결론지었다. 그들은 활동성 말단비대증 환자에게 양성자치료를 제일 먼저 권고하고 있다.

러시아에는 양성자 말단비대증 치료 센터가 2곳 있다. 모스크바 ITEP의 양성자 치료 센터에서는 Minakova 등이 [3.13] 160명의 환자를 치료하였다. 총 50~65 Gy의 조사량을 1주일 동안 2~3회 분할조사하였다. Gatchina 싱크로사이클로트론 센터의 Konnov 등 역시 160명의 환자를 치료하였다. Konnov 등은 1,000 MeV의 고에너지 양성자를 사용하여 100～125 Gy의 조사량을 1회에 조사하는 방법으로 치료하였다. 2곳의 치료 결과는 우수하다고 보고되었다.

3.3.4.2 쿠싱병(Cushing's Disease)

쿠싱병에 양성자치료를 하는 주목적은 과도한 부신피질(Adenocorticortopic) 호르몬 생산을 교정하고 정상적인 부신피질 기능을 회복하는 데 있다. 1992년 1월까지 하버드에서는 182명의 쿠싱병 환자를 양성자로 치료하였다. 선량은 120～140 Gy로서 1회 조사하였다. 결과는 말단비대증만큼 고무적이었다. 완치율은 85%였고 부작용도 거의 없었다. 양성자치료는 외과 수술을 대신할 수 있는 유용한 방법으로 밝혀졌다.

ITEP에서는 320명의 쿠싱병 환자를 치료하였는데, 1~2주에 총 70～90 Gy 조사량을 1～4회에 걸쳐 조사하였다. 결과는 우수하였다. 96%의 환자가 완치 또는 완치에 가깝게 회복되었다. 또 Gatchina에서는 60명의 환자에게 1,000 MeV 평탄영역 양성자를 한번에 125 Gy를 조사하였는데 완치율은 75%였다. 현재 ITEP와 Gatchina에서는 쿠싱병 환자의 정규 치료로 양성자치료가 채택되어 행해지고 있다 [3.8].

3.3.5 동정맥 기형(AVM: Arteriovenous Malformations)

뇌의 동정맥 기형은 선천성 기형이다. 두개강내 출혈, 경련, 두통, 진행성 신경결함 등의 증상을 동반한다. 가장 흔한 치료는 두개골 절개 및 외과적 절제이다. AVM의 첫 번째 양성자치료는 1965년 하버드 의료진들에 의해 시도되었는데, 그들은 주로 수술이 불가능한 환자들을 대상으로 하였다. 그들이 선택한 선량은 일반적인 방사선치료 원칙과 마찬가지로 비정상 AVM 혈관에 대해서는 충분히 높고 주변의 정상 혈관을 보전할 수 있는 충분히 낮은 수준이었다. 빔 직경은 7～50 mm로 가변적이고 AVM과 같은 모양이 되도록 직경과 모양을 변형하여 조사하

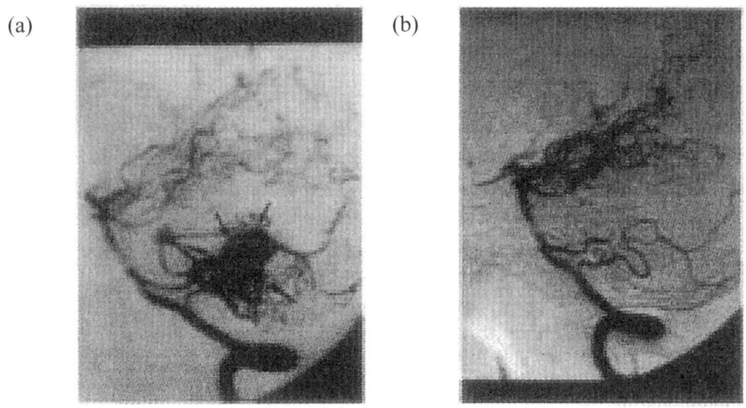

그림 3.5 동정맥 기형 (a) 동맥과 정맥 사이의 비정상 혈관망, 치료하지 않으면 소뇌 출혈 가능성이 있다. (b) 양성자치료 후 비정상 혈관망이 소멸되었다 [1.23].

였다. 치료 후 처음 12개월 동안 즉각적인 효과는 관찰되지 않았으나, 12~24개월 사이에서는 임상적 향상이 뚜렷하게 나타났다. 709명의 환자를 치료한 결과 20%의 환자는 AVM이 완전 제거되었고, 56%의 환자는 AVM이 50% 감소되었고, 13%의 환자는 뚜렷한 변화가 나타나지 않았다.

1992년 1월까지 1,351명의 환자가 치료를 받았다. 외과 절제나 혈관색전술이 적합하지 않은 두개골 내 동정맥 기형의 치료에는 양성자치료법이 유용한 방법이다.

ITEP에서는 91명의 AVM 환자가 치료를 받았는데, 조사량은 위치와 크기에 따라 1∼2회 동안 40~60 Gy였다. 약 25%에서 일부 소멸이 관찰되었는데, 이때 전체 부피에 대한 평균소멸률은 약 60%이다. Gatchina에서는 1,000 MeV의 양성자 빔의 고에너지 평탄(Plateau) 영역을 이용하여 187명의 환자를 치료하였다.

3.3.6 전립선암(Adenocarcinoma of the Prostate)

1976∼1979년 사이에 HCL에서 전립선암 환자에게 골반의 넓은 부분에 광자조사를 한 후, 회음부에 양성자를 조사하는 소규모 연구가 수행되었다. 65명의 전립선 암환자(T2, T3, T4)를 대상으로 하였다. 환자의 골반에 광자로 50.4 Gy를 조사를 하고 전립선에는 양성자로 73.5 CGE(통상적인 고에너지 X선 치료의 조사량보다 8~10% 더 많음)를 추가로 조사하였다. 이 방법에서 X선단독 치료에 비해

합병증에 대한 차이는 없었다. 1981년 광자 67.2 Gy에서 양성자 추가 선량 75.6 CGE로 증가시킬 경우에, 기존 광자 치료와 비교하여 직장이나 방광의 독성의 증가 없이 T3, T4 종양의 제어가 향상될지에 대한 답을 얻기 위해, 무작위 배정 임상시험을 시행하였다. 시험은 11년간 203명의 환자를 대상으로 시행된 후, 1992년에 끝났는데 7년 동안의 양쪽의 결과를 보면 국소종양 제어, 무병 생존율에 있어서 현저한 차이는 없었다. 그러나 미 분화성 종양에 대한 재발 없는 생존율은 양성자 보완 치료 방법이 광자 단독 치료 방법보다 높았다(85% 대 37%). 치료 후 직장 모세혈관 확장으로 인한 출혈은(수술이나 입원할 정도는 아님) 양성자 보완 치료 방법이 광자 단독 치료 방법보다 높았다(34% 대 16%). 전방 직장에 75 CGE 이상을 조사받은 환자가 직장 출혈 없이 생활할 수 있는 확률을 조사하였다. 27명의 환자 중 전방 직장 체적의 40% 이하에 75 CGE 이상을 조사받은 환자가 직장 출혈 없이 생활할 수 있는 확률은 80%였으나, 전방 직장 체적의 40% 이상에 75 CGE 이상을 조사받은 환자가 직장 출혈 없이 생활할 수 있는 확률은 40% 이하였다.

3.4 강입자 치료의 질병 범주

강입자 치료의 임상 적용은 제한된 병리학적 시험에서 얻은 경험에 근거하여 우선순위에 따라 2가지 범주로 나누어진다. 이 목록에는 방사선에 대해 높은 민감도를 가진 종양들, 예를 들면 고환종(Seminomas)이나 림프종(Lymphomas)처럼 현재의 고에너지 광자치료 시설에서 낮은 조사량으로 치료가 가능한 종양들은 제외하였다. 통상적인 광자 빔 치료로 선량 분포가 이미 최적화되어 더 이상 향상 가능성이 없는 종양들(피부 종양, 가슴 종양 등)은 강입자 치료 질병 목록에 포함된다 [1.4].

양성자치료 임상 적응의 우선순위를 정의하기 위한 주된 기준은 다음과 같다.

- 종양 표적의 위치가 주요 장기 근처에 있어, 장기 손상 시 사망하거나 영구적인 장애 가능성이 있는 경우(선량 분포 선택의 최적화 필요성)

- 낮은 방사선 민감도(높은 선량 필요)
- 국소 상황의 향상이 잔여 수명이나 생활의 질에 미칠 수 있는 영향

이 외에도 양성자 선량 분포와 관련된 임상적 특성들을 고려하면 다음과 같은 기준들을 제시할 수 있다.

- 영상전송 기술로 종양의 위치와 형상을 확인할 수 있는 가능성
- 생리 운동으로 인한 위치와 형상의 변화를 따라갈 수 있는 가능성
- 종양의 체적과 질량 비율

또한 큰 종양에 대해서는 양성자를 전체 치료가 아닌 광자 빔 치료 후의 보완 치료 수단으로 채택할 수 있는 가능성도 고려되었다.

앞의 기준들을 사용하면 양성자치료 적응 질병은 다음과 같이 우선순위별로 4 가지 세부 범주로 나타낼 수 있다.

A 범주: 중요 장기와 매우 근접한 질병(포도막흑색종, 두개골 기저부 종양, 척수 신경다발 종양 등). 이 범주의 질병에서 양성자치료는 심각한 부작용 없이 다량의 선량을 조사할 수 있는 유일한 방법이다. 많은 데이터와 자료들이 양성자치료가 광자치료에 비하여 우수함을 입증하고 있다. 이 범주에 속하는 주요 질병들로는 포도막흑색종, 터키안 주위 수막종, 척수근처 종양, 청신경 신경초종, 두개골 기저부 척삭종, 두개골 기저부 연골육종, 시신경 신경교종, 뇌하수체 선종, 동정맥 기형 등이 있다.

B 범주: 주로 국소에서 진행되는(따라서 국소 제어로 완치가 될 수 있는) 질병 및 방사선 민감도가 낮은 질병. 이런 질병에는 통상적인 광자치료가 이미 좋은 결과를 보이고 있으며 선량을 높이면 치료가 더욱 향상될 것이다. 여기에 대한 양성자치료 적응성은 아직 임상적으로 입증되지 않았으나 잠재적인 장점은 매우 크다. 이 범주에 속하는 질병은 전립선암, 직장암, 후복막(Retrioperitoneal) 육종, 갑상선 선종 등이 있다.

C 범주: 양성자가 보완적으로 사용될 수 있는 범주로서, 진행성 두경부암, 담도암, 식도암, 폐암, 흉선종이 이 범주에 속한다. 앞 범주의 질병보다는 양성자치료의 장점이 적다.

D 범주: 예후는 매우 좋지 않으나 심각한 증상을 가진 채 상당 기간 생존할 가능성이 있는 진행성 국소 종양에 속하는 질병들이다. 이 범주에는 췌장암, 외과 수술 후 재발한 골반암, 국한된 대뇌 전이, 근접 전이성 선병증(Patparaorthis Metastatic Adenopathies), 방사선치료를 받았던 부위에서 골반암, 고도 신경교종, 비인두 부위 종양이 재발된 경우 등이 있다. 이들 경우에는 통상적인 방사선치료에 의한 증세 완화가 종종 만족스럽지 못하고 부작용이 생겨 삶의 질이 떨어질 수 있는 반면, 양성자치료는 치료율과 지속률이 높고 부작용도 별로 없다. 폴란드에서는 매해 500명 정도의 D 범주 환자가 발생한다. 표 3.2는 폴란드 내 환자들을 범주별로 분류해 본 숫자이다.

표 3.2 폴란드의 잠재적인 양성자치료 대상 환자 수. 이탈리아의 TERA 프로젝트 데이터에서 추산한 수치임 [1.26]

병리학 범주	예상 양성자치료 건수
A 범주	1,020-1,630
B 범주	2,445
C 범주	2,130
D 범주	500
합계	6,095-6,705

3.5 세계의 강입자 치료 환자 수

포도막흑색종, 두개골 내의 종양(두개골 기저부의 척삭종, 수막종, 동정맥 기형, 뇌하수체 종양), 척수 근접 종양, 골반 내의 진행성 질병(자궁암과 전립선암) 등에는 양성자 치료가 효과적이라는 것이 이미 입증되었다. 이 종양 부근에는 중요 장기들이 인접해 있어 통상적인 방사선치료는 매우 어렵다. 하버드 사이클로트론으로 치료받은 암 환자 분포는 표 3.3과 같다.

표 3.3 MGH/MEEI/HCL에서 치료받은 환자 분포(1974~1995) [3.15]

종양 위치	환자 수
Uveal melanoma	2,242
Skull base / cervical spine sarcoma	479
Prostate	166
Soft tissue sarcoma	108
Other bone sarcoma	96
Head / neck	89
Glioma	66
Meningioma, cranio, etc.	96
Other	207
Neurosurgery	2,929
Star	148
합계	6,626

세계에서 가장 많은 환자에 대한 양성자치료가 하버드에서 행해졌는데, 그 결과가 통상적인 X선 치료에 비해서는 우수하다.

표 3.4는 1993년 전 세계에서 양성자치료를 받은 암 환자 통계이다. 최근에 양성자치료를 받은 수는 표 3.1에 나와 있다.

표 3.4 양성자치료 환자 통계 [1.23]

위치 / 종양	Berkeley, USA 1954–57	GWI, Uppsala, Sweden 1957–93.5	Boston, USA 1963–92.12	Moscow, Russia 1969–92.1	Dubna, Russia 1964–92.8	Gatchina, Russia 1975–91.6	Chiba, Japan 1979–93.1	Tsukuba, Japan 1983–93.7	Villigen, Switzerland 1983–92.12	Clatterbridge, UK 1989–92.5	Loma Linda, USA 1990–93.5	Louvain-la-Neuve, Belgium 1991–92.6	Orsay, France 1991–93.5	Nice, France 1991–93.4	Tatal %
Uveal melanoma			1,670	355			34		1,250	369	25	14	235	209	4,165(34)
Other							10		108		3			7	128(1.0)
Pituitary tumors	26	26	510			287					30				864(7.1)
Brain tumors		8	55	1,297							84				1,473(12)
AVM		7	439			94									556(4.5)
Skull base and cervical spinal			179												222(1.8)
Other			1,768								41				1,768(14.5)
Head and neck tumors		20	42					21			37				120(1.0)
Thoracic tumors								23			2				25(0.2)
Gastro-intenstinal tumors			23					106							129(1.1)
Urogenital tumors			147					32			292				553(4.5)
Gynecological tumors		41		82				126							227(1.9)
Bone and soft tissue tumors				160				1			7				8(0.1)
Cutaneous tumors							34	14							48(0.4)
Other	4	4		77			8	72	8		14				187(1.5)
Unknown		27	709	597	108	338									1,761(14.4)
Total	30	107	5,542	2,550	108	719	86	353	1,370	369	535	14	235	216	12,234(100)

Chapter 04

Proton Radiotherapy Accelerators

세계의 강입자 치료 시설

4.1 방사선치료용 강입자 가속과 빔 전달 기술

강입자 빔의 치료 잠재력을 파악하기 위해서는 임상 시험을 통해 강입자 빔의 물리학적 생물학적인 장점을 충분히 파악해야 한다. 최적의 방사선량 분포 조사 기술, 즉 종양에는 최대의 선량을 조사하는 동시에 주변의 정상적인 민감 조직에는 최소량이 되도록 하는 기술을 개발해야 한다. 이 장에서는 임상 치료용 강입자 빔의 생성, 변조, 제어, 감시 기술에 대하여 간략하게 소개한다 [4.1].

그림 4.1은 NPTC에서 사용할 빔 장치의 배치도(Layout)이다. 각 계통의 명칭은 해당 기기 옆에 표시되어 있다. 양성자는 필요한 에너지까지 가속되는데 NPTC에서는 230 MeV의 에너지 고정형 사이클로트론이 사용된다. 가속된 양성자는 에너지 선택 계통(Energy Selection System)으로 수송되며, 여기에는 에너지 감쇄기(Degrader)라고 하는 장치가 있어 양성자 빔의 에너지를 치료에 맞게 감속시킨다. 에너지 고정형 가속기에는 에너지 선택 계통이 꼭 필요하다. 빔 라인(Beam Line)은 양성자 빔을 집속하여 수송하며, 수차 없이 휘게 적절한 궤도를 만드는 계통으로서, 갠트리 또는 고정 빔 수송 계통이 설치된다. 빔 전달(Delivery) 계통에는 수동형 산란(Passive Scattering) 계통과 능동형 주사(Active Scanning) 계통이 있는데 4.1.1~4.1.5절에서 보다 자세히 다루어질 것이다.

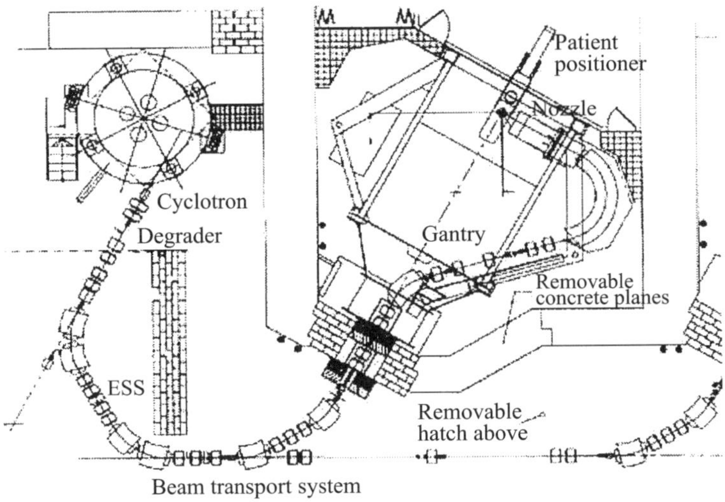

그림 4.1 NPTC에 설치될 가속기 및 빔 라인 배치[4.2].

4.1.1 강입자를 이용한 방사선치료용 가속기

6.1절에 요약되어 있듯이, 병원 치료전용의 양성자가속기는 최대 에너지가 250 MeV 정도는 되어야 한다. 중요한 것은 표적의 깊이에 따른 조사를 위하여 양성자 에너지를 넓은 범위에 걸쳐 쉽게 조종 제어할 수 있어야 한다. 1,000 cm^3의 부피에 분당 수 Gy의 선량을 조사하려면, 빔의 세기는 초당 10^{10}개의 양성자가 되어야 한다. 오늘날 거의 모든 임상적 요건을 합리적인 예산 범위 내에서 제공할 수 있을 정도로 강입자 가속기 기술이 발전되었다. 그러나 양성자치료를 위한 최적의 가속기 종류와 특성에 대하여 아직도 많은 논란이 있다. 의료용 가속기는 물리학 연구용과는 좀 다르다. 핵물리 실험실과는 달리 주위의 기술적 지원이 없이 병원 환경에서 독립적으로 운영되어야 하기 때문에 이에 적합한 기종과 기술을 선택해야 한다.

지금까지 사용되고 있는 제 1세대 양성자치료용 가속기는 처음에는 고에너지 물리 연구를 위해 설계된 것을 양성자치료에 적합하도록 수정 보완한 것이었다. 제 2세대 양성자치료용 가속기는 의료용 사이클로트론에 방사성 핵종 생산과 중성자 치료 기능이 추가된 가속기이다. 4.2절에서는 물리 연구용으로 건설되었던 기존 가속기를 기반으로 하는 시설들을 소개하고 있다.

의료용 가속기 건설을 위해 현재의 가속기 시설 이외에 여러 종류의 설계 연구가 수행되었다. 병원 설치용으로는 사이클로트론, 싱크로트론, 선형가속기를 들 수 있다. 가동되는 의료용 가속기 수가 증가함에 따라 치료받는 환자 수도 증가하고 있다.

주요 치료용 양성자가속기를 4.3~4.4절과 6장에서, 관련 가속기 프로젝트는 6.3절에서 소개한다. 사이클로트론은 고정된 에너지의 큰 빔 전류를 생산할 수 있는 가속기이다. 이 빔 전류는 양성자치료에서 요구되는 것보다는 수천 배 높아 방사성 동위원소 생산과 같은 추가적인 용도로도 사용될 수 있다. 사이클로트론은 오랫동안 의료용으로 사용되어 왔으며, 시간적으로 연속적인 빔을 제공하는 장치이다. 의료용 사이클로트론으로는 재래식 전자석을 사용하는 것이 신뢰도가 높다고 알려져 있지만 무거운 것이 단점이다. 전자석을 장착한 가속기의 무게는 80~190 ton에 이른다. 싱크로트론은 양성자의 에너지를 적절히 변동하여 생성할 수 있다는 장점이 있고, 무게가 가벼우며 전력 소비가 적다는 장점이 있으나, 복잡한 빔 입사계통이 요구된다. 인출 빔의 전류가 작다는 단점이 될 가능성이 있는데, 인출 빔은 입사기의 설계와 펄스 반복률에 따라 달라지기 때문이다. 인출 효율이 높은 경우에도 얻을 수 있는 최대 빔 전류는 방사선치료에 필요한 최소 수준 정도이다. 싱크로트론은 0.2~1 s 범위의 긴 빔 펄스(느린 추출) 또는 25 ns 정도의 매우 짧은 빔 펄스(빠른 반복) 중 선택할 수 있다.

선형가속기는 사이클로트론처럼 빔 출력이 높으나, 크기가 크다는 단점이 있어 설치 장소에 대한 세심한 고려가 필요하다. 이 가속기는 이론적으로는 가변 에너지 빔을 전달할 수 있으나, 그러기 위해서는 가속 단계별로 빔을 인출해야 한다. 선형 가속기는 펄스형의 양성자 빔을 생산한다 [4.57].

양성자치료 전용 가속기의 일반적인 성능을 6.1절에, 설계를 6.3절에 소개한다.

4.1.2 에너지 선택 계통

에너지 선택 계통(ESS: Energy Selection System)은 빔 에미턴스(Emittance)를 제한하기 위한 슬릿과 이어 설치되는 두께 가변 감쇄기, 운동량 분리와 선택 및 재결합 계통으로 구성된다. ESS는 에너지 고정형 가속기로부터 나오는 빔을 치료에 적합하도록 특정한 단일 에너지의 빔으로 만들기 위한 고정에너지 사이클로트론에서는 필수적인 부속 계통이다. 일정한 깊이의 침투 특성을 만드는 데 따른 적지 않은 비용을 요구한다. 반면에 에너지 고정형인 사이클로트론은 구조가 단순하고 신뢰도가 크며 전체적으로는 비용이 적게 든다 [4.3].

4.1.3 빔 수송(Beam Transport)

가속기에서 인출된 빔은 2극자석과 4극자석으로 구성된 빔 수송 계통에 의해 치료실로 수송된다. 빔은 빔 라인을 통하여 수송되는데, 빔 라인에는 각종 자석, 진공함(Chamber), 계측 장비들이 배치되어 있다.

가속기로부터 치료실까지 빔을 안정하게 효율적으로 수송하는 것은 선량측정(Dosimetry)의 재현성 확보와 이에 따른 신뢰성 있는 치료를 위해 필요하다. 빔 중심부의 위치 안정도는 보통 1 mm 이내여야 한다. 이를 위하여 빔 위치와 모양(Profile)의 제어를 위해 2극자석으로 빔의 방향을 바꾸고, 4극자석으로 집속을 하는 전자석들의 안정성이 중요하다. 빔 라인을 통하여 빔을 제어하는 경우, 빔 라인 튜닝(Beam Line Tuning)과 이것의 재현성(Reproducibility) 확보가 매우 중요하다. 빔 튜닝이란 빔을 원하는 위치에서 원하는 빔 파라메터를 갖도록 빔 광학(Beam Optic) 계통을 조종하는 것을 말한다 [4.1].

4.1.4 갠트리(Gantry)

종양 주변의 건강한 조직에 들어가는 선량을 가급적 분산 최소화시키기 위해서, 방사선치료에서 통상적으로 사용하는 표준적인 방법으로, 여러 각도에서 빔을 종양에 조사하여 치료하는 방법이 사용되고 있다. 치료 중에 대부분의 경우 환자는 바로 누워있게 되는데, 이는 수평면과 빔 사이에 어떤 입사각 조절을 위한 장치가 필요하다는 것을 의미한다. 의사들은 이 장치를 회전형 갠트리(Rotating Gantry)라고 부른다. 만약 빔 라인이 갠트리 회전축에서 끝난다면(즉 환자가 회전축상에 위치하고 있는 경우) 갠트리는 중심이 일치(Isocentric)되었다고 한다.

방사선치료사들에게 갠트리는 치료시설의 중요 구성기기로 간주된다. 장래에 양성자치료기 개발을 위한 핵심연구 개발 분야 중 하나는 갠트리 설계 분야이다.

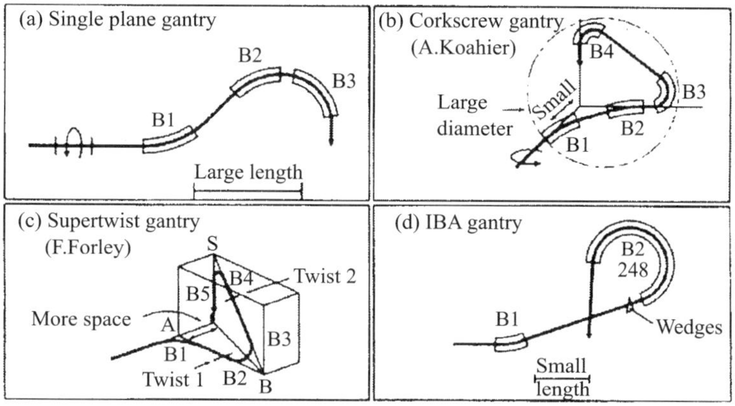

그림 4.2 여러 가지 양성자 갠트리 [4.7].

또한 갠트리의 최적화 설계는 향후 방사선치료 연구에서도 핵심 개발기술 분야 중의 하나이다. 갠트리는 전체 시설 비용 중 상당 부분을 차지하고 있다. 회전형 갠트리는 빔 수송 계통의 일부 또는 빔 전달 계통의 일부가 될 수 있다.

갠트리는 주요 기계 부품들을 필요로 하고 비용도 많이 든다. 따라서 빔 광학계는 표적에 비 분산(Non-dispersed) 상을 만들어야 하고, 마지막으로 빔을 굽힘 후에 도달거리 조절과 빔 퍼트림을 위한 공간이 확보되어야 한다. 그림 4.2에 몇 개의 갠트리 원리를 도시하였다. 모든 갠트리는 입사하는 빔 방향을 축으로 하여 회전한다. 고전적인 갠트리(그림 4.2a)는 단순한 구조이지만 길이가 길어 방사선 차폐가 많이 필요하다는 단점이 있다. 그림 4.2b의 코르크스크류(Corkscrew)형 갠트리는 빔이 먼저 휨 자석 B1과 B2에 의해 90° 굽어지고, 축에 수직한 평면에서는 B3과 B4에 의해 270° 굽어진 후에 회전중심에 도달한다. 그림 4.2c는 수퍼트위스트 갠트리(Supertwist Gantry)라고 불리는 코르크스크류형의 변형 형태로서, 빔이 주축을 따라 나선형으로 이동하게 함으로써 환자를 위한 공간을 더 크게 만들어 주는 형태이다. 이 나선형 구조는 관통하는 평면끼리 결합(Coupling)이 생기도록 하지만 이는 소형 비대칭(Skew) 4극자석을 추가하면 교정이 되어 두 평면에서 초점이나 진행 방향에 분산(Dispersion)이 없는 좋은 최종 영상을 얻을 수 있다. 그림 4.2d는 IBA가 제시한 설계인데 분산이 발생된 중간에 쐐기(Wedge)를 넣어 빔에서의 운동량 분산을 압축시키고, 그에 따라 보다 정밀한 도달거리를 얻을 수 있다 [4.4].

4.1.5 빔 전달(Beam Delivery) 계통

가속기에서 생성된 양성자 빔은 크기가 작고 단일한 에너지 빔이며, 그 브래그 피크는 영역이 매우 좁다. 이에 비하여 종양은 크기와 모양이 제각각이며, 양성자가 종양에 이르는 동안 통과하게 되는 정상조직의 밀도도 균일하지 않다. 따라서 가속기의 양성자 빔은 다음 요건을 충족시킬 수 있도록 조정되어야 한다. 종양 전체를 조사시킬 수 있도록 폭을 넓힐 것, 종양의 깊이에 맞추어 양성자 에너지를 조절할 것, 두꺼운 종양을 균일하게 조사할 수 있도록 에너지 변동을 크게 할 것, 종양의 모양과 통과하는 정상세포의 불균질성을 고려하여 조정할 것 등이다. 빔 전달 계통은 보통 치료실 빔 라인의 끝에 붙어 있는데 앞의 요건들을 만족시키면서 표적에 미리 정해진 선량 분포대로 빔이 조사될 수 있도록 빔을 변조시키고 감시하는 계통이다 [1.23].

그림 4.3은 전형적인 빔 전달 계통의 개략도이다. 이 계통에는 빔을 퍼지게 하는 장치, 도달거리 조절장치 그리고 빔 형태 조절장치 등이 있다. 양성자를 퍼지게 하는 데 산란기(Scatterer)가 사용된다. 산란기는 납으로 된 판형 구조로서 빔을 측면으로 퍼지게 한다. 축으로부터 멀리 떨어진 양성자 빔은 조준기(Collimator)를 이용해 양성자 빔을 적절히 잘라내어 원하는 면적 내에 양성자를 거의 균일하게 분포되도록 한다.

종양의 깊이에 따라 미세 감쇄기(Fine Degrader)를 사용하여 양성자 에너지를 조절한다. 양성자가 통과하는 서로 마주보는 2개의 두꺼운 아크릴의 두께를 변화시켜 양성자 에너지를 연속으로 조절한다. 아크릴 두께에 따라 양성자의 에너지 손실이 달라지므로 두께를 조절하면 어느 깊이에서든지 브래그 피크가 생기도록 할 수 있다. 양성자 빔 에너지를 종양의 두께만큼 넓히기 위해서는 리지 필터(Ridge Filter)를 사용한다. 리지 필터는 금속막대 띠를 배열한 것인데 두께가 불연속적으로 변한다. 두께에 따라 브래그 피크가 나타나는 깊이가 달라진다. 따라서 각 종양에 대해 적절하게 펼친 브래그 피크를 만드는 것이 가능해진다. 펼친 브래그 피크를 만드는 데는 "볼러스(Bolus)"라고 하는 왁스 계통의 물질을 가공해 만든 일종의 흡수체를 사용한다. 종양의 형태에 따라 이 물질을 최종 조준기에 두고, 암의 모양에 따라 횡방향 단면에서의 양성자 빔의 최대에너지 분포를 조절한다 [1.23]. 이것이 수동적인 브래그 피크 조절 방법이다.

앞에서 언급된 수동형 계통의 단점들은 X-Y 평면에서 깊이 조절 제어장치와 자석에 의한 빔 제어를 별도로 결합하여 사용함으로써 극복할 수 있다. 주사(Scanning) 계통의 기본 원리는 7.1.8절과 7.5.3.2절에 기술되어 있으며 양성자와 중이온 입자의 편향 장치를 그림 4.4에 도시하였다. 그림 4.4b에는 워블러 장치(Wobbler System)가 있는데, 이 계통에서는 위상이 90° 벗어난 정현파 전류가 휨

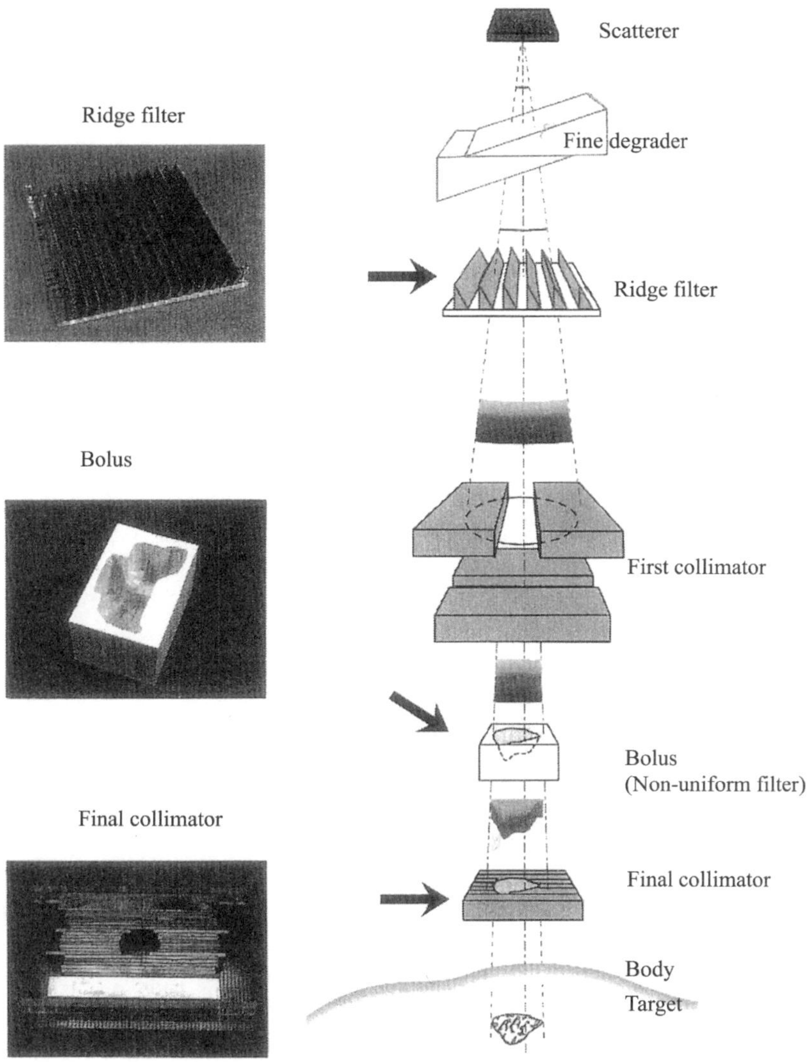

그림 4.3 전형적인 빔 전달 계통 [1.23].

자석에 흘러 빔이 방사선 조사야에서 원형 경로로 움직일 수 있게 해준다. 그림 4.4c에는 또 다른 형태의 워블러(Wobbler)로 이는 오실로스코프 기술에서 잘 알려진 리사주(Lissajous) 주사기이다. 여기에서는 수평 및 수직 편향 자석에 독립적인 주파수의 전류를 널뛰기식(See-Saw)으로 흘려주게 된다.

그림 4.4d는 래스터(Raster, 점방식) 주사기로서 첫 번째 자석에서는 단일 널뛰기식 빠른 휩쓸기(Sweep)에 의해 양성자 빔이 편향되고, 두 번째 자석에는 느린 널뛰기식 전류를 흘려줌으로써 느린 선형 주사 운동의 결합으로 만들어진다.

그림 4.4e는 화소(Pixel) 또는 점 주사(Spot Scanning)라 불리는 계통인데 빔을 한 화소에서 다른 화소로, 즉 한 지점에서 다른 지점으로 옮기는 역할을 하고 있다. 빔은 한 지점에 머물면서 한 번에 미리 정한 선량을 다 조사할 수도 있고 몇 차례 주사 운동을 하면서 매회 분할된 선량을 조사할 수도 있다 [1.22].

7.5.3.2절에는 다양한 주사계통에 대한 치료 선택 사항이 정리되어 있다. 빔 전달계통은 3차원적 치료에 적합하도록 개량되는 추세이다.

빔 전달 계통에서 요구되는 파라메터들은 7.1.8절에 나와 있고 계통 내의 장치들은 7.5.3절에 기술되어 있다.

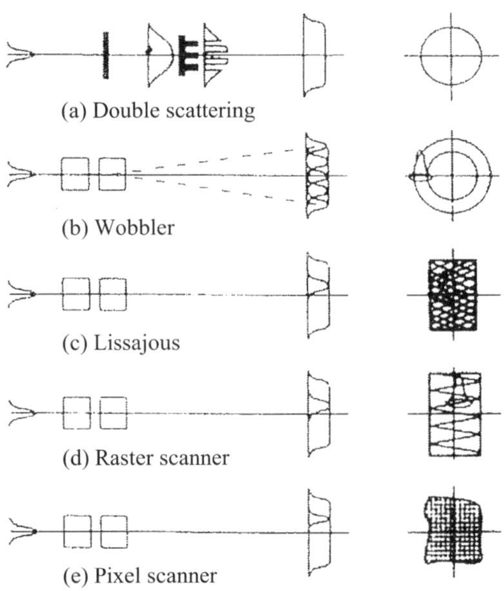

그림 4.4 양성자 빔 조절(확산) 계통 (a) 이중 산란 박막, (b) 워블러, (c) 리사주 주사, (d) 래스터(Raster) 주사, (e) 화소(Pixel) 주사. J. R. Alonso [4.5].

4.2 강입자 치료 센터의 발전사

미국 버클리 연구소에서 양성자에 대한 특성 실험을 수행하던 중, 윌슨(R. Wilson)은 양성자의 의료용 응용에 대한 아이디어를 처음으로 얻게 되었다 [3.4]. 이는 양성자의 의료적 이용을 위한 장치들이 개발되는 촉진제가 되었다(표 3.1).

그 후 반세기 동안의 연구와 40년 이상의 임상 경험 결과, 양성자치료는 암에 대한 입증된 방사선 생물학적 원리와 높은 정밀도로 인하여 암 치료를 위한 주요 방사선치료 기술로 인정받게 되었다(2, 3장). 인체의 세포, 기관, 피부 등에 대한 양성자치료 효과는 이제 타당성 조사 연구 차원의 기술이 아니라, X선 치료와 전자 빔 치료와 비교하여 보다 우수한 치료 방법으로서 잘 알려져 있는 기술이다. 양성자치료의 두드러진 특성은 탁월한 제어성에 있다. 이 특성 때문에 X선 치료나 전자 빔 치료보다 더 정밀하게 원하는 표적에 선량을 집중시킬 수 있다. 참고문헌 [4.8]을 보면 세계적으로 양성자치료 시설이 증가하는 추세에 있다.

양성자치료 센터는 미국, 러시아, 일본, 유럽, 남아프리카공화국 등에 있다. 대부분의 기관에서 사용하고 있는 에너지 범위는 60∼250 MeV(표 3.1, 4.1)로서 그에 해당하는 침투 깊이는 3.1∼38 cm에 이르러 눈이나 몸속 깊숙한 곳에 있는 종양에 모두 적합하다.

현재 강입자 방사선치료용 가속기에서 양성자 빔의 최대 인출 에너지는 치료에 요구되는 것보다 높다. 대부분의 치료 센터에서는 고정 에너지 형인 사이클로트론을 사용한다. 따라서 빔 에너지를 줄이는 데 수동형 빔 에너지 감쇄 기술인 감쇄기를 사용하고 있다. 그런데 감쇄된 빔은 물리적 특성이 저하되어 유용한 입자 속(Flux)이 감소하고, 양성자를 흡수한 물질에서는 유도 방사능이 증가한다. 수동형 감쇄 장치는 능동형에 비해 기술적으로 단순하며 사용 경험도 더 오래되었다. 그래서 일본 츠쿠바(Tsukuba) 대학에서는 가변 에너지 인출이 가능한 싱크로트론이 있음에도 불구하고 500 MeV 빔을 추출한 뒤 흑연 흡수체 감쇄기를 이용하여 250 MeV로 줄여 사용하고 있다. 현재 싱크로트론이 있는 어떤 치료 센터도 빔 인출 에너지를 펄스별로 가변시키는 곳은 아직 없다 [1.4]. 러시아 두브나(Dubna)의 JINR(Joint Institute of Nuclear Research)은 1989년에 680 MeV 사이클로트론의 재건설을 완료하고 감쇄된 양성자 빔을 이용하여 환자를 치료하고 있다. 모스크바의 ITEP 연구소의 가속기는 70~250 MeV 내에서 5개의 고정 에너지 중 하나를 선택하여 인출할 수 있다. 빔 라인에 두께 가변의 감쇄기를 삽입하면 보다 정밀한 에너지 범위 조절이 가능해진다. 미국의 캘리포니아에 있는 LLUMC(Loma Linda University Medical Center)에서도 같은 장치를 운용 중에 있다. 러시아 상트페테르부르크의 LINPh(Leningrad Institute for Nuclear Physics)에서는 뇌종양 치료에 1 GeV 양성자 빔을 감쇄하지 않고 사용한다. 이 경우 표적에 대한 방사선은 종양을 겨냥하여 회전중심에 초점을 맞추고 있는 각각의 좁은 빔들의 깊이-선량 곡선의 평탄(Plateau) 부분에서 조사된다. 남아공화국의 NACF(National Accelerator Centre at Faure)에서는 같은 기술로 200 MeV 양성자 빔을 인출한다 [1.4].

현재의 양성자치료 센터들에는 주로 수평 고정형 빔 시설이 있다. 그 결과 환자는 수평으로 누워서 불편한 자세로 치료를 받으며 자세를 유지하기가 어려워 치료 계획 수립의 제한 요소가 된다. 츠쿠바에 있는 PMRC는 고정 수직 빔 시설을 갖춘 유일한 병원이다. 오늘날 LLUMC, PSI, NPTC에 회전 중심 갠트리 시설이 갖추어져 있다.

4.2.1 연구시설 부설의 강입자 치료 센터

초기의 강입자 치료 시설은 주로 고에너지 물리연구소에 있었다.

LBL 1954년 버클리의 로렌스버클리연구소(LBL: Lawrence Berkeley Laboratory)에서 최초의 양성자 임상 치료가 행해졌다. 1954~1957년 동안 약 30명의 환자가 이 연구소 싱크로트론으로 양성자치료를 받았다. 1957년 이후 LBL은 경이온치료만 하고 있다.

UPPSALA 스웨덴은 1957년에 웁살라(Uppsala)에서 이전의 싱크로사이클로트론을 사용하여 양성자 빔을 이용한 악성 종양 치료에 착수하였다(그림 4.5). 연구소는 대학 병원과 불과 1 km의 거리에 있으며, 주변 인구는 150만 명이었다. 이상적인 시험 조건을 갖춘 입지로서 1957~1968년 동안 임상 실험을 하였다. 부피가 큰 표적에 균일한 선량을 조사하기 위하여 여러 가지 기술혁신이 이루어졌다. 연필심 모양의 양성자 빔(Pencil Beam)이 그물 모양의 가변 자기장을 가로질러 주사되도록 하였다. 이 시설에서는 빔 조사 시 20 cm × 20 cm 횡단면에 균질도가 ±5% 이내로 유지할 수 있었다. 종양 치료 시 깊이에 따른 브래그 곡선의 깊이 분포를 설정하기 위하여 2종류의 장치를 개발하였다. 처음에는 수위가 변하는 물로 방사선을 흡수하는 계통이 개발되었고, 그 후 리지 필터를 사용하는 계통으로 대체되었다. 리지 필터는 빔 세기에 따라 두께가 다른 흡수 물질을 사용하고 있다. 깊이에 따라 균질한 선량 분포를 얻으려면, 리지 필터를 횡방향으로 왕복시킴으로서 얻을 수 있었다.

사용된 수평 빔 라인에서의 양성자 에너지는 185 MeV였고, 조사 단면적 범위는 직경 0.1 ~20 cm였다. 조사되는 면적에 따라 최대 조사율은 1~100 Gy/min으로 가변적이었다. 빔 라인에는 조사할 수 있는 곳이 두 군데 있는데 하나는 좁은 표적을 조사할 때 사용하는 곳이고, 다른 한 곳은 넓은 표적을 조사할 때 사용하는 곳이다 [4.9]. 1976년까지 GWI(Gustaw Werner Institute)에서 각종 암환자 73명을 양성자로 치료하였다. 가속기는 1976년까지 사용되다가 가동을 중단하고, 가변 에너지를 낼 수 있는 싱크로사이클로트론으로 개조되었다(TSL). 새 건물이 필요하여, 1984년에 650 m^2 규모의 물리 및 생물의학 연구 건물이 준공되었다. 대부분이 지하에 위치하며 대학의 다른 건물과 접근성이 뛰어나다.

1988년 좁은 빔만 사용하는 치료가 재개되었다. 좁은 빔은 안구 간 흑색종, 내분비적 활성 뇌하수체 종양, 기타 소형 뇌간 표적에 사용되었다. 1994년 7월부

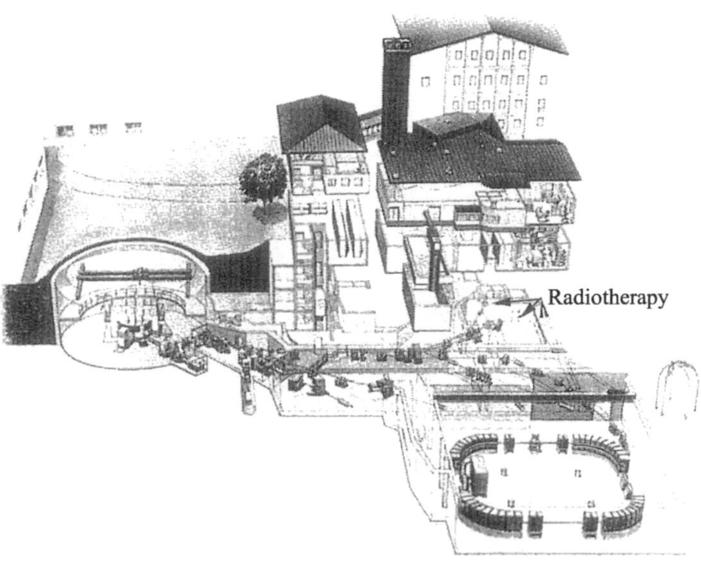

그림 4.5 스웨덴 Uppsala 소재의 TSL 센터 배치도 [4.10].

터는 치료용 180 MeV 양성자 빔의 사용 가능 기간이 6주에서 10주로 늘어났다. 따라서 치료받은 환자도 늘어나 1991년 5명, 1993년 10명, 1994년 15명, 1995년 29명, 1998년 48명, 1999년에는 41명에 이르렀다. 대부분의 환자는 4일 동안 4회 치료를 받았다[4.42]. 최근에는 환자용 의자가 추가되어 1개 이상의 평면에서 치료를 받을 수 있고, 1997년 가을부터는 똑바로 앉아서뿐 아니라 누워서도 치료받을 수 있게 되었다[4.10].

1989년 이후 환자는 의자에 고정된 자세로 앉아서 좁은 빔 치료만 받을 수 있었다. 최근 빔 정렬과 선량 확인 기술이 향상되어 하루에 8명의 환자까지도 치료할 수 있다. 이 연구소는 회전중심을 갖는 소형 갠트리를 건설할 계획을 가지고 있었다. 한동안 양성자치료용 래스터 주사 장치도 개발하였다[4.55, 4.58, 4.59].

그림 4.5와 4.6은 TSL 시설과 빔 라인 배치도이다.

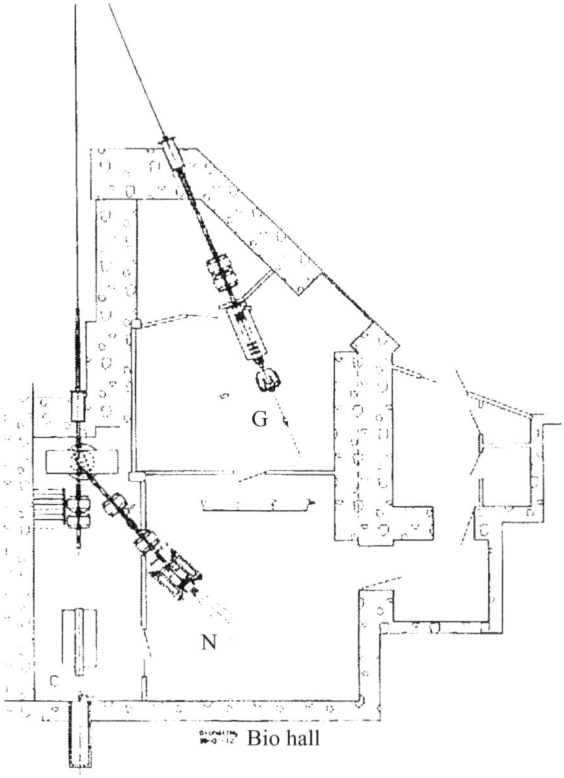

그림 4.6 TSL의 양성자치료 시설의 빔 라인 배치도
(G) 구형 좁은 빔 시설, (N) 신형 넓은 빔 시설[4.8].

HCL 가장 광범위하고 오랜 치료 경험을 가진 양성자치료기관인 하버드 사이클로트론 연구소(HCL: Harvard Cyclotron Laboratory)는 인근병원(Massachusettes General Hospital, Massachusettes Eye and Ear Infirmary)과 협력하여 7,700여 명의 환자를 치료한 바 있다. 1949년에 물리 연구용으로 건설된 160 MeV용 싱크로사이클로트론을 이용하는 데 수평 빔을 인출하여 2개의 방에서 치료용으로도 사용할 수 있다. 그림 4.7은 HCL 평면도인데 3개의 치료용 빔 라인(A, B, C), 1개의 (물리)시험용 빔 라인(D), 2개의 격리된 치료실이 있다. 이 시설은 빔을 횡방향으로 펼치기 위해 수동형 산란 장치를 두고 있는데, 늘어난 길이에서 균일한 선량 분포를 얻기 위해 회전 날개 또는 리지 필터를 사용한다. 한 치료실에서는 빔 직경 3 cm, 선량률 8～10 Gy/min을 얻을 수 있고, 다른 치료실에서는 빔 직경은 30 cm까지, 선량률은 0.5～1.5 Gy/min을 얻을 수 있다 [3.7, 4.11].

TRIUMPH 캐나다는 TRIUMPH의 사이클로트론을 20년 이상 성공적인 운영을 해오고 있다. 이 시설은 중간자 생산용으로 500 MeV의 양성자를 200 nA까지 제공할 수 있다. 180～520 MeV 가변 에너지를 갖는 낮은 전류의 양성자 빔은 양성자, 편극 중성자(Polarized Neutron), 불안정 핵을 연구하는 실험용이며, 1~100 nA, 65～120 MeV의 양성자 빔은 동위원소 생산과 치료용으로 함께 사용한다. 1995년 8월 첫 번째 안구 간 흑색종 환자를 치료하였으며, 이 치료에는 기존의

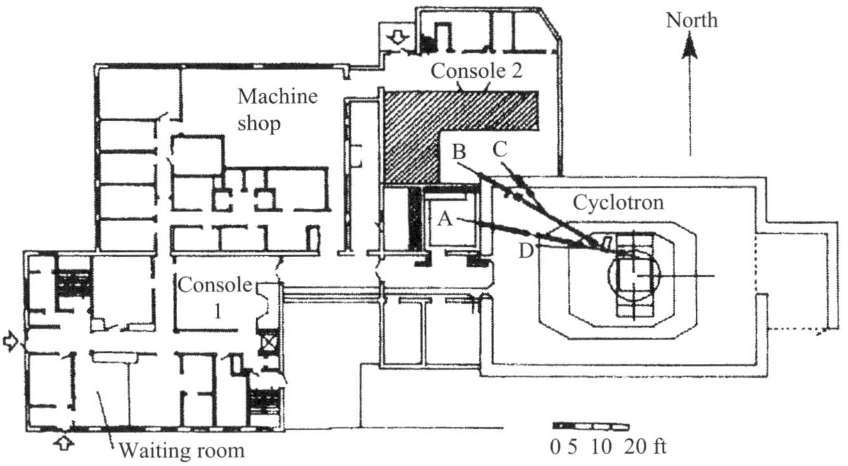

그림 4.7 HCL 평면도. 3개의 치료용 빔 라인(A, B, C), 1개의 (물리)시험용 빔 V라인(D), 2개의 치료실이 있다 [4.38].

65~120 MeV의 양성자 빔을 사용하였다. 안구 치료용으로는 70 MeV를 최적으로 선정하였는데, 나선형 감쇄기를 사용하고 브래그 피크를 병소 부위 전체에 퍼지게 하기 위해서는 단일형 납 산란기와 조절기를 사용하였다.

환자용 의자는 6개의 자유도를 갖고 각각의 모터로 정밀하게 제어된다. 치료실에는 빔의 개폐 장치, 정보수집 장치, 장치 운전용 모니터가 있다. 장치 운전용 모니터에는 빔 주사 장치와 같은 상위 수준의 제어계통 정보와 환자에게 조사될 선량 같은 정보들이 표시된다. 이와 별도로 독립적인 선량 측정 장치가 예비 시설로 갖추어져 있다. 낮은 전류 빔을 신뢰성 있게 조사하기 위해서는 특별한 주의가 필요하다.

러시아의 양성자치료 시설 러시아에서는 세 곳의 연구소에서 치료 연구가 진행되어 왔다. 1969년 모스크바 소재의 ITEP(Institute of Theoretical and Experimental Physics)는 치료용 양성자를 싱크로트론에서 생산한 이래 1982년부터 3개의 치료실을 갖추고 임상 연구를 진행 중에 있다. 가속기는 강집속형 10 GeV 양성자 싱크로트론으로서 빔 전류는 펄스당 10^{12}개의 양성자를 가속하며, 가속 사이클은 분당 22회이다. 의료용으로 사용되는 빔은 빔 키커(Kicker)를 사용하여 추출한다. 키커 펄스는 매우 짧아(15 × 10^{-9}초) 네 번째 가속 사이클당 한 번씩 1/4의 양성자 다발(Bunch)을 인출한다. 가속된 양성자 중 의료용으로 사용되는 양은 1/16에 불과하기 때문에 독립적으로 물리 실험과 동시에 임상 실험도 할 수 있다. 의료용 빔 에너지는 70~200 MeV로서 인출 시간에 따라 달라진다. 양성자 빔을 두꺼운 감쇄기를 사용해 감속시킬 필요가 없기 때문에 진공실 밖으로 나온 양성자 빔은 항상 단일 에너지이며 각도에 따른 분산도 적다. 이는 임상적으로 유용한 빔을 형성하기에 적절한 조건을 제공한다. 인출된 빔의 세기는 필요에 따라 1~100 Gy/min 범위이다. 1969년부터 지금까지 종양 환자, 신경외과 환자, 내분비선 환자 2,000명을 치료하였다 [4.14].

그림 4.8은 두브나 소재 JINR의 의료용 시설의 개요도이다. 1989년 JINR(Joint Institute of Nuclear Research)에서는 680 MeV 사이클로트론의 재건이 완료되어 감속된 양성자 빔으로 환자 치료를 시작하였다. 치료 시설은 다음과 같은 몇 개의 채널로 이루어 진다. 에너지 범위가 100~660 MeV인 3개의 치료용 양성자 빔, 음전하의 파이온(Pion) 빔, 치료용 중성자 빔, ^{60}Co을 이용한 치료용 γ선. JINR 가속기는 최대 에너지가 660 MeV인 양성자 Phasotron(*역자 주: 싱크로트론의

러시아명)이다. 외부 양성자 빔의 세기는 약 3 μA (1.9×10^{13} 개/초)이다. 양성자 에너지는 탄소 감쇄기를 사용하여 더 낮추게 된다. 브래그 피크의 조절은 넓은 에너지 범위로 분포되어 있는 감속된 양성자 빔을 자기장으로 분리(Magnetic Analysis)하고, 다중 조준기(Multicollimator)를 통하여 변형시킴으로써 구현된다. 자기장에서 에너지별로 분리된 양성자 빔은 에너지별로 공간적으로 분산된다. 다중 조준기 계통에 있는 개개의 조준기는 그 부분을 통과하는 양성자를 제어하여 해당 에너지를 가진 양성자만 통과시킬 수 있다. 통과한 양성자들을 혼합하면 브래그 곡선의 수정 형태(*역자 주: SOBP)를 구성하는 에너지 분포를 얻을 수 있다 [4.1, 4.43, 4.44].

Gathina에 있는 CRRI(Central Rearch Roentgenoradiology Institute)에서는 레닌그라드 핵물리연구소(LINPh)의 싱크로사이클로트론을 사용하여 1,000 MeV의 양성자 빔의 에너지를 낮추어, 뇌종양을 치료해오고 있다. 이런 시설들을 사용하여 치료된 러시아의 양성자치료 환자 수는 2,500여 명이었다[4.1].

NIRS 일본에서는 양성자치료가 매우 활발하게 이루어지고 있다. Chiba 소재 NIRS(National Institute of Radiological Science)에서는 사이클로트론에서 70 MeV의 양성자를 만들어 치료에 사용하였는데(90 MeV로 증가 예정) 이 시설은 1993년

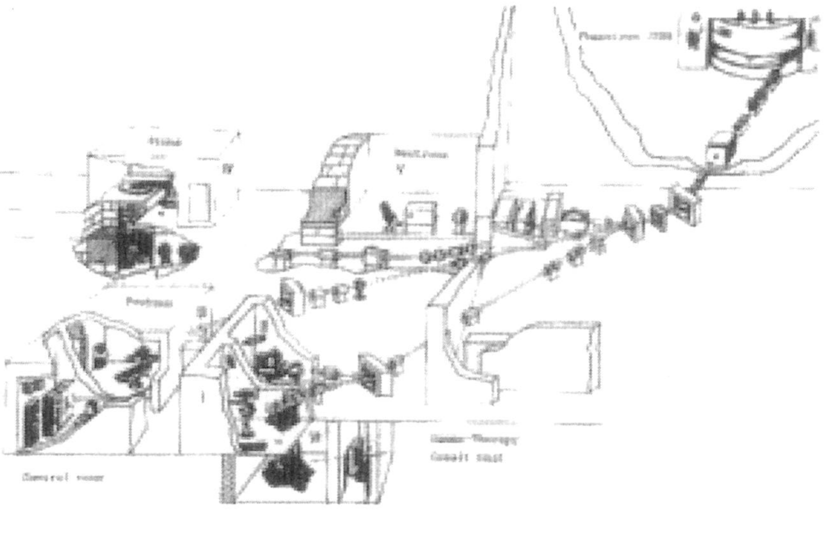

그림 4.8 러시아 Dubma JINR 의료시설 배치도[4.43].

까지는 고속 중성자치료 시설로도 사용되었다. 빔을 펼치기 위하여 점 주사 방식을 사용하였다. 지금까지 96명이 양성자치료를 받았는데 안구 흑색종이 가장 많았다. 치료 결과는 만족스러웠으며 외국의 결과와 비슷하였다 [4.14].

4.2.2 제2세대 연구용 강입자 치료 시설

제2세대 연구용 강입자 치료 시설은 기존 물리연구용 시설에 의학용 빔 라인들을 추가하여 설치한 것이었다.

Clatterbridge 병원 새로운 빔 라인을 장착한 양성자치료 시설이 Clatterbridge 병원(영국 Merseyside 소재)에 도입되었다. 병원 연구진은 1989년 고정 에너지 AVF 사이클로트론(Scanditronix MC 60)으로부터 62.5 MeV 양성자를 인출하여 안구 흑색종 환자 치료에 사용한 이래 지금까지 사용하고 있다. 최근에는 DTL(Drift Tube Linac) 양성자 선형가속기를 사용하여 에너지를 180 MeV로 올리는 것을 검토하고 있다. 가속 탱크를 추가하면 양성자 에너지는 200∼250 MeV까지 증가된다.

NAC(National Accelerator Centre) 남아공화국 케이프타운 소재 NAC의 기존 가속기 시설에 양성자 빔 라인을 추가로 건설하였다. 치료용 양성자의 에너지는 200 MeV이다. 주요 시설은 자체 설계이며, 경이온 입사 사이클로트론 SPC1 (Solid-Pole Light-Ion Injector Cyclotron)과 에너지 가변 자극분리형 사이클로트론 SSC(Variable-Energy Separated Sector Cyclotron)가 포함되어 있다. 이 가속기시설은 양성자를 최고 200 MeV까지 가속할 수 있다. 이 병원의 병동에는 30개의 병상과 3개의 방사선치료실이 있으며 실험실, 사무실, 의학물리실, 방사선 생물학실 등이 있다. 대부분의 빔 라인 부품들은 정밀 광학 벤치에 장착되어 있으며 위치를 쉽게 바꿀 수 있다. 진공 창과 회전중심(Isocenter)과의 거리는 7 m이다. 양성자 빔의 공간적인 평탄화를 위해서는 이중 산란기(Double Scatterer)와 폐쇄(Occluding) 링을 결합하여 사용한다. 빔 전달 계통의 단면적은 최대 직경 10 cm이다. 첫 번째 산란기는 두께 1 mm의 평판형 납으로서 진공 창 바로 다음에 위치한다. 폐쇄 링은 두께 50 mm의 황동인데 두 번째 산란기에 부착되어 있다. 두 번째 산란기는 1 mm 두께의 황동 평판으로서 첫 번째 산란기의 2.9 m 뒤에 위치하고 있다. 이러한 형태의 빔 산란계통은 현재 모든 가속기 계통에 널리 통용되고 있다. 브래그 피크를 빔 진행 방향으로 퍼지게 하기 위해서 양성자 빔이 통과하는 도중에 두께가 다른 아크릴 프로펠러를 삽입하여 회전시킨다 [4.16, 4.51]. 그림 4.9는 NAC 시설의 배치도이다.

CPO(Centre de Protontherapie d' Orsay) 프랑스 오르세 핵물리 연구소에 있는 싱크로사이클로트론은 200 MeV 양성자가속기이다. 1958년에 처음으로 155 MeV의 양성자 빔을 생산하였으며, 빔 인출효율은 2.5%이었다. 1975~1977년 동안 장비를 성능 개선하여 에너지가 200 MeV에 도달하였으며, 인출효율 85%를 달성하였다. 깊은 환부에는 200 MeV를 사용하고 안구 종양의 치료에는 70 MeV 에너지를 사용한다. 1993년부터 양성자를 사용한 뇌 질환 치료를 시작하였다 [4.17].

CAL(Centre Antoine-Lacassagne) 프랑스 니스의 CAL에서는 1991년 기존 Medicyc 사이클로트론을 재구축하여 63 MeV의 양성자 빔을 생산하였다. Medicyc은 의료 장치는 당초 설계에 비해 많은 개조가 이루어졌다. 이온원의 수명을 증가시키고 양성자 빔 인출의 단순화를 위해 가속 입자를 양전하 입자로부터 음전하(H^-) 입자로 바꾸었다. 남동 프랑스 8개 방사선치료기관들이 협력하여 이 장치를 개발하였다.

빔은 마지막 2극자석을 통과한 후 조준기를 통과하여 치료 구간으로 들어온다.

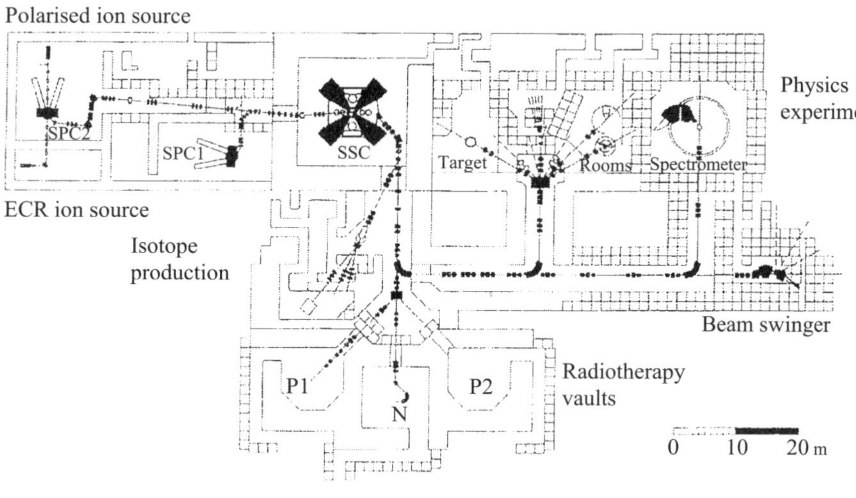

그림 4.9 남아공 NAC 방사선지역 평면도. P1 지역에 수평형 양성자치료 시설이 있다 [4.16].

치료 구간에 들어온 양성자 빔은 계속 공기 속을 진행하다가 날개 두께가 균일하지 않은 플렉시글라스(Plexiglass) 회전 바퀴에 의해 에너지가 변조된다. 빔 직경은 광학 벤치에 장착되어 있는 알루미늄 조준기에 의해 35 mm로 유지된다. 마지막으로 벤치의 끝 부분에서 빔은 종양과 같은 모양으로 조준된다. 이러한 배치 형태는 Clatterbridge 시설을 본 딴 것이다. 양성자치료용 의자는 Clatterbridge에서 제작되었다 [4.18].

PMRC(Proton Medical Research Center) 일본 츠쿠바 대학의 PMRC에서는 국립 고에너지 물리연구소(KEK)의 부스터 싱크로트론을 사용하여, 1983년부터 양성자치료를 시작하였다. 부스터 싱크로트론 이용 시설(BSF)은 250 MeV의 양성자를 사용하는데 이 양성자는 500 MeV에서 에너지를 감속시켜 만든 것이다. 센터에는 2개의 치료실이 있는데 하나는 수직 빔을 사용하고 다른 방은 수평 빔을 사용하기 때문에 전면과 측면 출구를 통한 방사선 조사가 가능하다. 다른 치료기와는 달리 몸속 깊은 종양의 치료에 주력하여 500명 이상의 환자를 전체 또는 부분 치료하였다. 종양의 위치는 간, 방광, 식도, 폐, AVM 등 다양하였다 [4.19]. 그림 4.10a, 그림 4.10b는 PMRC에 새로 건설 중인 양성자치료 시설이다.

방사선 조사 중에 표적이 움직이면 방사선치료의 제어능력이 감소한다. 특히 호흡기와 간암에 있어서 이는 피할 수 없는 문제이다. PMRC에서는 이를 위하여 방사선 조사가 호흡 운동에 동기화되어 조절되는 신뢰도 높은 제어계통을 개발하였다 [4.18].

PSI(Paul Scherrer Institute) 스위스 PSI의 안과 치료센터에서는 사이클로트론에서 인출한 72 MeV 양성자 빔을 사용하여 안구 흑색종 환자를 치료하였다. 환자를 정위수술 의자(Stereotactic Chair)에 앉히고, 머리에는 의자와 연결된 마스크를 씌워 움직임을 제한하여 광원을 응시하도록 하였다. 광원의 위치는 치료계획을 수립할 때 정해진다. 구리로 된 조준기를 별도 제작하여 양성자 빔이 환자의 종양으로만 집중되도록 하였다. 빔 가장자리의 안전 여유도는 2 mm이다.

PSI에서는 몸속 깊은 부위의 종양 치료를 위해 양성자 빔 주사 방식을 채용한 새로운 양성자치료 장치를 제작하여, 1996년 12월부터 환자 치료를 시작하였다. 혁신적인 개념으로서 오늘날 가장 앞선 양성자치료 시설로 손꼽힌다. 주요한 혁신 기술로서는 반점 주사(Spot Scanning) 기술, 소형 회전중심(Compact Isocentric)

갠트리, 환자 이송과 처치 계통, 고급 보조 계통(3차원 동형화(Conformal) 치료계획 수립에 필요한 최적 전산 계통, 3차원 양성자 조사 치료, 조사량 오차 계산 알고리즘 등)을 갖추고 있다. PSI의 반점 주사 양성자 갠트리는 현재 유일한 장치로서(8.2.3절, 그림 5.7) 양성자 역계획 방식(Inverse Planning Method with Proton)을 이용하여 빔을 전송할 수 있다 [4.20, 4.21].

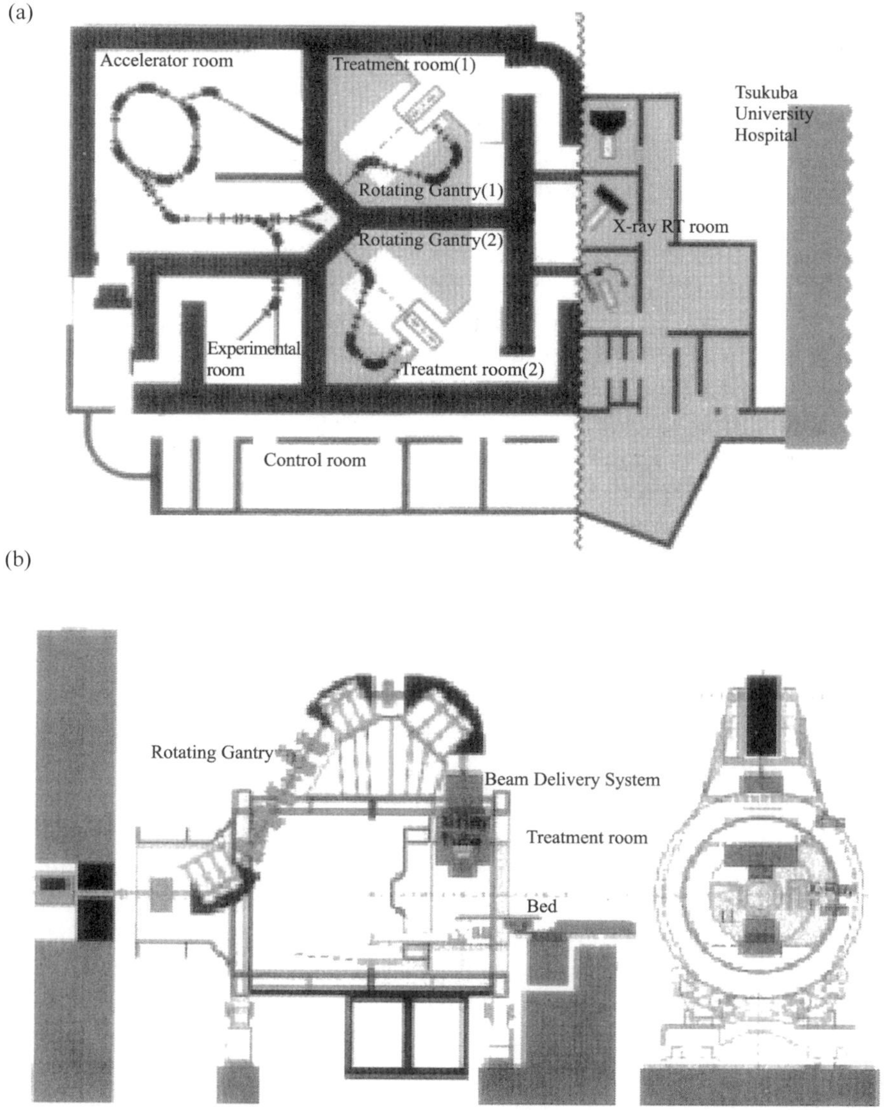

그림 4.10 (a) 일본 츠쿠바 PMRC에 새로 건설 중인 양성자치료시설, (b) 회전 갠트리 [4.69].

이 갠트리를 이용하여 3년간 40명의 환자를 치료하였는데, 1999년에 21명을 치료하였다. 환자들은 모두 두개골 근저, 척추선(Spinal Cord) 및 골반 종양 환자들이었다. 첫 환자는 전립선암 환자와 7~8세의 어린이 척추선 환자였다. 그중 한 경우는 세계 최초로 양성자 세기 조절(Intensity Modulation) 치료로 시술하였는데, 이는 같은 세기로 조사하는 기존의 방법과는 달리 방향에 따라 세기를 조절하는 치료방법이다 [3.18].

지금 PSI에서는 Riesenrad 갠트리의 개념을 연구하고 있다. 그 기본 개념은 입사 빔을 2극자석을 사용하여 90°로 구부려 회전시킨 후 편심(Eccentric) 치료실로 보내는 것이다. 그러면 편심 치료실 내의 상태는 기존의 회전중심 치료실 조건과 비슷해진다 [4.47].

PSI에서 새로 수행하는 중요한 프로젝트 TULOC는 치료 중 신체 기관의 움직임에 관한 연구로서 새로운 자기장 추적 방법(Magnetic Tracking Method)을 개발 중에 있다. 개발되면 기관의 움직임을 실시간 높은 해상도의 입체 영상으로 볼 수 있게 된다. 연구의 첫 단계의 목표는 종양 위치에만 조사되도록 빔 조사를 허용 또는 차단하는 시스템을 개발하는 것이다. 두 번째 연구 단계의 목표는 종양의 움직임 형태를 파악하고 되먹임(Feedback) 회로를 통해 적합한 조사 형태를 신속하게 결정하는 것이다. 최근 자기장 추적계통이 개발되어 이의 적합성이 실증되었다. 인체 모형 속에 X선 필름을 넣고 치료 침대에 눕혀 컴퓨터 제어계통을 이용하여 정지 상태와 종양 조직이 움직이는 상태를 모사하여 필름에 기록된 조사선량을 비교 분석하였다. 빔 차단 계통의 성능이 좋아, 장기가 움직이고 있을 때에도 정지 상태와 비슷하게 종양 부위에 선량이 집중되는 것을 확인하였다. 이로써 종양 주위에 감지기를 장치하여 정밀한 치료를 할 수 있는 길이 열리게 되었다 [4.48].

GSI 1994년 독일 하이델베르크 대학 등 3개 기관은 GSI 연구소 중이온 가속기 시설 내에 소형 치료용 장치를 설치하였다. 그림 4.11은 GSI 가속기 시설인데 4각형 부분이 치료용 장치가 가속기와 연결되어 설치되어 있는 구역이다. GSI의 싱크로트론은 현재 유럽에서 심부 종양을 치료할 수 있는 유일한 중이온 빔 시설이다. GSI에서는 가속기가 만드는 넓은 에너지 대역의 빔 인출이 가능하며, 빔 에너지를 펄스 대 펄스 방식으로 변동 조사시키는 도달거리 변조(Range Modulation) 방식을 개발하였다.

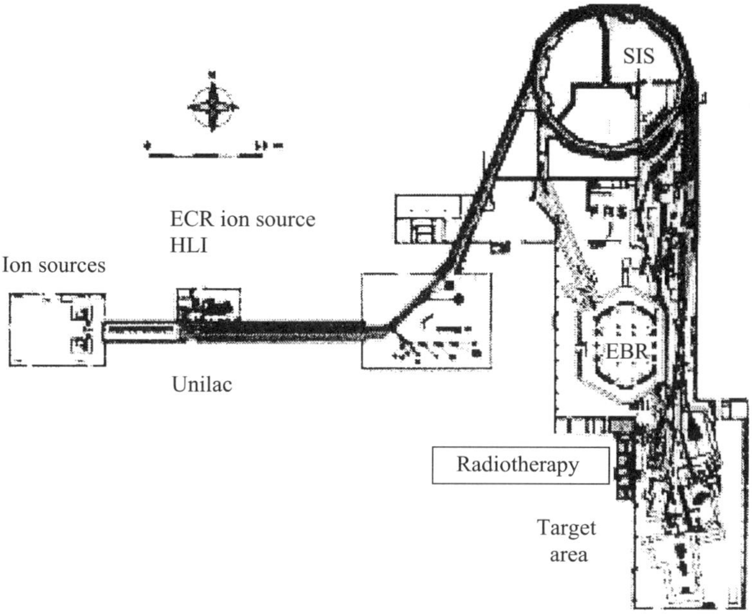

그림 4.11 독일 Darm Stadt의 GSI 가속기 시설[1.5].

GSI의 또 다른 성과는 측면 빔의 펼침에 관련된 새로운 빔 조사 방식인 래스터 주사(Raster Scanning)의 개발이다. 이는 빔 직경 4~10 mm의 펜슬 형태의 가는 빔이 정해진 방식으로 표적 지역에서 연속으로 움직이면서 필요한 선량에 해당하는 수의 입자를 공급하는 계통이다. 선량의 조절을 위해 주사 속도를 입사 빔의 세기에 따라 조절한다.

치료계획 시스템으로는 범용 VOXELPLAN 코드에다 자체 개발 소프트웨어들을 추가한 시스템을 사용하고 있다. 추가된 소프트웨어는 하전 입자와 물질과의 상호작용 모사 프로그램, 래스터 주사, 제어용 데이터 생산 제어 프로그램 등이 있다. 1997년 12월 탄소이온 빔으로 첫 환자를 치료하였다[1.5].

4.2.3 병원 전용 강입자 치료 시설

대부분의 양성자가속기는 물리학 연구를 위하여 세워진 연구소 내에 위치하고 있으며, 많은 수가 지금도 물리학 연구를 위하여 사용되고 있다. 따라서 치료에 사용되는 가속기들도 치료 목적에 맞는 맞춤형으로 설계되지 않았기 때문에 최적

치료 조건과는 차이가 나는 경우가 많다. 그 대신 가속기 연구소에는 우수한 인력이 많아 가속기 운영이 쉬우며 병원에는 없는 특수 보조 설비들이 있어 활용성이 높다는 장점도 있다.

제1세대, 2세대의 연구용 양성자가속기를 치료 목적으로 사용하는 데에는 한계가 있다. 지금까지 빔은 대부분이 고정 빔 라인으로 수송되어 왔다. PSI의 편심(Eccentric) 소형 갠트리만이 예외였다. 종양에 대한 빔 조사 방법은 수동적 조사 기술만 적용되어 왔다. 따라서 이온 빔이 가지고 있는 잠재적인 장점들은 아직 완전히 활용되지 않고 있다 [1.5]. 이런 사실들은 현재의 이온 치료 추세에 영향을 미치고 있는데 4.3절에서 폭넓게 다룰 예정이다. 병원 전용 가속기와 진보된 빔 수송 계통의 건설에 관해서는 앞으로 개발의 여지가 크다.

LLUMC(Loma Linda University Medical Center) 1970년대에 LLU에서는 치료 전용 가속기 개발에 관심을 보이기 시작하였다. 타당성 조사를 통하여 환자 치료 전용 가속기를 개발하는 데 따른 부족 분야를 도출해 내었다. 필수적으로 개발해야 할 기술 중 하나는 보이지 않는 인체 내부 표적까지 빔을 유도하는 것이었다. 1975년, LLU 연구진은 미국 UC Berkely 연구진과 공동으로, 그리고 그 후에는 LAMPF(Los Alamos Pi Meson Facility) 연구진과 협력으로 중이온 입자 기술을 사용하는 경험을 쌓았다. 1984년 LLU 외과 의사들은 ANL(Argonne National Lab)을 방문하여 양성자가속기 개발에 대한 의견을 교환한다. 입자 치료기에 관심이 있는 외과의사, 물리학자, 엔지니어들이 주기적으로 모여 치료용 가속기 설계, 빔 수송계통 설계, 빔 전달 계통 설계, 이들 장치 수용시설 설계 등 제반 설계요건을 정의하게 된다. 이 컨소시엄이 향후 PTCOG(Proton Therapy Cooperative Group)의 모태가 된다. 이 그룹은 관심 분야별로 연구 분야를 가속기 설계, 장치 설계 및 임상 연구의 세 영역으로 나누어 연구를 진행하였다. 연구 진척에 따라 타당성에 대한 확신을 가진 후 1986년에 LLU는 FNAL(Fermi National Accelerator Laboratory)에 가속기와 빔 수송계에 대한 공학설계를 제안하게 된다 [4.22].

1990년 LLUMC에 250 MeV 치료 전용 양성자 싱크로트론이 최초로 설치되었다(그림 7.3). FNAL이 설계 제작한 이 가속기는 현재 세계에서 가장 작은 싱크로트론으로서 처음부터 치료 전용으로 설계되었으며, 병원 전용으로 건설된 세계 최초의 양성자가속기 시설이다.

이 시설은 가속기, 빔 수송 계통, 치료실의 세 부분으로 나눌 수 있다. 가속기는 싱크로트론으로서 양성자를 70~250 MeV까지 가속할 수 있다(그림 6.7). 양성자 빔은 처음에는 RFQ(Radio Frequency Quadrupole)에 의해 2 MeV까지 가속되고 180° 휨 자석을 거친 후 순차적으로 싱크로트론 링으로 입사된다. 링이 입자들로 채워지면 즉시 빔은 입사 반대쪽에 위치한 고주파 공동(RF Cavity)에 의해 빔은 최종 에너지 수준으로 가속된다. 빔이 최종 에너지에 도달하면 베타트론 주파수(Betatron Frequency)의 최초 1/2이 되는 지점에서 공명현상을 이용하여 인출한다. 이 주파수는 흔히 가속기의 동조(Tune) 주파수라고도 불리는데 가속기의 4극자석에 의해 제어된다. 공명 인출 과정에서 빔 중 일부가 정전형 격벽(Electrostatic Septum)을 관통하여 Lambertson 인출 자석으로 들어가고, 이 자석은 다시 빔을 싱크로트론 바깥으로 편향시켜 빔 수송 라인으로 보낸다. 통상적으로 반복률은 2초당 1회이고, 인출기간(Spill Duration)이 0.4초인 펄스형의 빔이 인출된다.

가속기 끝 부분에서의 가속된 양성자 빔 세기는 초당 1.5×10^{11}개이며 균일하게 인출될 수 있다. 빔 인출 효율은 95% 이상이다. 싱크로트론의 자석계통은 직경이 7 m 정도로 세계에서 가장 작은 양성자 싱크로트론이다.

빔 수송 계통에서는 빔을 4개의 치료실 중 하나로 보낸다(그림 5.5). 3개의 방에는 회전중심 갠트리가 장치되어 있다. 모든 갠트리에는 마지막 휨 자석과 갠트리 회전중심점 사이에 약 3.4 m 정도의 공간이 있다. 이 공간에는 노즐(Nozzle)이라고 부르는 빔 전달 계통이 들어 있다. 이 계통은 계측기와 빔을 감시하고 환자에 대한 선량률을 제어하는 빔 펼침(Spreading) 장치가 있다. 노즐로 들어가는 빔은 약 1 cm FWHM(Full Width at Half Maximum, 반치폭)이며 그 분산도는 수 mm rad 이내이다. 좋은 균질도를 유지하면서 빔을 넓은 지역에 펼치게 해야 할 필요가 있다. 처음에는 균질도 ~3% 이상, 직경 20 cm까지의 범위가 요구되며, 선량은 깊이 1~15 cm 범위에서는 가급적 균일해야 한다.

1990년 10월 처음으로 안과 환자를 치료하였다. 1991년 3월 치료용 250 MeV 수평 빔을 생산하였고, 6월에는 1개의 갠트리에 빔을 수송하여 치료를 시작하였다. 이 치료 시설은 하루 10시간 가동하여 100명의 환자까지 치료할 수 있는 규모이다 [4.22]. 연간으로 따지면 1,000~2,000명의 환자를 치료할 수 있다. 실제적으로는 연간 1,000명 혹은 1만 6,000회의 분할조사가 가능하다. 일반적으로 하루 65

명 정도의 환자에게 방사선을 조사시킬 수 있는 시설용량이 된다 [4.23, 4.24].

LLUMC에서는 환자 평균 치료시간이 2분이고 치료실 전환시간은 1분 이내이다. 환자를 눕히고 바르게 위치를 잡는 데 10~15분이 소요되는 것을 감안하면 가속기 성능 때문에 환자 수용 능력이 제한되지는 않는다. 실제 LLUMC 시설에서는 16시간 가동 기준으로 125명까지의 치료 능력을 입증한 바 있다 [3.16].

눈, 두뇌, 목에 암이 있는 환자는 정지 빔으로 치료를 받는다. 다른 해부학적 위치의 종양들은 이동 빔으로 치료한다 [4.21]. 표 5.1에 LLU 싱크로트론의 특성이 소개되어 있다.

NPTC(Northeast Proton Therapy Center) Massachusetts General Hospital(MGH)에 양성자 빔 치료 센터가 건설되고 있는 중이다. 최신 장비를 갖추고 전 범위의 치료 및 연구를 지원할 예정이다. NPTC는 뉴잉글랜드 지역(보스턴을 중심으로 반경 400 km 지역으로 인구 약 3,800만 명)의 유일한 연구 센터로서 제3장에서 논의된 바 있는, 새로운 접근 방식으로 암 치료법을 연구하는 데 활용될 것이다 [4.3, 4.25].

면적이 400 m^2인 지하 1층 지상 1층의 건물로 지하에는 모든 장치들이 들어가고 지상에는 지원시설과 업무공간이 위치한다(표 5.2). 설계에는 3곳의 치료실(2개에는 갠트리가 설치되고 하나에는 수평 빔 라인이 설치됨), 사이클로트론 가속기실, 빔 수송 라인, 종합 제어실, 고정 장치, 공작실, 창고, 기계 장치실, 전기 장치실, 치료 계획 설비, 사무실, 회의실 등이 포함되어 있다. 치료실은 지하에 위치하나 로비와 대기실은 지상에 위치하여 자연 채광이 되도록 설계되었다. 향후 갠트리 1개가 추가될 예정이다 [4.25].

양성자치료 시설은 235 MeV 등시성(Isochronous) 사이클로트론, 에너지 선택 계통, 빔 수송 및 전환 계통, 회전중심 갠트리, 고정수평 빔 라인, 환자 위치 고정 계통, 제어실 및 안전 계통으로 구성되어 있다. 가속기는 세계 최초의 소형(Compact) 등시성 사이클로트론으로서 양성자를 235 MeV까지 가속할 수 있다. 이는 초전도 사이클로트론 기술에서 직접 파생된 기술이지만 초전도 코일을 상전도 코일로 대체한 것이다. 중심부의 자기장은 1.76 T로 결정되었는데 이는 자극 간격(Gap)의 형태가 타원형으로 자극 언덕들(Hills)의 자기적 포화(3 T)를 방지하기 위한 것이다. 이 형태는 자극 언덕의 자기장 포화 상태를 위해 채택되는데 가장자리 자기장(Fringing Field)의 반경 방향으로의 확장을 잘 감소시켜 주기 때문에 "단순화된 방출"을 가능하게 한다. 빔 인출은 정전 편향기(Electrostatic Deflector)에서 편향된 다음에 정자기장 교정기(Magnetostatic Corrector)에 의해 이루어진다. 이때 교정기의 방위각 범위는 140°에 불과하다(자극 언덕 간의 간격이 일정할 경우에는 300° 이상이 필요함). 가속기 전류는 1.5 mA까지 가능하나 환자에게 조사되는 최대 선량을 제한하기 위하여 300 nA 이하로 사용하고 있다. 회전중심 갠트리는 모든 각도에서 환자에게 양성자 빔을 쪼일 수 있어, 시술 중 중요 기관들에 대한 조사를 최대한 피할 수 있게 되어 있다 [4.3, 4.25, 4.26].

이 시설은 연간 약 1,000명 또는 1만 6,000회의 분할조사가 가능하여, 하루 평균 65명의 환자 치료가 가능하다 [4.25]. 현재 NPTC에서는 TCS(Therapy Control System)이 빠져 있다. 이는 매우 정교한 자동 제어계통으로서 병원에는 꼭 필요한 장치로 자체 제작이 어려워 외부에 맡겼다. HCL(Harvard Cyclotron Laboratory)이 보유하고 있는 풍부한 영상 프로그램을 이전하여 설치하기 위한 목적도 포함되어 있다. 벨기에 IBA사가 TCS 설계와 프로그래밍 등 기술적 어려움을 겪고 있어, 다른 외부 전문업체가 제어계통 소프트웨어를 개발하므로 일정이 일부 지연되고 있다. 2000년 7월까지 소프트웨어의 설계, 코딩, 시험이 완료되어 시스템 통합에 들어가간다(소프트웨어 모듈들을 모으고, 소프트웨어/하드웨어 간의 간섭부분 시험 등 복잡한 일). 인증시험이 완료되면 FDA의 승인절차, 소위 510(k) 절차를 거치게 된다. 그 후 곧바로 승인시험이 이루어질 것이며, 뒤따라 임상시험(Clinical Commissioning) 단계를 거쳐, 첫 번째 갠트리로 첫 번째의 치료가 시도될 예정이다. 2000년 말에 소프트웨어를 포함한 전체 TCS를 받기를 기대하며, 첫 번째 환자는 2001년 1/4분기에 기대하고 있다. 그 후 몇 개월 이내 HCL의 임상프로그램은 NPTC로 이전될 예정이다 [4.61]. 2001년도에 치료를 개시하여, 2011년 말 현재 5562명을 치료하였다.[*역자 주)]

NCC National Cancer Center Hospital East(NCC, 가시와)에 있는 양성자치료기는 일본 최초의 양성자치료 전용시설이다. 가속기 건물은 병원과 복도로 연결되어 있다. 그리고 장치 주계약자는 스미토모 중공업(Sumitomo Heavy Industries Ltd.)이다. NPTC에 있는 것과 동일한 235 MeV 등시성 사이클로트론이 설치되어 있다. 에너지 선택계통에 의해 가속기로부터의 인출된 235 MeV 에너지를 190,

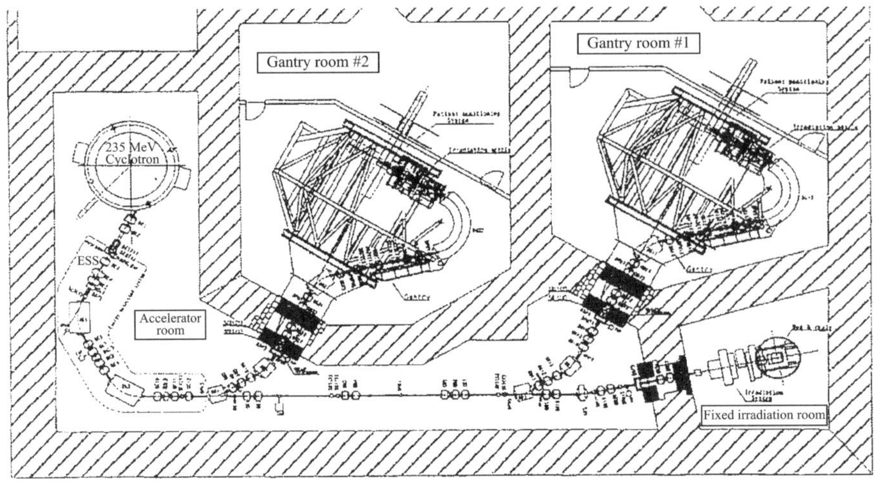

그림 4.12 일본 Kashiwa 소재 NCC의 양성자치료 시설 배치도 [4.36].

150, 110 MeV로 낮출 수 있다. 건물에는 2개의 회전중심 갠트리 치료실이 있다(그림 4.12). 동심 편차는 ~1 mm이며 정지각과 회전속력의 오차는 각각 0.5°와 1 rpm이다 [4.35].

NIRS(HIMAC, National Institute of Radiological Science) 일본의 "국가 10개년 암 치료 계획"의 일환으로서 1989년 NIRS의 주도로 연구가 시작되어 1993년 모든 시설이 준공되었다. 1994년 NIRS의 의료전용인 중이온 의료용 가속기 HIMAC(Heavy Ion Medical Accelerator in Chiba, Japan)로부터 인출된 탄소 이온을 사용하는 중이온 치료가 시도되었다. HIMAC는 병원에서 치료 전용으로 사용된 세계 최초의 중이온 가속기이다. 동 시설은 2개의 이온원, 고주파 장치, 알바레즈(Alvarez) 선형가속기, 2중 링형 싱크로트론, 고에너지 빔 수송계, 빔 전달 계통, 치료실 및 실험실로 구성되어 있다(그림 4.13).

건물 속에는 물리학과 생물학 연구실과 함께 치료실이 3개가 있는데, 치료실에는 수평 빔, 수직 빔, 수평/수직 빔 라인 연결 장치가 있다. 처음의 브래그 피크 형태를 표적의 형태에 맞추어 조절하는 빔 조절 계통은 워블러(Wobbler) 자석, 빔 산란기, 리지 필터, 다엽 분광기 및 빔 감시 장치로 구성되어 있다.

HIMAC의 최대 에너지는 q/A 값이 1/2인 가벼운 이온에 대해서는 800 MeV/u로 설계되어 있어, 실리콘 이온의 경우 인체 30 cm 깊이까지도 도달한다. 치료용 이온에는 He, C, Ne, Si 등이 있다.

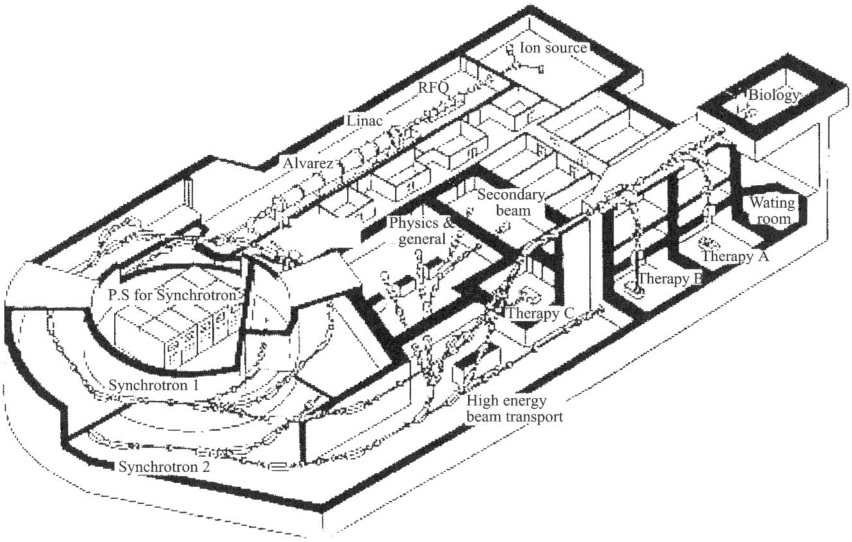

그림 4.13 HIMAC 조감도 [4.34].

이온원으로는 PIG와 ECR 두 종류가 사용되고 있다. PIG 이온원은 고온 열음극형 이온원으로서 펄스 길이는 짧고 펄스 간격은 상대적으로 길다. 이런 형태는 아크의 임피던스를 증가시켜 높은 아크 전압을 만든다. ECR 이온원은 단일형으로서 최대 출력 2 kW, 주파수 10 GHz 마이크로파로 가열된다. 이온원에는 9 kG의 6극 영구 자석이 부착되어 있다. 인출 빔의 세기와 에미턴스는 치료 요건을 모두 충족한다. 이온원 중 ECR 선원이 안정적이고 운전이 용이하므로 주간 시술에 선호하여 사용된다. 두 선원은 별도의 60 kV 고전압 전극위에 설치되어 있는데 8 keV/u의 이온을 다음 가속단에 공급한다 [4.34, 4.68].

4.3 계획 중인 강입자 치료 센터

J. Sisterson에 의하면 21세기 초에는 30개 이상의 양성자치료기와 3개의 이온치료기 시설이 가동될 것으로 예상된다 [4.27]. 2011년 말까지 38기의 양성자와 2기의 이온치료기가 운영되고 있다.*역자 주) 표 4.1에는 각국이 보유하고 있는 치료용 양성자가속기가 정리되어 있다. 그중 중요한 것들은 다음과 같다.

표 4.1 세계의 양성자치료 시설 현황

기관	가속기	에너지 [MeV]	시작·종료 년도	빔 전달 계통
제1세대(연구용 양성자치료 시설)				
Donner Lab., Berkeley, USA	Synchrocyclotron	340	1954-57	horizontal
Werner Inst. Uppsala, Sweden	Synchrocyclotron	85	1957-76	horizontal
Harvard Cycl. Lab., USA	Synchrocyclotron	160	1961	horizontal
JINR, Dubna, Russia	Synchrocyclotron	90-200	1964-74	horizontal
ITEP, Moscow, Russia	Synchrotron	70-200	1969	horizontal
LIJF, St. Petersburg, Russia	Synchrocyclotron	70-1000	1975	horizontal
NIRS, Chiba, Japan	Synchrocyclotron	70	1979	horizontal
PMRC, Tskuba, Japan	Synchrotron	250	1983	vertical, horizontal
PSI, Villigen, Switzerland	Isochronous cyclotron	70-590	1984	1 horizontal, 1 gantry
JINR, Dubna, Russia	Synchrocyclotron		1987	horizontal
Werner Inst. Uppsala, Sweden	Synchrocyclotron		1989	horizontal
TRIUMF, Canada	Cyclotron	180-520	1995	horizontal
제2세대(양성자치료 시설)				
Clatterbridge, UK	Isochronous cyclotron	62	1989	horizontal
UCL, Louvain-la-Neuve, Belgium	Cyclotron	90	1991	horizontal
CAL, Nicea, France	Cyclotron	65	1991	horizontal
CPO Orsay, France	Synchrocyclotron	70-200	1991	horizontal
NAC, South Africa	Cyclotron	200	1993	horizontal
MPRI, IN, USA	Cyclotron	200	1993	horizontal
UCF-CNL, CA USA	Cyclotron	68.5	1994	1 eccentric gantry, spot
PSI, Villigen, Switzerland	Cyclotron	200	1996	scanning
Berlin, Germany			1998	
제3세대(병원 전용 양성자치료 시설)				
LLUMC, Loma Linda, USA	Synchrotron	70-250	1990	1 horizontal. 3 gantries
NCC, Kashiwa, Japan	Cyclotron	235	1998	2 gantries

NAC(National Accelerator Center) 남아공화국 NAC는 에너지 가변형 200 MeV 사이클로트론과 양성자 갠트리가 끝에 부착된 빔 라인을 개발 중에 있다(그림 4.14). 케이프타운대학교 병원 관계자인 G. Schuur에 의하면 2001년 말에는 환자 치료가 시작될 것이라 한다.

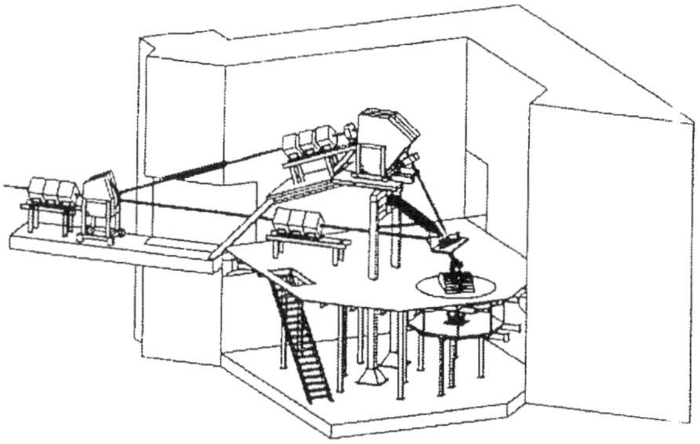

그림 4.14 남아공 200 MeV NAC 양성자치료 시설 개념도 [4.37].

미국의 양성자치료 시설 계획

IUCF(Indiana University Cyclotron Facility) IUCF는 210 MeV 사이클로트론 시설이 설치될 의료 센터로서 양성자치료실과 생물학 실험실 및 방사선 효과 연구를 위한 실험실을 갖출 예정이다. 새로 설계된 빔 수송계통은 사이클로트론으로부터 받은 210 MeV 양성자 빔을 4개의 치료실로 보내도록 되어 있다.

2개의 치료실은 수평 고정 빔 라인이 설치된다. 첫 번째 치료실은 현재 눈 치료를 위해 사용 중인 것을 개량하는 것이고, 두 번째는 두부, 목, 정위 방사선 외과수술을 포함한 뇌 치료를 위한 치료실이다. 또한 회전 갠트리를 장착한 2개의 치료실도 추가로 계획되어 있다. 2004년도부터 치료 시작, 2011년 말까지 431명 치료.[*역자 주)]

RMTC(Regional Medical Technology Center) 미국 에너지성은 텍사스 주에 설치가 취소된 SSC(Superconducting Super Collider) 가속기 부지를 이용하여, 의료용 동위원소 생산과 암 치료를 같이 할 수 있는 센터 건립을 계획하고 있다. SSC에는 35 kV 이온원, 저에너지 빔 수송 계통, 428 MHz용 RFQ, 2.5 MeV RFQ, 70 MeV DTL 연결부, 600 MeV CCL(Coupled Cavity Linac) 등이 포함되어 있다. DTL은 공명 주파수 428 MHz인 4개의 탱크로 구성되어 있으며, 각 탱크의 고주파원은 4MW 클라이스트론(Klystron)이다. CCL은 공명 주파수 1,284 MHz인 9개의 모듈로 구성되어 있으며, 각 모듈의 고주파원은 20 MW 클라이스트론이다.

표 4.2에는 RMTC 선형가속기의 기술적 요건이 제시되어 있는데 이는 SSC의 선형가속기 요건과 동등하다. 이 가속기로 두 분야 사용자 즉 동위원소 생산자와

표 4.2 RMTC의 선형가속기 기술 요건 [4.60]

	SSC	RI 생산	양성자치료
입자	H^-	H^-	H^-
에너지(MeV)	600	30, 50, 70	70-250
첨두 전류(mA)	25	50	50
펄스 길이(μs)	2-35	90	5
펄스 주파수(Hz)	10	360	10
평균 전류(μA)	< 10	> 1,000	1-50
에미턴스(n, rms)(π mm mrad)	≤ 0.3	≤ 2	≤ 0.5
에너지 분산(keV)	≤ 100	≤ 1,000	250
이용률(%)	≥ 98.8	≥ 95	≥ 95

치료자를 다 지원할 수 있는데, 왜냐하면 두 분야 이용자들의 요구조건이 상호 보완적이고 기본 설계로 많은 편리한 특성을 제공할 수 있기 때문이다. 빔 수송 계통으로부터 빔의 대부분이 방사성 동위원소 생산시설로 제공되고, 양성자치료에는 매우 작은 양의 전류만 필요하다. DTL로부터 CCL로의 이동은 70 MeV에서 진행되는데 이 에너지 역시 방사성 동위원소 생산을 위해 필요한 가장 높은 에너지이고, 양성자치료에 필요한 가장 낮은 에너지 수준이다 [4.60].

PTCA(Proton Therapy Corporation of America) PTCA는 벨기에의 IBA(Ion Beam Associates)사와 계약을 맺고 PTCA가 개발 중인 시설에 사용할 양성자 빔 치료 계통을 제작하도록 하였다. 1998년 IBA는 미국 식약청에 시장 진입 전 신고를 하였다 [4.63].

일본의 양성자치료 시설 계획 일본 과학계와 의학계는 양성자치료 시설을 의욕적으로 개발하고 있다. 표 4.3은 현재 진행 중인 하전 입자 치료 시설을 정리한 표이다. 그림 4.15는 일본 내에 계획 중인 강입자가속기 위치를 나타내었다.

츠쿠바의 PMRC 센터에서는 120, 180, 230 MeV의 에너지 가변형 의료 전용 싱크로트론을 새로 건설할 예정이다. 설계 빔 세기는 20 nA로서 초당 1.25×10^{11}개의 양성자에 해당한다. 빔 인출 모드는 빠른 인출 모드와 느린 인출 모드 2가지가 계획되어 있다. 2개의 치료실에는 수평 및 수직 빔을 사용할 수 있다. 츠쿠바는 1992년 주가속기를 싱크로트론에서 소형 사이클로트론으로 바꾸었다. 사이클로

표 4.3 진행 중인 일본의 하전 입자 치료 시설 [4.34]

장소	기종	최대 에너지	치료 개시년도	주요 시설	현황	치료환자수*역자주) (2011.12)
NCC	cyclotron	p: 235 MeV	1998	2 gantries, 1 horiz.	1st beam obtained in 1998	772
Hyogo	synchrotron	p: 230 MeV	2001	2 gantries, 1 horiz.	under construction	3198
		C: 320 MeV/u		1 horiz., 1 45 deg		788
Tsukuba, PMRC	synchrotron	p: 270 MeV	2001	2 gantries, 1 horiz.	construction started	2166
Wakasa	synchrotron	p: 200 MeV	2001	1 horiz.	under construction	-
Shizouka	synchrotron	p: 230 MeV	2001	2 gantries, 1 horiz.	funded	1175

트론의 빔이 안정적이고 연속 빔으로서 주사계통이 보다 편리하다는 것이 교체 이유이다.

오사카 대학에는 250 MeV AVF 사이클로트론이 완성 단계에 있다. 이 장치는 학제 간 교류 프로그램의 일부로서 의료과학 연구에 사용될 예정이다. 물리학계에서의 빔 제공시간 요구가 늘고 있어, 새 장치의 추가 건설을 고려하고 있다.

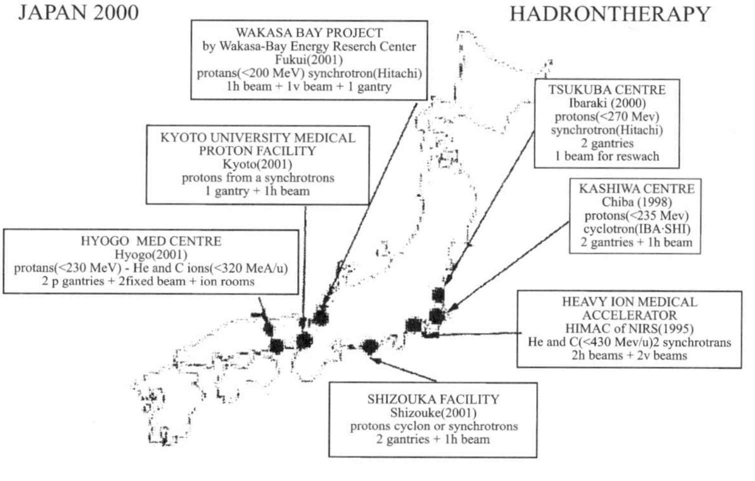

그림 4.15 일본의 의료용 강입자 가속기 건설 계획 [4.65].

교토 대학에서도 250 MeV 의료용 싱크로트론을 건설하겠다는 계획을 제안하고 NCC의 지원을 받아 건설할 예정이다. 예산은 83억 엔 정도이며, 교토에서 30 km 떨어진 가시와 캠퍼스에 설치 예정이다.

효고 대학도 230 MeV 의료용 싱크로트론을 건설할 계획을 제안하였다. 여기에는 2개의 갠트리(양성자와 탄소 이온), 3개의 고정 빔 치료실이 있다. 건설이 되면 일본 내 가장 발전된 시설로서 세 종류의 입자 양성자, 헬륨 및 탄소 빔을 사용할 수 있다. 그러나 치료에는 양성자만 사용될 예정이다. 1998년에 완성될 예정이었으나 지진으로 연기되었다.

Wakasa Bay에 있는 시즈오카 암센터는 2001년 개원 목표로 230 MeV의 다목적 싱크로트론을 개발할 예정이다. 2개의 양성자 갠트리와 1개의 고정 빔이 장치될 예정이다. 그림 4.16은 설치 개념도이다 [4.39].

러시아의 양성자치료 시설 계획 러시아에서는 다음과 같은 몇 개의 계획이 추진되고 있다. 특별히 주목할 만한 것으로서 소형 싱크로트론을 들 수 있는데 양성자 에너지는 200 MeV, 자장은 5~10 T의 고자장이며 궤도 길이는 47 m, 반복률 10 Hz로서 노보시비르스크(Novosibirsk)에 있는 BINS(Budker Institute of Nuclear Physics)에서 개발하고 있다.

또 다른 흥미 있는 시설은 ITEP에서 개념을 개발한 수소 음이온(H^-)을 사용하는 양성자치료 시설로서 6개의 치료실에서 빔을 쉽게 나누어 쓸 수 있도록 다중

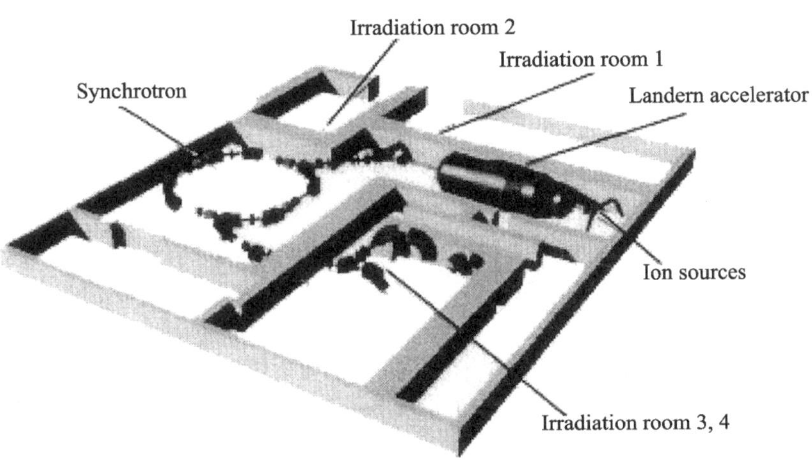

그림 4.16 일본 Wakasa Bay의 양성자치료 시설 배치도 [4.50].

빔 인출이 가능하다. 또 ITEP은 치료실 3개의 보다 작고 더 소형화된(500 m^2 이하) 양성자치료 시설도 개발 중이다 [4.1].

이탈리아의 양성자치료 시설 계획 이탈리아에서는 3개의 강입자 관련 프로젝트가 진행 중이다.

첫 번째는 RITA(Italian Network for Hadrontherapy Treatment) 프로젝트로서 이탈리아 전역의 양성자가속기 연구소와 관련 공·사립 종양학 기관들을 엮어 정보와 경험을 공유하고 양성자 빔의 활용도를 높이려는 사업이다.

두 번째는 이탈리아 제작사들이 제작할 수 있는 값싼 소형 강입자 가속기를 설계하고 건설하는 계획이다. 이런 가속기 시설로는 단일 빔 라인으로 연간 300명 정도를 치료할 수 있으며 단일 빔 라인을 사용하는 데 치료실을 1개를 더 추가하면 숫자는 배로 늘어날 수 있다. 이 프로젝트는 PACO(Programma Acceleratori Compatti per Oncologia)라 불린다.

세 번째는 밀라노에 국립 암 치료센터 CNAO(Centro Nazionale di Adroterapia Oncologica)를 건설하는 계획이다. 의료와 연구를 병행할 수 있는 다목적 시설로서 여러 개의 치료실을 동시에 사용하여 연간 1,000명 이상의 환자를 양성자 또는 탄소 이온을 사용하여 치료할 수 있는 규모이다. CNAO에 설치될 가속기는 직경 22 m의 H^- 싱크로트론으로서 양성자(에너지 범위 60~250 MeV, 평균 전류 10 nA)와 탄소 이온을 모두 가속시킬 수 있다. 그림 4.17은 1단계 CNAO 배치도인데 250 MeV까지의 양성자를 수송할 수 있는 회전 갠트리가 있는 2개의 치료실을 보유하고 있다. 그중 1개의 치료실에는 1개의 수평 빔 라인과 아래로 향하는 수직 빔 라인이 설치되며 다른 치료실에는 2개의 수평 빔 라인이 설치되는데 1개 라인은 눈 치료용이고 다른 라인은 머리와 목 치료용이다. 2개의 연구실이 설계되어 있는데 하나는 수평 빔 라인으로 양성자와 가벼운 이온을 이용하는 실험(방사선 계측, 방사선 생물학, 교정 기타 등등) 전용으로 사용되고, 다른 실험실은 향후 경이온을 이용한 치료 연구에 사용될 예정이다. 입사기로부터 11 MeV의 양성자를 제공받아 사용하는 소규모 연구실이 2개 더 있는데 하나는 PET 치료용 양전자 방출 핵종을 생산하고, 다른 한 곳은 BNTC(Boron Neutron Thermal Therapy)용 열외 중성자를 생산하는 곳이다 [4.27].

CNAO의 설계 개념은 ISS(Italian National Institute of Health)에서도 채용하여 TOP(Oncological Therapy with Protons)라는 프로젝트를 출범시켜 1995년 12월

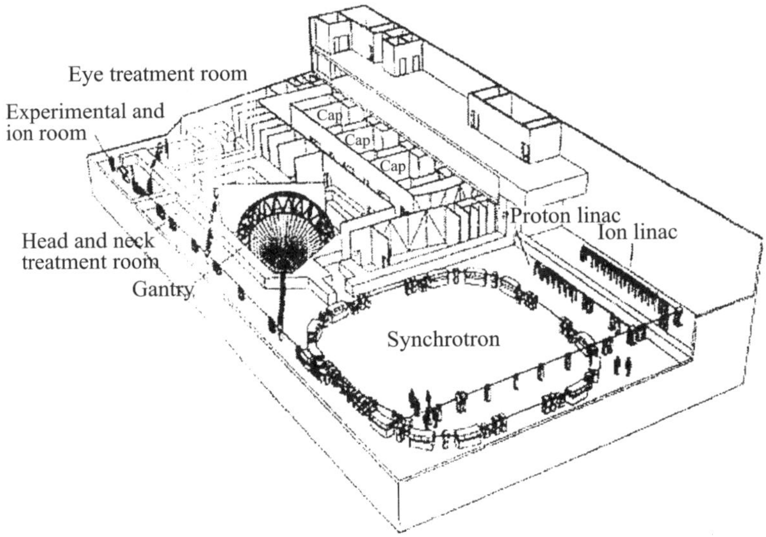

그림 4.17 이탈리아 CNAO 강입자 암치료 센터 조감도 [1.15].
(이 단지는 2개의 건물로 구성되어 있다: 지하에 위치한 강하게 차폐된 공간("벙커")으로 가속기와 치료실이 위치해 있다. 지상 위 건물로 편의시설과 사무공간이 자리하고 있다. 벙커의 면적은 3,500 m^2 이고 최대높이는 갠트리실을 고려하여 15 m 정도가 될 것이다. 건물의 가장 낮은 층에는 갠트리실 지하층 이외에도 BNCT와 동위원소 생산을 위한 방들이 있다.)

총 길이 25 m인 소형 선형 양성자가속기 건설에 착수하였다(그림 4.18). 이 가속기는 주로 양성자치료용 빔(65~250 MeV) 생산, 동위원소 생산 및 방사선 생물학 연구에 이용될 것이다. CANO는 2011년에 완공되어 운영 중에 있다.*역자 주)

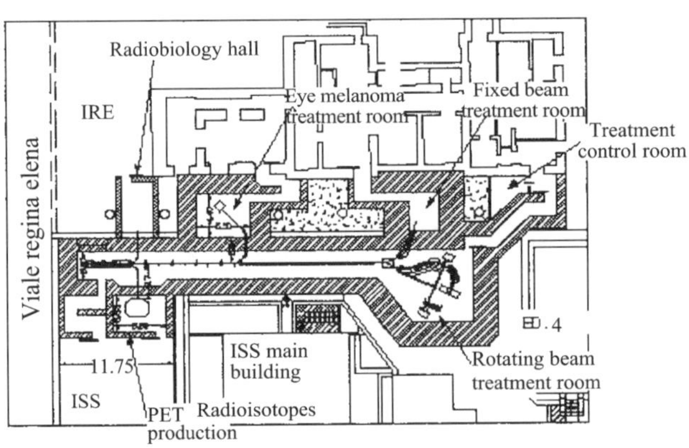

그림 4.18 ISS TOP LINAC의 배치도 [4.29].

독일의 강입자 치료 시설 계획 GSI에서 사전연구 프로젝트의 성공에 고무되어 대학 연구소들과 산업체가 공동으로 대형 중이온치료 시설을 하이델베르그에 건설할 계획을 제안하고 있다. 건설 기간은 5년이 소요될 전망이다.

건설될 센터의 중심 시설인 중이온 가속기는 소형 선형가속기 입사부와 원하는 에너지까지 가속하는 싱크로트론으로 이루어지는데 최종 에너지는 펄스에 따라 변한다. 입사기 부분에서는 이온원과 가속기 구조에서 최신의 기술 개발을 시도하고 있다(ECR 이온원, RFQ 및 IH 선형가속기). 이온원에서 핵자당 7 MeV의 에너지로 가속된 이온이 직경 18 m, 자기강성률(Magnetic Rigidity) 6.6 Tm인 싱크로트론으로 들어가게 되면 스트리퍼 박막(Stripper Foil)을 거치면 모든 전자가 떨어져 나가고, 입자들은 50～430 MeV 범위의 에너지로 가속된다. 이는 입자 빔 침투 깊이 2～30 cm에 해당한다.

싱크로트론에서 발생한 중이온 빔은 빔 수송 계통에 의해 3개의 치료실로 수송된다. 치료실 한 곳에는 수평 빔이 제공되고 다른 두 곳은 회전 갠트리가 설치되어 있어 빔을 회전시켜 가면서 치료가 가능하다. 갠트리 시스템은 새로운 어려운 기술을 채택하고 있는데 정밀 방사선 조사에 필수적인 래스터 주사(Raster Scan) 기술을 채택하고 회전 빔 수송 계통의 빔 감시에는 PET 방식을 채택하고 있다 [1.5, 1.24]. 이 시설은 2009년도에 완공되어 2011년 말까지 탄소빔으로 568명, 양성자로 94명의 치료실적을 내고 있다.*역자 주)

폴란드의 강입자 시설 계획 크라쿠프(Kraków) 핵물리연구소에 현대적인 방사선 치료 센터를 건설하여 AIC-144 고정 에너지 사이클로트론으로부터 양성자와 중양자, 즉 강입자들을 이용하려는 계획을 가지고 있다. 양성자는 수평 빔으로 60 MeV가 될 것이고 중성자 빔 에너지는 회전중심에서는 15 MeV 그리고 수평, 수직 2개의 빔에서는 30 MeV가 될 것이다. 이 센터에서는 안구 흑색종 및 기타 방사선치료가 필요한 환자를 연간 300명 정도 치료하고, 소량의 방사성 동위 원소를 생산하며, 연구 개발 활동도 이루어질 예정이다. 그림 4.19는 크라쿠프 강입자 치료 센터의 조감도이다. 또한 폴란드 바르샤바에 치료 전용 전 에너지 범위의 양성자 시설의 건설 계획이 제안되어 검토 중이다. 이 시설은 2011년에 완공되어 60 MeV 빔을 환자치료에 제공하고 있다.*역자 주)

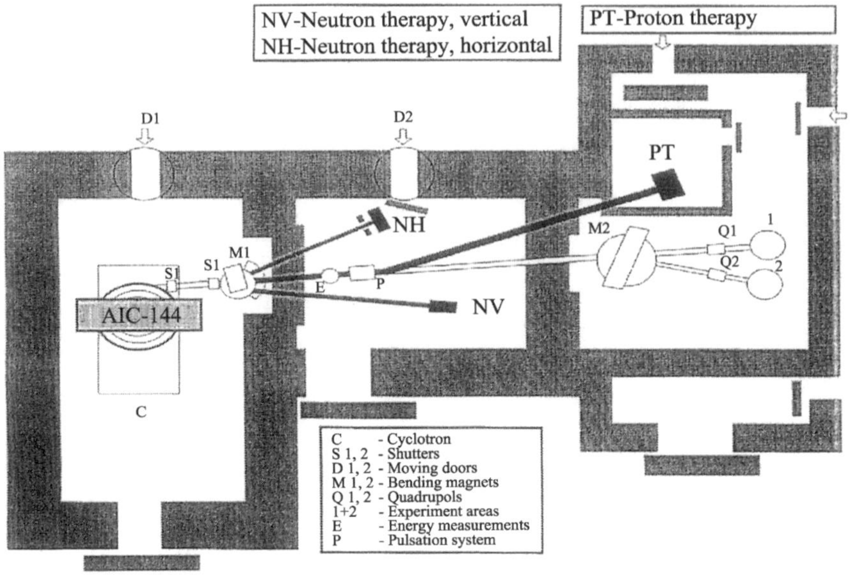

그림 4.19 폴란드 크라쿠프 강입자 치료 센터의 배치도 [4.30].

4.4 양성자치료 센터 설계를 위한 국제 협력

EULIMA(European Light Ion Medical Accelerator) 1980년대 말에 제안된 유럽 주도의 계획으로서 현재의 병원 환경에 경이온 가속기를 설치하자는 계획으로서 EULIMA는 유럽에 지어질 암 치료를 위한 가속기 원형(Prototype)이다. 탄소로부터 네온까지의 이온에서 전자를 완전히 제거한 140～400 MeV/u의 입자를 사용하여 연간 수천 명의 환자를 치료할 수 있는 규모이다. 연구의 핵심은 적절한 가속기와 빔 전달 계통의 선택인데 CERN 연구소에서 의료용 경이온 싱크로트론에 대한 타당성 연구가 수행된 바 있다.

또 다른 유럽공동 프로젝트로서 보다 소형의 의료용 가속기 SFM(Separate Function Machine)과 CFM(Combined Function Machine)이 검토된 바 있다. SFM의 원리는 분리 기능(순수한 휨용 2극자석, 집속용 4극자석, 분리된 6극자석)을 유지하는 것이다. 집속 기능을 완화시키면 싱크로트론의 규모를 25% 줄여 둘레를 59.08 m로 할 수 있다. SFM의 설계는 CERN의 LEAR(Low Energy Antiproton Ring)과 비슷하여 다목적으로 사용이 가능하다. CFM을 사용하면 크기를 더 줄일 수 있다. 휨 자석의 2극 성분에 4극 집속 기능이 추가되었다. 또한 인출 공명의 여기용 Q 튜닝과 6극자석을 이용한 교정용 장치를 결합시켜 둘레가 48.6 m로 줄어들었다[4.31]. EULIMA 계획은 재정 지원을 받지 못하여 1991년 말 종료되었다.

PIMMS(Proton Ion Medical Machine Study) EULIMA의 후속 연구로서 1996년 이탈리아, 오스트리아가 주축이 되고 독일, 체코, CERN이 이 연구에 참여하고 있다. 연구의 목적은 암 치료용 양성자와 이온에 대해 효과를 직접 비교할 수 있는 범용시설을 구축하는 것이었다.

범용시설이란 최소한의 개조를 통하여 참여자의 특수 요건을 만족시킬 수 있는 시설을 의미한다. 장치는 주로 양성자와 탄소 이온을 위한 고정밀 능동형 빔 산란용으로 설계되었으나, 수동 산란에 의한 양성자 빔의 전달도 가능하다.

인출 속도가 느린 싱크로트론으로 2종의 이온 운전에 요구되는 유연성을 확보하고 능동 주사에 필요한 에너지를 변동할 수 있다. 주된 설계 요건은 평탄한 빔 유출(Spill) 기술인데, 베타트론 코어(Betatron Core)를 사용하여 빔을 공명 영역에서 가속하는 동안 횡단면의 모든 광학적 파라메터들이 일정하도록 유지하는 빔 인출기술 개발이다. 또 빈 고주파 버켓(RF Bucket)을 사용하여 입자들을 보다 신속하게 공명 영역으로 유도함으로써, 가속기가 전력 변환기(Power Converter)의 잡음(Ripple)에 덜 민감하도록 하는 기술도 필요하다. 싱크로트론을 선택하면 결과적으로 인출 빔의 횡방향 수평, 수직 양측의 에미턴스 같지 않아 회전 갠트리에 맞추기 위해서는 보다 개선된 기술이 요구된다. 느리게 인출된 빔은 에미턴스가 비대칭일 뿐 아니라 위상 공간(Phase Space)에서의 궤적 형태도 비대칭적이다. 수직 평면에서 빔은 통상적인 타원형이나 수평면에서는 좁은 막대 형태이다. 이런 빔 거동의 장점은 수평면에서 빔의 크기를 독자적으로 제어할 수 있다는 것이다. 이는 치료 계획을 수립할 때 필요한 유연성 중의 한 양상으로 사용할 수 있다. 수직 평면에서는 빔 크기 제어에 다른 기술이 사용된다. 인출 빔의 세기는 싱크로트론에서의 초기 빔 세기를 제어하거나 베타트론 코어의 가속률을 변화시키면 된다. 빔 반점의 주사 속도는 넓은 범위에 걸쳐 변화시킬 수 있고 빔 유출을 개폐할 수 있는 초퍼(Chopper)도 사용한다. 느린 빔 인출의 또 다른 특성 하나는 비평형 위상공간상의 궤적이 빔 주사 방식에 영향을 미친다는 것이다. 끝으로, 탄소 이온은 자기 강성률(Magnetic Rigidity)가 커서 특별한 갠트리 설계가 요구된다. 따라서 느린 빔 인출을 하는 싱크로트론을 위한 빔 인출 및 전달 계통은 기존 사이클로트론용 계통과는 상당히 다르다.

가속기의 파라메터는 임상적 요건에 의해 정의되는데, 최대 에너지는 탄소 이온의 경우 400 MeV/u, 양성자의 경우 250 MeV/u로 정해진다. 빔의 세기와 반복률은 대략 2분 동안 1회의 조사가 가능하도록 조정된다. 필요한 피폭 수준이나 피폭 체적이 가속기의 용량을 초과하는 특별한 경우에는 조사 시간을 연장할 수 있다. 능동 주사에서는 통상적인 분할조사는 2리터에 2 Gy(혹은 동등한 조합)의 선량을 2분 동안 60회로 나누어 조사한다. 수동 주사에서는 통상적인 분할조사는 7.5리터에 2 Gy(혹은 동등한 조합)의 선량이 2.5분 동안 120회로 나누어 조사하는 것으로 정하고 있다 [4.31, 4.32, 4.49, 4.53, 4.54].

LIBO(Linac BOster) 60 MeV 정도의 사이클로트론을 갖춘 병원과 연구소는 많이 있으나 에너지가 낮아 치료목적 용도로는 한계가 있다. 60 MeV로 안구 흑색종 치료는 가능하나 피부 깊이 침투하지는 못한다. LIBO는 선형 양성자가속기로서 사이클로트론에서 나온 양성자 빔을 60 MeV에서 200 MeV까지 후단 가속(Post Accelerating)을 추구하는 프로젝트이다. 200 MeV는 세기 3 nA인 양성자 빔을 이용하여 깊이 27 cm에 있는 종양을 치료할 수 있는 에너지이다. 1993년 TERA에 의해 설계가 시작되었으며 1998년 TERA, CERN, INFN 공동으로 62~74 MeV의 원형급 LIBO가속 모듈 개발에 착수하였다. 개발된 모듈은 CERN 연구소에 있는 LIL 시설에 있는 고주파 전력을 사용하여 시험할 예정이다. 성공하면 기술은 산업체로 이전될 예정이다.

표 4.4에는 제안된 강입자 치료 시설들을 들었다. 여기에는 CERN이 제안한 국제 프로제트는 포함되어 있지 않다. 참고로 표 4.4.1에는 2012년 6월 현재 건설중이거나 계획중인 강입자 치료시설을 수록하였다.*역자주)

표 4.4 2000년 6월 현재 제안된 양성자 및 이온 빔 치료 시설[3.6]

기관	장소	개시 연도	제언	완공연도* 역자주)
NPTC Harvard	USA	2000	protons, at MGH, cyclotron 230 MeV, 2 gantries + 2 horizontal	2001
INFN-LNS, Catania	Italy	2000	70 MeV prorons; 1 room, fixed horizontal beam	2002
Hyogo	Japan	2001	protons, ions, synchrotron 70-230 MeV(prorons, carbon ions), 2 gantries, 2 vertical, 1 horizontal, 1 45°; under construction	2001
NAC, Faure	South Africa	2001	new proton treatment room with beam line 30° off vertical	-
Tsukuba	Japan	2001	270 MeV protons, 2 gantries, 1 research room, under construction	2001
CGMH	Northern Taiwan	2001 ?	250 MeV proton synchrotron or 230 MeV cyclotron, 3 gantries, 1 fixed	-
Wakasa Bay	Japan	2002	multipurpose accelerator, building completed mid 1998	-
Bratislava	Slovakia	2003	protons, ions, cyclotron 72 MeV + BNCT + isotope production	-
IMP, Lanzhou	PR China	2003	C-ion from 100 MeV/u at HIRFL expand to 900 MeV/u at CSR, clinical treatment, biologocal research, no gantry, shifted patients	2006
Shizuoka Cancer Center	Japan	2002 ?	synchrotron 230 MeV ? 2 gantries, 1 horizontal, funded	2003
Erlanger	Germany	2002 ?	protons, 4 treatment rooms some with gantries	-
CNAO, Milan & Pavia	Italy	2004 ?	protons, ions, synchrotron, 2 gantries, 1 fixed beam room, 1 experimental room	2011
Heidelberg	Germany	2005 ?	protons, ions	2009
AUSTRON	Austria	?	2 proton gantries, 1 ion gantry, 1 fixed proton, 1 fixed ion, 1 experimental room	-
Beijing	China	?	synchrotron 250 MeV	-
Central Italy	Italy	?	cyclotron, 1 gantry, 1 fixed	-
Clatterbridge	UK	?	upgrade using boodter linear accelerator to 200 MeV?	-
TOP project ISS, Rome	Italy	?	70 MeV proton linac, expand to 200 MeV?	-
3 projects in Moscow	Russia	?	protons including 320 MeV, probably no gantry	-
Krakow	Poland	?	60 MeV proton beam	-
Moscow	Russia	?	320 MeV compact proton accelerator, probably no gantry	-
Proton Development N.A.Inc,	IL, USA	?	300 MeV protons, therapy & lithography	2010
PTCA, Tenet Health System	USA	?	Several system throughout the USA	-
RMTC	USA	?	combined medical radioisotope production complex and Protontherapy facility using SCC linac	-

표 4.4.1 2012년 6월 현재, 건설 중이거나 계획 중인 입자 치료 시설 *역자 주)

[출처: http://ptcog.web.psi.ch (Particle Therapy Co-Operative Group)]

기관 / 장소	국명	입자	최대 치료 에너지 (MeV)	치료 장치	치료실 수	치료 개시 년도
PTC Czech s.r.o., Prague*	Czech Rep.	p	230 cyclotron	3 gantries 1 horiz fixed beam	4	2012
Med-AUSTRON, Wiener Neustadt*	Austria	p, C-ion	430/u Synchrotron	1 gantry (only for protons) 1 fixed bean 1 fixed 0 + 90 deg	3	2015
ATreP, Trento*	Italy	p	230 cyclotron	2 gantries 1 horiz fixed beam	3	2013
Fudan University Shanghai CC*	China	p, C-ion	430/u synchrotron	3 fixed beams	3	2014
McLaren PTC, Flint, Michigan*	USA	p	250/330 cyclotron	3 gantries	3	2012
WPE, Essen*	Germany	p	230 cyclotron	3 gantries, 1 horiz fixed beam	4	2012
HITFil, LAnzhou*	China	C-ion	400/u synchrotron	4 horiz, vertical, oblique, fixed beams	4	2013
PTC, Marburg*	Germany	p, C-ion	430/u synchrotron	3 horiz fixed beams 1 fixed beam 0 + 45 deg	4	2012?
Northern illinois PT Res.Institute, W. Chigago, IL*	USA	p	250 synchrotron	2 gantries, 2 horiz fixed beams	4	2012?
Chang Gung Memorial Hospital, Taipei*	Taiwan	p	235 cyclotron	4 gantries, 1 experimental roon	4	2012
PMHPTC, Protvino*	Russia	p	250 synchrotron	1 horiz fixed beam	1	2012?
CCSR, Bratislava	Slovak Rep.	p	72 cyclotron	1 horiz fixed beam	1	?
CMHPTC, Ruzomberok*	Slovak Rep.	p	250 synchrotron	1 horiz fixed beam	1	?
SJFH, Beijing	China	p	230 cyclotron	1 gantry, 1 horiz fixed beam	2	?
Skandion Clinic, Uppsala*	Sweden	p	230 cyclotron	2 gantries	2	2013
Bames Jewish St. Louis, MO*	USA	p	250 SC synchro-cyclotron	1 gantry	1	2012
Scripps Proton Therapy Center, SanDiego, CA*	USA	p	250 SC cyclotron	3 gantries, 2 horiz fixed beams	5	2013

기관 / 장소	국명	입자	최대 치료 에너지 (MeV)	치료 장치	치료 실수	치료 개시 년도
SCCA Proton Therapy, a ProCure Center, Seattle, WA*	USA	p	230 cyclotron	4 gantries	4	2013
Samsung Proton Center, Seoul*	South Korea	p	230 cyclotron	2 gantries	2	2014
Robert Wood Johnson, New Brunswick*	USA	p	250 SC synchro-cyclotron	1 gantry	1	2013
Oklahoma University, Oklhoma City, OK*	USA	p	250 SC synchro-cyclotron	1 gantry	1	2013
MD Anderson, Orlando, FL*	USA	p	250 SC synchro-cyclotron	1 gantry	1	2013
First coast Oncology, Jacksonville, FLI*	USA	p	250 SC synchro-cyclotron	1 gantry	1	2013
IFJ PAN, Krakow*	Poland	p	235 cyclotron	1 gantry	1	2014?
PTC Zurichobersee, Galgenen	Switzerland	p	230 cyclotron	4 gantries, 1 horiz fixed beam	5	2016

* under construction

4.5 양성자치료 센터의 설립 계획

현재 몇몇 전문기관과 기업체들이 치료 전용 양성자가속기 건설 계획을 제안하거나 추진 중에 있다. 벨기에의 IBA(Ion Beam Application S.A.)는 병원 내에서의 치료전용 상용시설을 제안하고 있다[4.23]. IBA의 시설은 다음과 같은 요소들로 구성되어 있다. (1) 235 MeV 고정 에너지 사이클로트론. 1.5 μA 세기의 빔을 전달할 수 있으나 환자에게 조사할 수 있는 최대 조사선량을 고려하여 300 nA까지의 빔만 수송할 수 있도록 하드웨어적으로 제한되어 있다. (2) 사이클로트론으로부터 인출된 고정 에너지 빔을 가변 에너지 빔(235~70 MeV)으로 변환시키는 에너지 선택 계통. 에너지 분산 및 에미턴스 제한 그리고 그에 대한 확인이 가능하다. (3) 에너지 선택 계통의 끝 부분에서부터 여러 갠트리와 고정 빔 라인의 입구 부분을 연결하는 빔 수송 및 개폐 장치. (4) 노즐이 장착된 3개의 갠트리, 2개의 수평 빔 라인, 그중 조사야가 큰 라인에는 노즐이 장착되어 있다. 갠트리에서 넓은 조사야를 확보하기 위해 빔 퍼짐에 대응된 빔 산란 및 워블링(Wobbling)이 가능하다. (5) 가속기 개별 제어계통에 더하여 전체 계통의 제어를 위한 종합 제어계통. 3개의 독립적인 제어계통들이 망을 구성하고 있다. (6) 종합 제어계통과는 별도로 분리된 종합 안전계통. (7) 로봇에 의한 환자 고정 장치[1.3, 4.5, 4.66].

IBA의 양성자치료기는 NPTC와 NCC에 설치되었다. 세부 설명은 4.2.3절을 참조하면 된다.

Chapter 05

Proton Radiotherapy Accelerators

강입자 치료 센터의 요건

기존의 방사선치료에 사용되는 광자나 전자에 비하여 양성자는 보다 높은 탄도 선택성(Ballistic Selectivity)을 가지므로, 3차원 동형화(Conformal) 치료를 위해서는 선량 전달에 엄격한 요건이 적용된다. 양성자치료의 장점은 3.1.1절과 3.1.2절에 이미 설명하였다. 이 장에서는 임상 성능을 나타내는 지표들을 제시한다. 이에는 빔 도달거리(Range), 브래그 피크 조절, 도달거리 조정, 선량률, 조사야의 크기, 균질도 및 대칭도, 주변 반음영부, 말단위치 선량 감소율, 선원 대 표면 간의 거리, 갠트리 회전중심과 빔 축과의 변위 등이 있다. 가속기와 빔 수송 및 빔 전달 계통에 요구되는 성능 제원들은 6.1절, 7.2절, 7.3절, 8.1절에 기술되어 있다.

5.1 임상용 양성자 빔의 의학적 기술적 특성

양성자치료 시설은 다음 성능을 구비해야 한다.

- 대부분의 종양을 치료(적당한 침투 깊이 및 조사야의 크기)
- 짧은 치료 시간(적절한 빔의 세기)
- 치료 부위와 주변의 건강한 조직들과의 윤곽을 정확하게 구분하여 표적에 대해 균일한 선량을 투여할 수 있는 양성자 빔의 바람직한 물리적 특성

- 빔 전달 방식의 융통성(치료계획에 따라 환자에게 어떤 방향에서 고정 빔 또는 이동 빔을 투여할 수 있는 능력)
- 최적화된 환자의 치료 동선
- 환자의 안전(정확한 선량 측정 및 신뢰성 있는 제어계통) [5.1]

5.1.1 흡수 매질 내에서의 빔 도달거리

환자 몸속에서 빔의 도달거리는 초기 에너지, 가속기와 환자 사이에 있는 물질의 양(진공 구간, 빔 감시계통, 빔 펼침 및 도달거리 제어계통 등)에 의해 결정된다. 250 MeV 양성자 빔은 물속에서 38 g/cm^{2}의 도달거리를 갖는다. 모든 크기의 조사야에서 최대 에너지의 도달거리를 요구하지는 않는다. 조사야가 클 경우(≥ 22 × 22 cm^2) 최소 허용 도달거리는 22 g/cm^{2}이다. 가장 작은 도달거리는 70 MeV에 해당하는 3.5 g/cm^{2}이다.

그러나 치료에 가용한 유효 도달거리는 인출된 빔이 인체에 닿을 때까지 만나는 물질들 때문에 더 짧을 것이다. 에너지 손실의 주된 원인은 수동형 빔 펼침 장치이다. 빔 진단 및 측정 장치도 추가적인 에너지 손실을 가져오기는 하지만 크지는 않다. 최소 에너지 70 MeV는 최소 3.5 g/cm^{2}의 도달거리에 해당된다. 깊은 곳에 있는 종양 치료를 위한 최대 250 MeV의 빔은 38 g/cm^{2}를 보장해야 한다. 이런 도달거리를 확보하려면 인체 표면에서의 빔 에너지는 50 MeV와 200 MeV는 되어야 한다 [1.4, 5.1].

최근 낮은 에너지의 양성자를 안구 흑색종(Ocular Melanoma)에 사용하는 중요한 사례가 생겼다. 이 치료에는 최소 55～60 MeV의 양성자로 치료가 가능하였다. 이 수치는 하버드 사이클로트론(미국, 보스턴)에서 94명의 치료 경험을 토대로 한 것이다. 그 시설은 고정 수평 빔 라인과 빔 산란 박막, 도달거리 조절기, 감시 장치들이 있는데 치료할 때에는 환자를 전동 의자에 앉히고 고정을 위해 바이트블록(Bite Block), 머리 고정틀(Head Restraint), 얼굴 마스크를 이용한다.

두 번째 사례는 160 MeV 이상의 양성자를 사용한 경우이다. 심부 종양 치료를 위해서는 물속에서 17 cm 이상의 도달거리를 갖는 양성자가 필요하다. 현재 고에너지 양성자치료를 위한 최적 제원과 가속기에 대해서는 아직도 많은 논란이 있다. PTCOG(Proton Therapy Co-operative Group)에서 도달한 결론은 최대 에너지 250 MeV(침투 깊이 37 cm)이다. 에너지는 연속 가변적이어야 하며 70 MeV부터는 몇 단계로 나누어 선택할 수 있어야 한다. 또 빔의 평균 세기는 짧은 치료시간을 고려하여 최소 10 nA 이상이 되어야 한다. 6장에는 양성자치료에 사용되는 가속기 종류들을 비교한다. 주된 종류로는 사이클로트론, 싱크로트론, 선형가속기가 있다.

5.1.2 브래그 피크 조절

SOBP(Spread Out Bragg Peak)의 길이 연장은 빔 도달거리가 5 g/cm^{2}보다 낮은 에너지일 경우 0.2 g/cm^2 간격으로, 에너지가 5 g/cm^{2}보다 클 경우 0.5 g/cm^2 간격으로 조절 가능하여야 한다. 이처럼 가속기로부터 인출되는 빔의 에너지를 얼마나 빨리 변동시켜 도달거리를 변경시킬 수 있는가에 따라 선량이 달라지므로 가변성이 매우 중요하다. 빔 변조 장치로서 금속 혹은 플라스틱 필터(Range Filter)나 프로펠러와 같은 기계적인 장치를 사용할 경우에는 조절 빔 간격을 실제 1.0 g/cm^{2}보다 작게 할 수는 없다. 그림 5.1은 NPTC 시설에서 조절 가능한 SOBP의 예이다.

5.1.3 도달거리 조절

환자 몸속에서 빔의 도달거리는 좁은 간격으로 조정할 수 있어야 한다. 또한 도

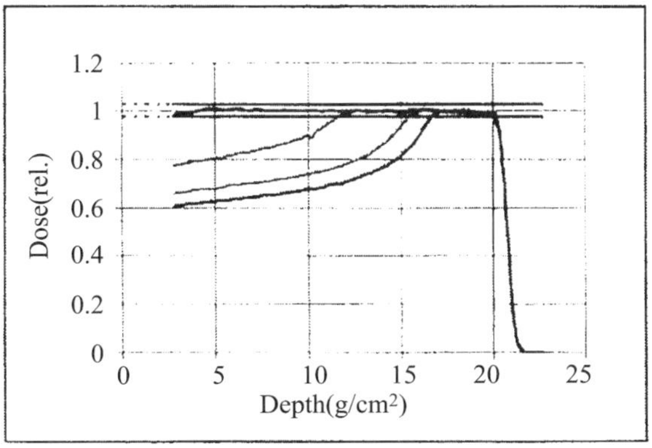

그림 5.1 부분적으로 도달거리를 조절한 SOBP [4.26].

달 깊이에 따라 SOBP의 간격도 달라져야 한다. 예를 들면 도달거리가 5 cm 이상일 때는 0.1～0.3 g/cm^2 간격, 5 cm 이하일 때는 0.05～0.2 g/cm^2 간격이 적용될 수 있다. 빔의 조정은 가속기에서 나오는 빔 에너지를 변동시키거나 흡수체(Absorber)를 사용하여 빔 에너지를 저하시키는 방법 혹은 두 과정을 차례로 거치는 방법이 있다. 중성자 발생을 최소화하고 빔의 질을 유지하기 위해서는(에미턴스 증가의 최소화) 에너지 조절은 가급적 가속기측에서 하고 흡수체에서는 미세조정만 하는 것이 바람직하다 [1.4, 4.1, 4.26, 5.2]. 하나의 예로서 그림 5.2는 NPTC에서 구현할 수 있는 최소 도달거리 보정 결과를 보여주고 있다.

5.1.4 조사야의 크기(Field Size)

양성자치료 센터는 고정 빔실과 갠트리실을 갖추어야 한다. 눈 치료를 위한 고정 수평 빔의 경우 조사야의 크기와 모양은 환자 개개인에 알맞도록 직경 5~34 mm의 크기로 제공된다. 머리와 목의 치료를 위한 수평 빔의 조사야는 2 × 2 cm^{2}부터 15 × 15 cm^2 크기이다. 다른 수평 빔과 수직 빔은 갠트리 빔과 같은 성능을 갖아야 하며, 회전중심에서 2 × 2 cm^{2}부터 40 × 40 cm^{2}의 크기를 갖는다.

모든 빔의 조사야의 크기는 1 mm 간격으로 조정할 수 있어야 하며, 허용 오차는 ±0.5 mm이다 [1.4, 4.26, 5.2].

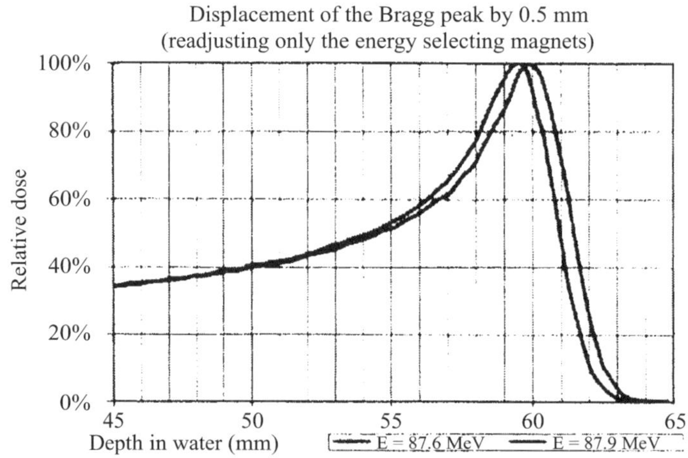

그림 5.2 최소 도달거리 조정능을 보여주는 NTPC의 선량 측정 그래프(빔 에너지 87.6～87.9 MeV) [4.26].

5.1.5 조사야의 균질성과 대칭성

빔의 진행 방향에서 가로축 방향(R_t)과 세로축 방향(R_l)으로의 조사야의 균질도는 $R_t \leq 105\%$, $R_l \leq 111\%$ 이내여야 한다. 결과적으로 조사야의 대칭도는 105% 이하이다.

5.1.6 측면 반음영부(Lateral Penumbra)

빔의 측면 반음영부는 가급적 작아야 하며 방향의 폭이 2 mm 이하여야 한다. 반음영부의 크기는 물과 특성이 같은 인체 모형의 표면에서 측정된다. 왜냐하면 표면에서 반음영부의 크기는 장치의 설계 파라메터(가상 빔 원의 제원과 빔 조정 장치에서의 산란)에 의한 영향만 고려하면 되기 때문이다. 치료 부위의 반음영부는 생체 세포를 구성하는 원자들과의 상호작용으로 인한 빔 산란 결과로 생기는 고유 반음영부이다. 이 영향은 줄이거나 제거할 수 있는 것이 아니다 [1.4, 4.22].

수동계통에서는 인체 표면에서의 반음영부는 본래의 빔 원이 조준기(Collimator) 또는 개구부(Aperture)의 앞쪽의 감쇄기에서 산란으로 인한 각도 편차에 기인한 것으로서 유효 빔 원의 크기를 증가시키는 결과를 가져온다. 주변 반음영부는 조준기의 구경과 피부 사이의 거리가 크면 증가하고, 선원과 조준기 사이의 거리가 크면 감소한다. 반음영부 효과는 후단부 볼러스에 의한 산란에 의해서도 역시 증가한다 [1.4].

능동 주사계통에서는 측면 반음영부는 주로 빔(빔 전달 계통의 광학계에 의해 고정된)의 발산 정도에 의해 결정된다. 주사에 의한 선량 분포가 공간적으로 가우스 빔의 중첩 형태라고 가정하면, 측면 선량 감소 현상은 반점 사이의 거리를 변동시키고, 가장자리 부분의 가우스 세기(가중치)를 변동시키는 최적화된 형상을 만들어 사용함으로써 개선할 수 있다 [1.4].

5.1.7 말단위치 선량 감소(Distal Dose Fall-off)

단일 에너지 양성자 빔이 피부에 들어오게 되면, 에너지 감소 과정을 거치면서 자연적인 통계적 분포를 나타내면서 퍼진다(도달거리 분산). 양성자 도달거리 산재(Range Straggling)란 가우스 정지거리 분포(Stopping Distribution)의 표준 편차가 양성자 도달거리의 약 1.1% 되는 거리로 정의된다. 따라서 250 MeV에서는 약 4.5 mm 정도이고 150 MeV에서는 약 2 mm, 100 MeV에서는 약 1 mm이다.

말단위치 선량 감소에 기여하는 다른 인자들로는 가속기로부터 인출된 빔의 고유한 운동량 분산($\Delta p/p$)i 그리고 수동 빔 분산 장치가 있으며, 빔 물질 내에서의 분산에 해당하는 추가적인 운동량 분산이 있다. 가장 심한 경우의 예로, 수동형 선량 전달계통을 사용하고 임상 요건이 3 mm인 경우, 250 MeV의 에너지 빔이 운동량 분산을 하면서 임상 요건을 만족시키려면 고유 감소는 최대 2.2 mm 이내여야 한다[1.4, 5.1].

5.1.8 평균 선량률

표적의 평균 선량률은 들어오는 빔의 세기와 표적의 체적, 형태, 빔의 펼침 방법, 빔 전달 계통의 설계, 가속기로부터 치료실까지의 전달 효율 및 빔 에너지 변동 방법에 따라 달라진다. 산란계통에서의 전체적인 입자의 활용 효율은 50% 정도이나 조준도가 나쁜 빔에서는 효율이 현저히 작아질 수 있다. 요구되는 빔의 세기는 최대 요구 도달거리(32 g/cm^2)에서 공통적으로 사용되는 최대 조사야의 크기(약 40 × 40 cm^2)에 2～10 Gy/min의 정도로 조사할 수 있는 세기이다. 조사야의 크기가 5 × 5 cm^2 미만일 때에는 도달거리 3 g/cm^{2}에서 최소 10 Gy/min의 평균 선량률이 요구된다. 특별히 안과 종양의 경우, 매우 짧은 조사시간을 요하는데 (20~30초) 처방된 선량을 확실하게 조사하기 위해서는 SOBP에 매우 높은 선량률이 필요하다[1.4, 5.1].

5.1.9 선량 정확도

전달되는 선량의 정밀도는 ±2% 이내여야 한다. 한 예로 그림 5.3은 NPTC 빔의 12.4 cm 깊이에서 넓은 조사야의 경우 측면 선량 분포를 보여주고 있다.

5.1.10 빔 세기 요건

수동형 빔 산란 장치를 사용할 때 인출 빔의 세기 요건은 선량, 조사야의 크기

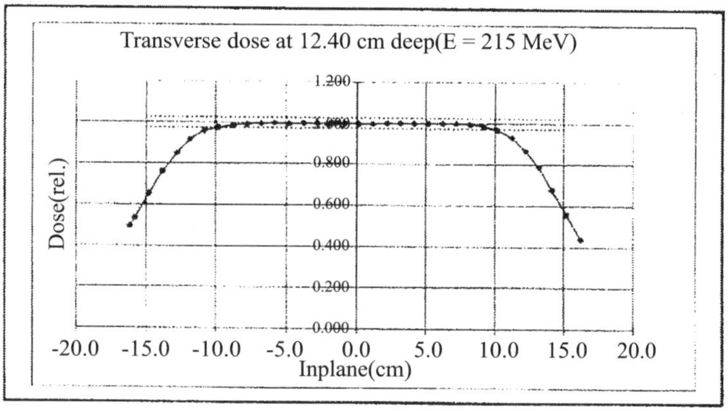

그림 5.3 NPTC 빔 12.4 cm 깊이에서 넓은 조사야의 측면 선량 분포 [4.26].

에 의해 결정되고, 주사계통을 사용할 때에는 종양의 최대 단면적 크기에 의해 결정된다. 200 MeV의 양성자로 1리터의 체적에 1 Gy의 선량을 전달하려면 체적의 형태에 따라 양성자 (5~15) × 10^{10}개가 필요하다. 실제로 가속기는 더 많은 수의 양성자를 공급해야 한다. 요구되는 빔 전류는 빔 산란 장치, 주사 장치에 따라 크게 달라진다.

자기장(Magnetic) 주사계통의 경우(7.5.3.2절), 입자를 표적 경계 내에 정밀하게 분포시킴으로써 완전한 3차원 동형화(Conformal) 치료가 가능하다. 예를 들어 싱크로트론의 경우 주사계통의 효율을 70%(이는 약간 보수적인 수치임)로, 빔 수송계통의 효율을 90%로 가정하면, 2리터의 체적에 2 Gy/min 선량률로 제공하려면 빔 전류는 약 2.6 nA가 되어야 한다.

수동형 빔 전달 계통의 경우(7.5.3.1절) 빔의 세기는 표적의 체적에 의해 결정되지 않고, 유효 지역을 포괄하는 조사야의 크기(이중 산란에 의해 생성되는) 및 최대 치료 깊이에 의해 결정된다. 산란계통(산란장치와 조절장치)의 개수는 절충을 통해 결정해야 한다. 종양 체적의 가장 먼 조직층을 치료할 때에는 빔 세기가 최고가 되게 하고, 피부 가까운 층을 치료할 때는 브래그 피크를 뒤로 물러나게 하여 급격히 감소시킨다. 사실 가까운 조직은 먼 조직층을 치료하는 동안 이미 어느 정도의 피폭을 받고 있다(이는 주사계통에도 적용되는 사실이다). 이중 산란 계통의 효율을 40%, 빔 수송 계통의 효율을 90% 정도로 가정하면, 2 Gy/min의 선량률을 전달하기 위해 싱크로트론이 공급해야 하는 빔 전류는 2～17 nA [1.4]에 이른다.

5.1.11 선원에서 축까지의 거리(SAD: Source to Axis Distance)와 선원에서 표면까지의 거리(SSD: Source to Surface Distance)

SAD는 피부 선량 대 표적 선량 비에 영향을 준다. 단일 에너지 빔의 경우 기하학적 형태가 이 비율에 미치는 영향의 정도는 브래그 피크 깊이에서의 조사되는 면적 대 표면에서의 조사되는 면적의 비, 즉 $d^2/(d-r)^2$이다. 여기서 d = SAD, r = 양성자 도달거리이다. SOBP의 경우 이 의존도는 입구에서의 선량과 각기 다른 에너지별 브래그 피크에서 선량의 비율 및 각 에너지별 세기에 따른 의존도들의 종합한 값(convoluted)이다. SAD와 SSD는 상관관계가 크므로 피부 선량 대 표적 선량의 비를 SAD 대신 SSD의 함수로 나타낼 수도 있다. 피부 선량 대 표적 선량의 비는 SSD가 커지면 감소한다(그림 5.4). 실제 빔 전달 계통의 공간적 제약이 SAD를 제한한다. 특히 갠트리에서는 SAD가 3 m 이상이 될 수 없다. 2~3 m가 적합하다. 수동형 빔 확산계통이 있으면 이 간격은 2.5~3 m로 더욱 줄어든다[1.4, 5.1].

5.1.12 빔 축의 회전중심으로부터의 변위

치료용 방사선 장치에서 빔을 여러 각도에서 조사할 때, 회전중심(Isocenter)이라는 용어를 사용하는데, 이는 각도가 다른 빔들이 축을 가로지를 때 만들어지는 가장 작은 구의 중심점으로 정의된다. 빔 축과 회전중심 사이의 최대 변위는 직경

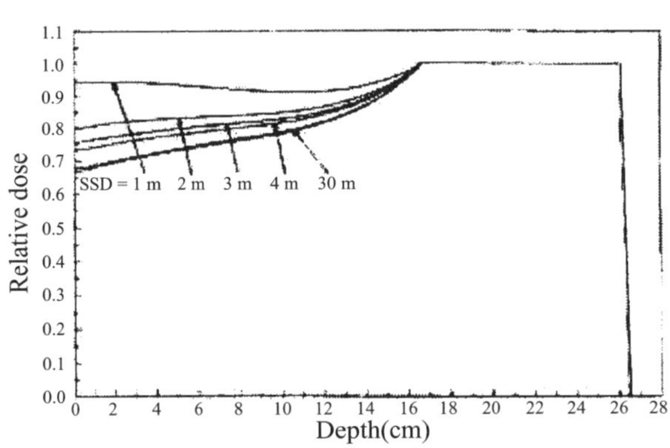

그림 5.4 최대 에너지 200 MeV, 10 cm SOBP 시 SSD별 피폭량 곡선[1.4].

2 mm 이내로 유지되어야 한다. 이 오차는 입사 빔의 입사각에 ±0.1° 정도의 오차를 유발한다[1.4].

5.1.13 갠트리 회전

갠트리의 회전 속도는 초당 6°, 즉 분당 1회전을 넘지 않아야 된다. 갠트리의 위치 고정 정확도 오차는 ±0.3° 이내여야 한다. 또 갠트리 위치는 1° 간격으로 변동이 가능하여야 된다 [1.4].

5.1.14 인출 빔의 시간 구조

싱크로트론의 경우(사이클로트론은 고정 에너지의 연속 빔을 공급한다), 수동형 빔 전달 계통의 선량은 빔의 시간 구조와 인출 시간에 의한 영향을 받지 않는다. 반면에 자기장 주사계통은 이런 파라메터에 매우 민감하다. 주사계통의 제원과 가속기 제원은 서로 밀접한 관계를 맺어야 한다. 현재의 주사 수준으로는 50 μs 동안 빔 세기가 50% 이내로 변하면 이를 따라잡을 수 있다.

빔 유출(Spill) 기간의 최대 길이는 허용할 수 있는 치료 시간에 의해, 최소 길이는 주사계통의 최대 주파수와 응답시간 또는 제어계통의 특성에 의해 제한된다. 하나의 유출 기간 내에 허용 가능한 빔 세기 변동량과 시간 구조는 동적 도달거리, 주사계통의 응답 시간 및 관련 제어계통에 의해 결정된다 [1.4].

5.1.15 빔 중지(Abort) 시간

치료 도중 장치에 고장이 생기면 과선량(Over Dose)이 허용치 이내로 유지될 수 있도록 짧은 시간 내에 빔을 중지시킬 수 있어야 한다. 고장 발생에 가장 빨리 대처해야 할 계통은 주사계통으로서 고장으로 빔이 집중되는 곳(Hot Spot)이 생길 수 있기 때문이다. 반면 산란계통의 고장은 빔을 넓은 면적에 산란시킴으로 별 문제가 없다. 일반적으로 빔 중지 시간은 60 μs 를 초과해서는 안 된다 [1.4].

표 5.1에는 미국 보스턴에 건설되는 NPTC의 임상 제원 및 예비 측정 결과가 정리되어 있다.

표 5.1 NPTC 설비의 임상 제원 및 예비 측정 결과[5.2, 4.26]

치료 조건	적합 특성	최소 특성	최초 측정(일시)
Beam dose shape			
도달거리	최대 32 g/cm^2	최대 28 g/cm^2	32.8 g/cm^2(3/97)
	최소 3.5 g/cm^2	최소 5.0 g/cm^2	3.5 g/cm^2(3/97)
도달거리 변조	단계당 0.5 g/cm^2 또는 전체 깊이보다 작을 때 (0.2 g/cm^2 또는 도달거리 ≤ 5 g/cm^2 작게)	1.0 g/cm^2 단계 또는 전체 깊이보다 작을 때 (0.3 g/cm^2 또는 작은 도달거리 ≤ 5 g/cm^2)	0.5 g/cm^2(6/98)
도달거리 조정	단계당 0.1 g/cm^2 (도달거리 < 5 g/cm^{2}에서 0.05 g/cm^2)	0.1 g/cm^2 단계당	0.1 g/cm^2(3/97)
말단 선량 감소 (80%-20%)	0.1 g/cm^{2}보다 작게 (도달거리 산재로부터 물리적인 한계 이상)	0.6 g/cm^2 이하로	< 1 mm(ESS 장착) (3/97)
조사야 크기	고정 40×40 cm^2 갠트리 40×30 cm^2	고정 ≥ 28×28 cm^2 갠트리 ≥ 26×22 cm^2	20 cm^2 산란 30×40 cm^2 워블링 (9/98)
측면 반음영부 (80%-20%)	환자 몸속에서 다중충돌에 의한 반음영부는 2 mm 이내	4 mm 이내	측정 예정
선량 균질도	전체 조사야 내의 ±2.5%	±4% 이내	측정 예정
선량			
평균 선량률	1분 이내에 2Gy 선량을 32 g/cm^2 깊이의 25×25 cm^2 조사야를 충분히 조사할 수 있는 빔 세기	4분 이내에 2Gy 선량을 28 g/cm^2 길이의 25×25 cm^2 조사야를 조사할 수 있는 빔 세기	사이클로트론에서 빔 인출 300 nA(3/97)
선량 정확도	일별 정확도 및 재현성 ± 1.5%		측정 예정
빔 궤적			
빔 위치	표적에서 빔 위치 오차 ± 1 mm. (갠트리 회전중심의 기계적 오차, PPS, 환자 위치조종기의 오차 등 몇 가지 오차의 결과)	갠트리(측정값) 회전중심 정밀도 ± 6 mm(3/98) PPS 재현성 < 0.3 mm(12/97)	
기타 특성			
빔 유출 구조	"주사 준비"	"주사 향상"	
유효 SAD(갠트리 빔)	≥ 3 m	≥ 2 m	

5.2 일반 시설의 특성

5.2.1 치료실

양성자 전용 치료 시설은 회전 갠트리가 있는 치료실 2~3개와 최소 1개의 수평 고정 빔 치료실을 갖추어야 한다. 건축공사를 단계적으로 할 경우에 첫 단계에서 최소 1개의 갠트리 치료실과 1개의 수평 빔 치료실을 구축해야 한다. 또한 다음 단계 공사를 적은 비용으로 효과적으로 하도록 연결성도 확보해야 한다. 한 예로서 그림 5.5에는 최초로 운영된 로마린다 병원 양성자치료 시설의 치료실 배치도이다.

수평 빔 치료실은 작은 면적(예: 눈 치료)에서 큰 면적($40 \times 40\ cm^2$)까지 넓은 범위의 치료를 할 수 있어야 한다. 작은 면적 치료용 장치에서 큰 면적 치료용 장치의 교체 시간은 10분 이내여야 한다[5.1]. 그림 5.6은 고정 빔 치료실에 있는 장치의 한 예이다.

회전 갠트리 치료실은 최소 $30 \times 20\ cm^2$ 면적의 조사야를 제공할 수 있어야 한다. 치료대 위치제어 기능과 연동하여 빔을 환자의 신체 부위를 모든 방향에서 조사할 수 있어야 한다[5.1].

빔 방향은 수평 빔의 경우에는 고정되어야 하고 갠트리 빔의 경우에는 4π Steradian이 되어야 한다. 수직 평면을 회전하는 갠트리는 치료대와 함께 연동하

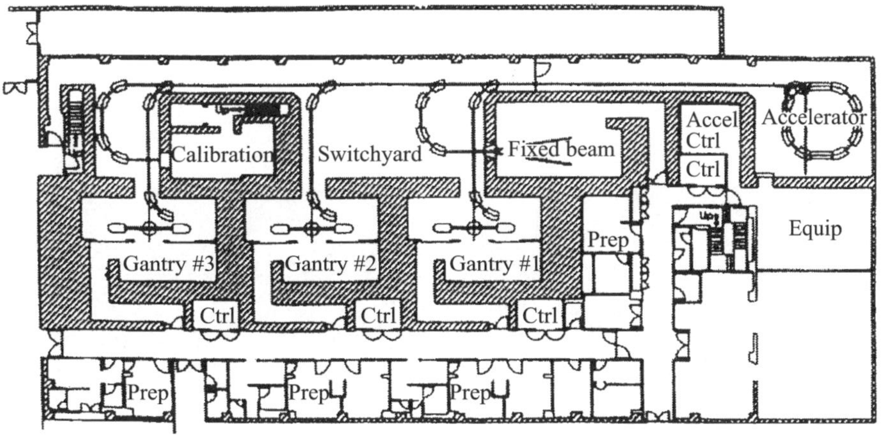

그림 5.5 미국 Loma Linda 대학 의료 센터의 치료실 배치도[4.24].

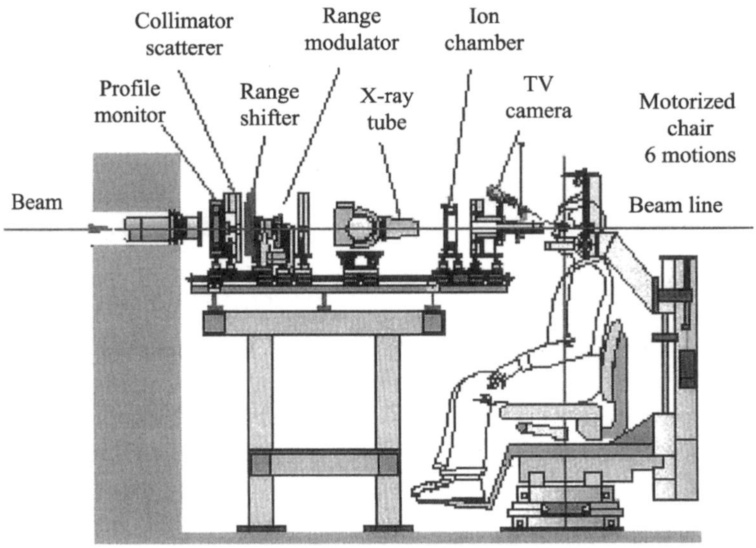

그림 5.6 캐나다 TRIUMF 양성자 시설의 수평 고정 빔 치료실에 있는 공통적인 장치 [5.3].

여 움직여(3 방향 병진운동과 수직 방향 회전운동) 반듯이 누운 상태에서 빔을 모든 각도에서 조사할 수 있다. 즉 환자 주위에서 4π Steradian 각도로 이동이 가능하다 [5.1].

그림 5.7에는 양성자 갠트리의 회전 가능한 방향이 예시되어 있다. 이 갠트리는 최근에 PSI에 설치된 것이다. 수직방향으로는 ±185°까지(왼쪽 그림) 회전할 수 있어 환자의 머리 부분도 수평 빔을 이용하여 직접 입체적으로 치료할 수 있다. 이 목적을 위해 갠트리 테이블에는 특수 지지대가 설치되어 있다. 수평 방향으로는 120°까지 위치를 변동할 수 있다(오른쪽 그림) [5.4].

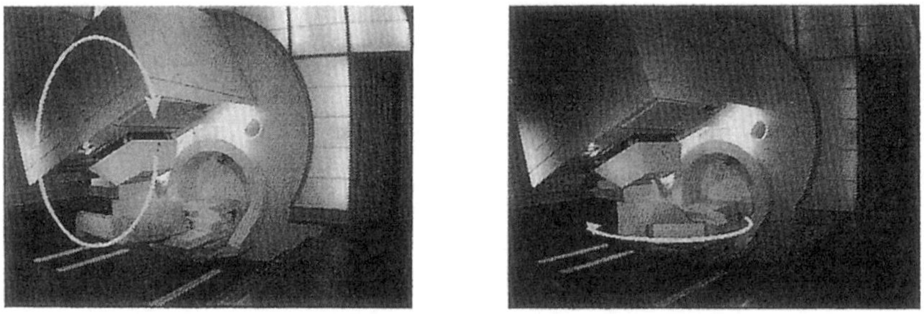

그림 5.7 스위스 PSI에 설치된 양성자 갠트리의 자유도 [5.4].

각 치료실에는 치료와 관련된 보조 기기들이 있어야 한다. 준비실, 대기실, 장치 보관실, 제어실 등의 상세한 제원이 설계에 반영되어야 한다.

5.2.2 시설 이용률

개별 장치의 신뢰도는 매우 중요하다. 취약한 부분을 조기에 발견하고 고장이 날 경우 신속하게 고칠 수 있는 정비 시스템과 절차가 준비되어야 한다. 전체 시설 이용률은 95% 이상이 되어야 한다. 이는 치료가 계획보다 5분 이상 지연되지 않고 진행될 확률이 95% 이상이어야 한다는 뜻이다 [5.1].

5.2.3 치료 빔

빔을 측면과 깊이 방향으로 어떻게 펼치게 할지를 선택하는 것은 비용, 시설의 복잡성 및 유연성과 관련된 중요한 인자이다. 비용이 싸고 가속기의 성능(빔 위치 안전성은 예외로 하고)에의 의존성이 덜한 산란계통을 채택하면 빔 전달 계통의 유연성이 제한되고, 주변 반음영부가 커지게 된다. 능동형 빔 주사계통을 사용하면 유연성은 증가하나 유출(Spill) 구조 및 빔 세기 제어계통에의 의존성이 커진다. 따라서 운영 초기에는 수동형 산란계통을 채택하고, 향후 능동형으로 바꿀 수 있도록 설계하는 것이 바람직하다 [5.1].

5.2.4 방사선 측정계의 재현성

방사선 측정계의 재현성은 1일 1.5% 이내여야 하며 1주일에는 3.0% 이내여야 한다. 방사선 측정계통은 충분한 여유 장비와 잉여의 측정 데이터가 있어, 일부 정보가 없어지더라도 장비의 오작동이 일어나지 않도록 해야 된다 [5.1].

5.2.5 제어계통

양성자 의료 시설의 제어계통은 가속기, 안전계통, 빔 라인, 치료실, 방사선 측정계통, 환자 자세 고정계통 및 빔 수정계통을 제어하고 연계해야 한다. 제어계통은 펄스 대 펄스 제어(Pulse-to-Pulse) 및 펄스 내 제어(within-a-Pulse) 제어, 계측

계통의 펄스 대 펄스 감시, 신속 빔 전환 및 효율적인 계통 기동과 정지를 할 수 있도록 해야 한다.

시설의 모든 기기를 가동하는 데 필요한 시간과 조작 수는 최소화되어 운영자가 시설을 원하는 상태로 가져가기 위해 입력해야 하는 정보의 양이 최소가 되도록 해야 한다. 일반적으로 제어계통은 다음과 같은 성능 요건을 만족시켜야 한다.

- 일상 정지 대기상태로부터 기동까지의 시간 < 60분
- 저온 정지(Cold Start)로부터 기동까지의 시간 < 120분
- 정상가동으로부터 일상 정지 대기까지의 가동중지 시간 < 15분
- 치료실 한 번의 치료를 위해 필요한 파라메터를 수동으로 맞추는 시간(갠트리 각도 조절 및 빔 조정 작업은 제외) < 1분
- 치료실 한 번의 치료를 위해 필요한 파라메터를 자동으로 맞추는 시간(갠트리 각도 조절 및 빔 조정 작업은 제외) < 30초
- 긴급정지(HALT)가 요구될 때 빔을 끄는 시간 $\sim 10 \times 10^{-6}$초 이내, “HALT”이후 재 기동 시간은 2초 이내
- 낮은 수준의 비상정지 시간은 1초 이내 혹은 정지되는 동안 전달된 선량이 0.2 Gy 이내 [5.1]

5.2.6 시설의 방사선 안전

시설 내 근무자(혹은 방사선 작업자), 시설 외 근무자(혹은 비방사선 작업자), 일반 방문자 모두에 대한 적절한 방사선 차폐가 제공되어야 한다. 치료실 외부에서 환자가 받는 선량은 법이 정한 규제 한도 이내여야 한다. ALARA(As Low As Reasonably Achievable) 원칙이 적용되어야 한다.

일부 장치의 설계 특성은 차폐 요건에 실질적인 영향을 준다. 차폐를 고려해야 할 장비들은 다음과 같다. 가속기나 빔 수송계통에서 다량의 빔 손실을 발생시키는 기기(고정 에너지 가속기의 빔 감쇄기 또는 에미턴스 필터 같은 기기), 효율이 낮은 빔 산란 기기(치료실 조준기에서와 같이 다량의 빔 손실을 야기시키는 장치), 치료실 내에서 다량의 물질 손실을 야기시키는 기기(효율이 낮은 산란계통, 환자 근처에 있는 도달거리 감쇄기) 등 이렇게 빔 손실이 계획되어 있는 위치에서는 국

부 차폐체가 설치되어도 차폐체 바깥에서의 방사능 준위를 측정해야 한다. 특히 중성자 준위와 기기 및 차폐체의 장기적인 방사화를 주의해야 한다 [5.1].

5.2.7 운영 비용

시설의 운영 비용은 가급적 최소가 되어야 한다(13장). 운영 비용에는 유틸리티(전력, 수도, 가스 등) 비용, 정비 비용(인건비 및 부품비), 인건비 등이 포함된다.

방사선 치료사가 각 치료실로 가는 빔을 제어할 때는 건물 내에 보건물리 전문가가 있어서 특별한 문제가 발생할 때 대처할 수 있도록 해야 한다. 가속기 전담 물리학자도 상주할 필요는 없지만 항상 호출이 가능해야 한다. 기타 정상 운전에 필요한 기술자와 기능 인력도 확보되어 있어야 한다 [5.1].

5.3 양성자치료 장비 계통

모듈형 설계의 핵심은 전체 장비를 기능별 계통으로 나누어 설계하는 것이다. 각 계통은 기능이 잘 정의되고, 다른 계통과의 연계 관계가 명확하게 설정되어야 한다. 일반적으로 다음과 같은 계통들이 있다.

- 가속기
- 에너지 선택 계통
- 빔 수송 계통
- 빔 전달 계통(갠트리, 고정 수평 빔 라인 등)
- 빔 형상제어 계통(노즐 등)
- 환자 위치제어 계통
- 제어계통
- 안전계통

각 계통의 현 기술 수준과 제안된 개선 기술 계통 요건 등은 6장~12장에서 상세히 다룬다.

5.4 건물 설계

양성자가속기 건물은 치료 장비와 관련 의료 행정 공간을 갖추어야 한다 [5.1]. 동시에 의료 지역과 기술 지역을 분리하는 것도 중요하다. 그러나 현재의 강입자 치료 건물들에는 기술 지역(가속기 및 빔 수송계통)과 의료지역이 같은 층에 위치하고 있다(HIMAC의 경우는 일부 예외). 기술 지역(가속기 및 보조 계통)과 의료 지역이 다른 층에 위치하는 것이 아마도 최적일 것이다. 이 지역들을 분리하면 환자의 치료 순환이 원활하게 되는 장점이 있지만 건물과 차폐물, 그리고 빔 수송 계통이 더 복잡해져서 전체 비용이 증가하는 문제도 있으므로 균형을 맞추어야 한다 [5.4].

양성자치료 시설 건물 구조의 한 예로서 미국 보스턴의 NTCP 건물을 들 수 있다. 건평 약 2,136 m^2 건물에는 3개의 치료실, 가속기 장치 및 사무실들이 있다. 치료실은 지하층에 위치하고 그 평면 아래에는 갠트리의 회전을 수용할 수 있는 공간이 있다. 건물은 향후 1개의 치료실을 더 지을 수 있도록 확장 가능한 설계로 되어 있는데, 3개의 치료실에는 갠트리가 들어가고 나머지 치료실은 고정된 수평 빔을 사용하는 방으로서 머리와 목 부분의 치료 및 반복 방사선 외과 치료를 할 수 있는 방이다. 그림 5.8은 건물의 배치도인데 지하층에는 가속기와 치료실 그리고 기술 지원 공간이 있다. 지하에는 환자용 검사실과 보호자실도 있다. 지상 1층에는 시설 지원 공간과 임상 공간 외에도 사무실, 직원용 공간 기타 지원 공간이 있다.

표 5.2에는 사용 공간 면적이 비교되어 있다. NPTC 건물은 TERA 프로젝트 [1.4]의 공간 요건과는 대조됨을 알 수 있다. 그러나 NPTC 가속기 공간의 상대 면적 내에는 가속기 지원용 실험실 공간은 포함되어 있지 않다. NPTC 가속기 공간 설계는 엄격한 최적화 절차를 거쳤기 때문에 여유공간이 별로 없다. 이는 표에서 잘 비교된다. 그렇지만 데이터의 수가 많지 않으므로 프로젝트들 사이에서 상대 면적의 유사성에 주목할 필요가 있다 [4.2]. 장치 주위의 방사선 차폐벽의 설계는 비용과 시설의 기능에 중요한 영향을 미친다. 환자나 직원이 받는 피폭 정도를 허용 수준 이하로 유지하면서, 차폐벽을 감소시키는 것은 건축비 절감의 중요한 요소이다. 치료실 및 빔 라인의 입구 설계 역시 출입시간, 비용 및 건설에 영향을

미친다. 중성자는 고에너지 양성자 시설의 주된 2차 방사선을 형성한다.

따라서 방사선 차폐벽은 (1) 어떤 경우에는 가장 에너지가 큰 양성자를 누출 부위에서 직접 차폐하고 (2) 양성자가 주위 물체(가속기, 감쇄기, 빔 분리기, 빔 수송계, 갠트리, 노즐, 환자 및 차폐벽 등)와의 상호작용으로 2차적으로 발생시키는 중성자와 감마선을 허용 수준 이하로 낮추어야 한다. 차폐체 설계는 비용과 균형을 이루어야 한다. NPTC에서 차폐체는 또한 설계 지침에 있는 방사선량 허용 수준을 맞추기 위해 반복 계산 과정을 통하여 설계되었다. 궁극적으로는 몬테칼로 전산코드로 계산이 수행되었다 [4.3]. 건물 설계의 예가 그림 5.5(Loma Linda 시설) 및 그림 5.8(NPTC)이다.

표 5.2 몇몇 양성자치료 시설 프로젝트의 면적 비교표 [1.4], [4.3]

	면적			
병원명	NPTC	HCL	LLUMC	TERA
치료실 수	3	2	4 - 5	5
실험실 수	(1)	0	1	3
빔 라인	5	3	5	10
면적 $ft^2(m^2)$	22,000(6,705)	15,400(4,693)	51,700(15,758)	38,000(11,582)
가속기, 빔 수송계, 갠트리 $ft^2(m^2)$	4,580(1,359)	4,305(1,312)	7,750(2,362)	13,455(4,101)
치료실 $ft^2(m^2)$	3,035(925)	1,506(459)	8,180(2,493)	8,073(2,461)
합계 $ft^2(m^2)$	44,000(13,411)	23,250(7,086)	82,882(25,263)	88,264(26,903)
합계 / 빔라인 수 $ft^2(m^2)$	8,800(2,682)	7,750(2,362)	16,576(5,052)	8,826(2,690)
가속기 / 합계 (%)	10.4	18.5	9.4	15.2
치료실 / 합계 (%)	6.9	6.5	9.9	9.1

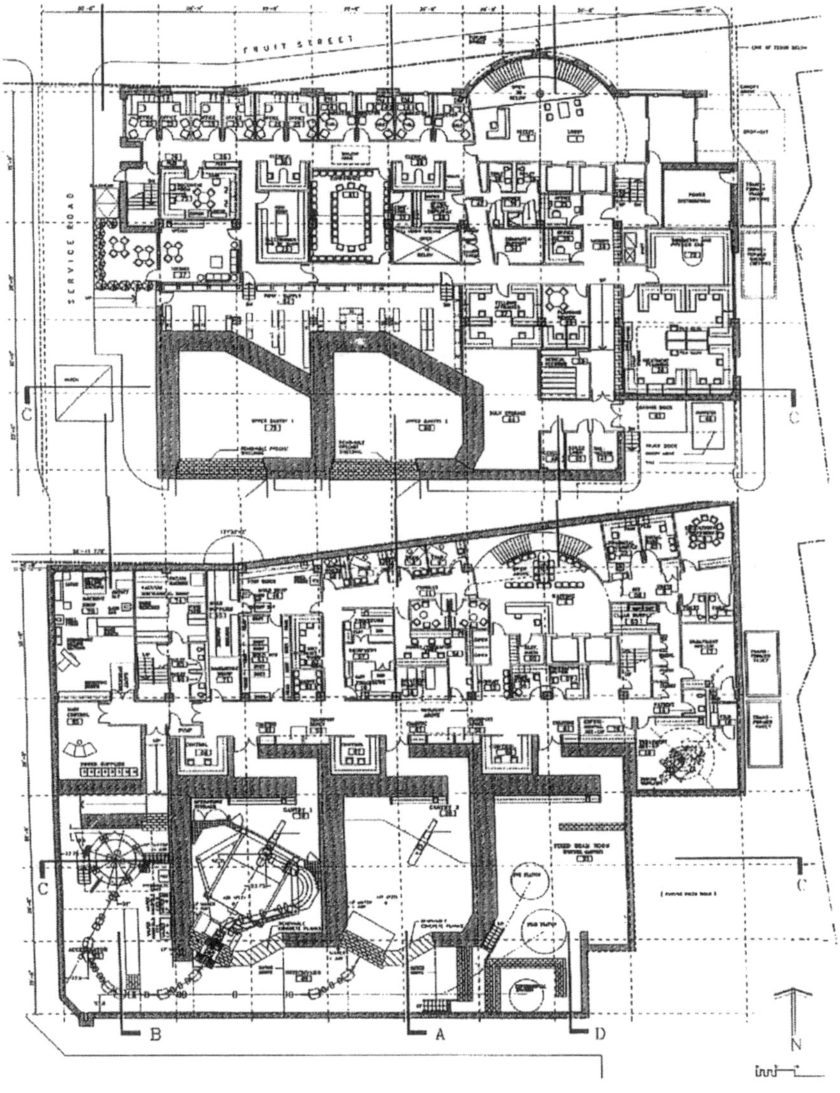

그림 5.8 미국 보스턴 NPTC의 지하층 및 지상층 건물 배치도 [4.3].

Chapter 06

Proton Radiotherapy Accelerators

양성자치료용 가속기

지금까지 양성자치료에 사용된 제1세대 가속기는 고에너지 물리 연구용 가속기였다(4.2.1절). 따라서 이 가속기들에 다양한 기술을 적용하여 양성자치료 용도에 맞게 변형하여 사용하여 왔다. 제2세대 가속기로는 방사성 핵종(RI) 생산과 중성자치료용 목적으로 설계된 의료용 사이클로트론에 치료 기능을 부가한 것이었으며(4.2.2절), 이와 함께 치료 전용 의료용 가속기의 설계 연구도 수행되었다. 병원에 설치하여 운영할 수 있는 가속기로는 3가지 종류가 있는데, 사이클로트론, 싱크로트론, 선형가속기이다. 최근 양성자치료 환자의 수가 늘어남에 따라 전용 양성자치료기 수도 크게 증가하고 있다.

병원 전용 양성자치료기는 250 MeV 정도 이하에서 에너지 가변이 가능한 양성자 빔이 요구된다. 에너지가 중요한 이유는 에너지에 따라 치료 깊이를 조절할 수 있기 때문이다. 빔 세기는 초당 10^{10}개 정도가 요구되는데, 이는 인체 1,000 cm^3에 1분당 수 Gy에 해당하는 선량을 주입해야 되기 때문이다. 현재의 가속기 기술로도 합리적인 비용으로 병원 전용치료기 제공이 가능하다. 그러나 아직도 양성자치료기에 대하여 어떤 가속기 종류를 선택하여야 할지, 특성은 어떻게 설정해야 할지에 대한 논쟁도 분분하다.

병원용 장치는 물리학 연구용 장치와는 크게 다르다. 병원용 가속기는 핵물리용과 같이 운전, 유지, 보수 인원이 상시 대기하는 등 기술적인 서비스 제공을 기대할 수 없다. 그러므로 이러한 기술적인 측면을 고려하여 기종을 선택해야 할 것이다.

이 장에서는 주요한 치료용 가속기 특성과 가속기별 파라메터를 비교 논의할 것이다.

6.1 치료용 가속기 시스템의 운전 특성

6.1.1 에너지

에너지 범위(Energy Range) 환자의 치료 깊이, 빔 라인에서의 에너지 손실을 고려할 때 갠트리 출구에서 양성자 에너지는 70 MeV에서 250 MeV까지 변동이 요구된다.

새로운 에너지 설정에 요하는 시간 치료과정에서 한 번 치료할 때 보통 여러 단계로 빔 에너지 변동이 필요하다. 최대 치료시간은 대략 2분 정도이고, 통상적으로 이 기간 동안에 30번의 에너지 변동이 필요하다. 1주기가 2초 정도인 싱크로트론의 경우, 에너지 단계 변동을 정확히 확인하는 데 걸리는 시간은 약 60초나 되어 단계별로 검증한다는 것은 너무 비효율적이다. 따라서 새로이 선택된 빔 에너지를 인출할 때, 그 단계의 첫 번째 펄스가 정확한지를 검증해야만 된다. 이는 빔 수송 계통에 빔 운동량 분산이 가급적 작게 설계된 독립적인 전자석 시스템을 설치하여 검증함으로서 구현이 가능하다 [5.1].

에너지 정밀도 실제 인출되는 빔 에너지의 정밀도는 브래그 피크의 깊이 정밀도 확보를 위하여 ±0.4 MeV 이내가 되어야 한다 [5.1].

에너지 변동성 에너지 변동의 정밀도는 환자의 빔 조사 깊이 범위에 영향을 준다. 빔 에너지 변동에 따른 범위 조정은 5 g/cm^2 이하 범위일 때는 0.1 g/cm^2 또는 0.05 g/cm^2 단계로 나누어 조사한다(5.1.3절). 빔 에너지는 물속에서의 양성자 빔 정지거리와 통상의 양성자 도달거리를 결정하는 공식에 의하여 결정된다. 전 에너지 영역에 걸쳐서 ±0.4 MeV 정도의 에너지 분해능은 일반적으로 요구되는 조정 범위를 만족한다 [5.1].

에너지 퍼짐 환자 치료 시 100 MeV나 그 이상에서의 에너지 퍼짐은 빔 감시기(Monitor)로 측정해서 ±0.1 MeV 반치폭(FWHM: Full Width at Half Maximum)

보다 작아야 된다. 이 조건은 빔 수송계나 갠트리의 빔이 통과하는 경로상에 적당한 구멍을 낸 운동량 개구(Momentum Aperture)를 설치하여 빔 퍼짐을 제한한다. 그리고 말단 선량 감소 거리(Distal Dose Fall-off)의 확장 여부가 에너지 퍼짐을 어느 정도까지 허용할지의 제한을 결정한다 [5.1].

인출 에너지의 변동 만약 가속기 빔 인출계가 잘못 설계되면, 빔 인출계의 에너지 의존성에 의하여 빔을 인출하는 동안 빔 에너지 중심의 변동을 야기한다. 빔 버킷(Bucket)에서 빔을 꺼내는, 즉 유출(Spill)하는 동안과 유출과 유출 간의 평균 에너지 변동은 ±0.1%보다 작게 유지되어야 한다 [5.1].

6.1.2 빔 세기

빔 세기 평균 빔 세기는 1주기에 최소 10^{11}개/초 이상이어야 한다. 통상적인 치료 조건(5.1.4절)에서는 2분간 $25 \times 25 cm^2$ 면적에 2 Gy의 선량이 필요하다. 즉 5×10^{11}개의 양성자가 말단층까지 도달되어야 한다. 만일 빔 산란계(Scattering System)를 채용할 경우에는 위보다 많은 1.8×10^{12}개 정도가 필요하다. 이 경우 빔 이용 효율을 20%로 가정했을 때, 최대 빔 세기로 90초 정도 조사가 필요하다. 만일 표적에 여러 번 반복하여 3차원 주사로 조사하는 방법을 적용할 경우에는, 1번 주사 시 적은 양이 필요할 것이다. 그리고 요구되는 조사량은 1펄스에 1층 정도가 될 것이다 [5.1].

시간 구조 동적 빔 펼침 장치(Dynamic Beam Spreading Device)는 긴 임무계수(Duty Factor)를 요구한다. 연속 운전(CW: Continuous Wave)이나 임무계수가 거의 100% 근접할 경우에는 가속기와 빔 전달 계통을 쉽게 제어할 수 있다 [6.1].

거시적(전 주기에서의 빔 유출) 임무계수(Duty Factor) 빔 획득이 가용한 운전 주기에서 빔을 인출할 수 있는 비율은 50% 이상이 되어야 한다. 빔 주사와 정확한 빔 세기의 감시를 위하여 높은 임무 계수 운전이 필요하다. 이로써 빔 감시기(Beam Monitor)의 포화 효과를 최소화하고 주사 전자석의 작동 중단율을 줄이게 된다. 10%의 임무계수 정도이면 빔 감시기나 선량계의 포화 효과를 충분히 피할 수 있다 [5.1].

미시적 RF 임무계수 양성자 싱크로트론이나 사이클로트론은 수 MHz의 미세 주파수 구조를 갖는 뭉치 빔(Bunched Beam)을 낼 수 있다. RF 미시 구조를 갖는 양성자 빔은 LLUMC와 하버드 사이클로트론에서 현재 사용 중이고, 이에 대한 생체 조직의 방사선 생물학 특성도 잘 알려져 있다. 만일 빔 인출계통의 설계가 용이하다면, MHz 영역에서 RF에 의하여 빔을 충분히 변조할 수 있다 [5.1].

원치 않는 빔 세기 래스터 주사(Raster Scanning) 방식은 조사하는 부위의 선량 변화를 위하여, 주사 속도를 일정하게 하지 않고 변동해가면서 한다. 주사계통은 순시(Instantaneous) 빔 세기를 감지하여, 복셀(Voxel)당 요구되는 선량에 따라 래스터의 주사 속도를 계산하여 적용한다. 가속기에서 순간순간의 빔 세기의 변조는 필요치 않으나, 원치 않는 빔의 변조는 일정 범위 이하로 유지되어야 한다. 이것은 순시 빔 세기를 측정하여, 이를 반영한 빔 인출 변수를 교정할 수 있는 빠른 되먹임(Fast Feedback) 시스템을 채용함으로서 이루어진다.

인출되는 빔의 변조는 시간 창구(Window Time)의 함수로 나타난다. 래스터의 변조는 유한한 크기의 가는 펜슬 빔(Pencil Beam)을 조사하여, 조사 공간상에 조사량 변동을 줄 경우에 더욱 요구된다. 순간 최대 빔 인출률은 주사기(Scanner)의 소사속도(Sweep Velocity)의 제한을 주고 빔 감시기의 포화 효과에 따라 결정된다.

빔 세기가 정상에서 벗어날 때 빔을 적분한 다음 평균 유출률과 비교하여 시간의 함수로 제한한다. 긴 시간 동안의 시간 창구는 표 6.1과 같다.

표 6.1. 주사 및 산란 방식의 요구사항

시간 창구(Window Time)	최대 편위(Maximum Excursion)
주사 방식(Scanning Method) 요구사항	
> 20 μs	± 20%
200 μs ~ 100 μs	100 μs 에서 ±100%까지 선형적 증가
100 μs ~ 25 μs	25 μs 에서 평균유출량의 5배와 5×10^6 양성자 중에서 큰 값까지 선형 증가
< 25 μs	요구사항 없으며, RF 구조에 의해 제어됨
산란 방식(Scattering Method) 요구사항	
1 ms	10^9 양성자와 치료 시 조사된 총 양성자 수의 0.1% 중에서 작은 값

펄스 내에서 빔 세기 변조 최소한의 변조 요구조건은 변조를 하지 않는 것이다. 암 부위의 선량 변화는 주사 빔의 속도 변조에 의하여 이루어진다. 보다 바람직하기로는 변조능을 향상시켜 주사 주파수를 DC에서 5 kHz 정도로 가변성을 갖으면서 가속기로부터 인출되는 빔의 세기를 100:1 정도 변동할 수 있으면 바람직하다. 펄스당 변조능은 특정 선량 분포 조사를 위한 주사장치의 성능을 향상시킬 수 있다. 변조능은 통상적으로 최대 세기에서 하향하는 방향으로 이루어지며, 최소 세기까지 되먹임 회로를 사용하여 유지된다. 만일 100:1 변조가 가능하다면, 상방향 변조도 포함할 수 있어, 예로서 위로 3배, 밑으로 30배 정도의 변조도 가능할 것이다. 변조능은 최대일 때 10^9개/초에서 10^{11}개/초 범위로 하고, 가장 낮은 세기와 가장 낮은 주사 속도를 고려할 때 10^7개/초 정도를 최소 제어의 한계로 고려할 수 있다. 그러나 이러한 변조능은 산란 치료용 빔 전달 시스템에는 그리 유용치 않다.

빔의 펄스와 펄스 간의 선택 싱크로트론 빔 세기의 동적 변동 범위는 1,000:1 정도로, 가속기에서 초당 10^8개/초의 빔 유출에서 펄스와 펄스 간에 정확도 ±10% 정도로 유지되어야 한다. 또한 평균 세기가 10^{11}개/초일 때 정확도는 2% 정도는 되어야 한다. 산란 시스템을 적용할 경우, 낮은 세기에서 시작하여 빔의 중심 등을 조정한 후 치료를 시작하여, 점점 세기를 높이는 방향으로 치료한다. 가속기 내의 빔 세기를 줄이기 위한 여러 가지 방법, 즉 가속 시 RF 버킷 크기를 임시적으로 줄이는 방법, 입사하는 빔의 펄스의 길이를 줄이는 방법 등이 적용된다.

빔 중지(Abort) 시간 일반적으로 가속기로부터 방출되는 빔은 격발(Trigger) 신호를 받은 후 10 μs 이내에 꺼진다. 이 시간은 싱크로트론에서 빔이 대략 100바퀴 정도 도는 데 걸리는 시간이다. 이것은 주사 시스템을 사용할 때 매우 중요한 안전 관련 변수이다. 최대 빔 세기에서 약 2.5×10^6개의 양성자가 2 μs 이내에 1 cm^2 면적에 들어오는 것이며, 이에 대응되는 조사량은 0.5 cGy이다. 만일 이 시간 동안 평균값의 100배나 되는 빔 전류일 경우의 치료에서는 안전하게 중지되어야 한다. 대부분의 경우 작은 부분에 5 cGy 정도의 원치 않는 선량을 받게 된다. 이에 비하여 산란조사 시스템에서는 빔이 충분히 큰 면적에 펼치기 때문에 1 ms의 긴 빔 정지시간도 충분하다 [5.1].

6.1.3 인출 빔의 질

횡방향 에미턴스 빔의 횡방향 에미턴스(Emittance)는 빔 수송 계통의 전자석들의 크기를 결정한다. 특히 이것은 무게를 최소화하여야 하고, 회전중심의 빔 반점(Spot) 크기를 결정하는 갠트리 시스템에는 중요하다. 빔 에미턴스는 인출 과정의 특성으로서 결정된다. 대개는 수직면의 입사로부터 빔의 단열 감쇄(Adiabatic Damping)로 결정된다. 싱크로트론에서 방출되는 빔의 비규격화 rms 에미턴스는 2∼5 π mm mrad 정도이다(5.1).

인출 빔의 위치와 각도의 안정성 인출 빔의 위치와 각도의 편차는 일정한 에너지에서 단일 펄스 또는 펄스와 펄스 동안 회전중심에서 빔의 rms 크기의 10% 이내여야 한다. 이를 만족하기 위하여 횡방향 빔 중심의 위치와 각도는 빔 유출 주기 동안 ±1 mm, ±1 mrad 이하여야 한다.

6.1.4 가속기 빔 감시(Monitoring)

싱크로트론에서 돌고 있는 빔의 감시 돌고 있는 빔의 감시기의 측정 범위와 그 정확도는 조사량의 정확도와 안전을 보장한다. 환자 취급 시스템에서는 주사를 준비하기 위하여, 각 빔 유출 시 가용 양성자 세기를 정확히 알아야 한다. 더불어 가속기의 각 직선부에서 빔의 중심위치를 측정하여 근접 궤적(Closed Orbit)의 측정과 제어, 튠(Tune) 측정, 다른 빔 진단에 활용한다. 통상적인 단일 턴 감시기는 처음의 튠과 입사 연구에 제공된다.

여러 빔의 정지 상태부터 회복 시간 여러 경우의 운전 정지 상태로부터 운전 개시에 걸리는 시간은 표 6.2와 같다.

표 6.2 여러 운전 정지 조건으로부터의 회복 시간. W.T. Chu [5.1]

항목	운전 개시/정지 시간
완전 정지 상태로부터 시설의 운전 개시까지	1일
매일 운전 개시(선량 측정이 행해지는 곳)	1시간
제어계통의 운전 개시와 컴퓨터 점검	30분
안전 모드로 매일 운전 정지 시간	15분
시설 정지 및 안전 시간	4시간

6.1.5 가속기의 물리적 특성

가속기의 크기 및 무게 가속기의 크기는 들어갈 차폐실의 규모에 의하여 결정되며, 가속기가 차지하는 공간이 작을수록 유리하다. 가속기 부품 무게를 줄이는 것은 가속기 설계자들에게는 도전적인 일이다.

음향 잡음 병원 환경에서 잡음은 줄여야 된다. 전원공급기, 변압기는 잡음의 주 발생원으로 주의 깊게 고려할 필요가 있다.

6.1.6 치료 전용 양성자가속기 비용

전용 양성자치료기의 가격 양성자치료기의 프로젝트의 비용은 전체 센터 구축비의 15% 정도로 추정된다. 가속기 건조 설치비용은 전체 비용의 15~30%를 넘지 않도록 해야 된다. NPTC의 경우 프로젝트의 총 예산 USD 46.1 M 중 26%가 가속기 구축에 쓰였다 [4.5]. LLUMC의 총 비용은 약 USD 55.4 M이며, 이 중 19%가 가속기 설계 및 구축에 쓰였다 [6.12].

6.2 양성자가속기의 원리

6.2.1 사이클로트론

재래식 사이클로트론(Conventional Cyclotron) 재래식 사이클로트론의 원리를 그림 6.1에 도시하였다. 장치 중심부에 위치한 이온원에서 나온 이온 빔은 "디(Dee)"라는 "D"자형의 2개의 반원형 전극 속으로 들어가며, D 전극 사이에서 가속된 입자는 거의 나선형의 궤적을 그리며 운동한다. 이때 D는 커다란 2극자석의 자기장 내에 위치한다. 이러한 구조에서 하전 입자가 느끼는 힘은 식 (6.1)과 같이 전자기적인 로렌츠(Lorentz) 힘의 구심력과 입자 운동의 원심력이 평형을 이루게 된다.

$$vBq = mv^2/r \tag{6.1}$$

여기서 r은 입자의 회전 반경, B는 자속밀도, v는 입자 운동속도, q는 전하량 그리고 m은 입자의 질량이다.

입자의 회전 주기는 식 (6.2)와 같다.

$$f_R = v/2\pi r = (q/A)B/2\pi m_n \tag{6.2}$$

여기서 A는 입자의 질량수이고 m은 핵자의 질량이다.

교대로 변하는 RF(고주파)의 역할은 "D" 사이에서 수평 방향으로 거의 균일한 가속 전기장을 발생시키는 역할을 하게 된다(그림 6.1). 여기에 1.5 Wb/m^2(1.5 Tesla) 정도의 일정한 자기장이 수직 방향으로 작용함으로서 가속된 입자들을 회전시킨다. 가속 전압의 주파수는 일정하며 대개 10~30 MHz 정도이다. 입자의 운동은 이 주파수 또는 고조파와 완전 동기화되어 회전 주기 T_0는 입자의 에너지와 상관없이 일정하다.

$$T_0 = 1/f_s = 2\pi m_n/(q/A)B = \text{const}, \tag{6.3}$$

여기서 f_s는 입자운동과 동기화된 가속전압의 주파수, m_n는 핵자의 질량, q는 전하량, A는 질량수 그리고 B는 자속밀도이다.

그러나 입자의 에너지가 증가함에 따라 입자의 질량도 상대론적으로 증가하게 되므로 가속되는 과정에서 동기성을 잃어 점차로 비동기화가 된다. 이는 재래식 사이클로트론의 기본적 원리인 가속전압 주파수가 시간에 관계없이 일정한 등시성 원리을 위반하게 된다. 따라서 상대론적 질량 증가의 결과로 가속 입자는 점차로 무거워져서 가속전압의 주파수를 따라갈 수 없게 된다. 가속 과정에서 비동기화는 입자의 운동에너지 증가에 따른 질량 증가가 입자 정지질량의 1% 정도를 넘으면 일어난다. 다양한 입자의 정지 질량 값을 고려할 때, 재래식 사이클로트론으

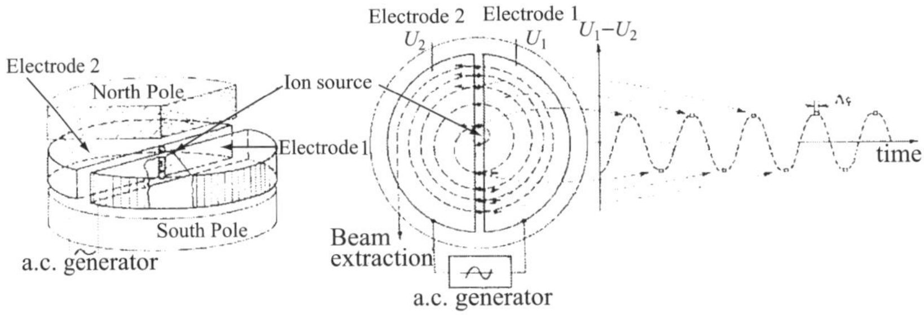

그림 6.1 재래식 사이클로트론의 운전 원리. W. Scharf [1.22].

로 양성자를 가속할 때 얻는 에너지는 대략 $E_0 \approx 10$ MeV 정도로 제한된다 [1.22].

초전도 등시성 사이클로트론은 다음 2가지의 능력을 제공한다. 1) 이전 가속장치의 한계(자기장 1.4 T → 양성자 에너지 100 MeV)를 넘어 자기장을 1.7∼5 T 정도로 이에 대응된 양성자 에너지를 200 MeV∼450 MeV로 높일 수 있다. 2) 가속되는 양성자의 질량증가에 따른 정확한 반경 방향의 자기장 구배(Magnetic Gradient)를 갖는 자기장을 제공함으로 높은 에너지까지 입자를 가속할 수 있는 장치를 만들 수 있다. 이러한 종류로는 헴름홀츠 코일을 부가한 가속기가 Universal Compact Isochronous Cyclotron형인 AGOR가 대표적이다.

등시성 사이클로트론(Isochronous Cyclotron) 재래식 사이클로트론에서 이온은 균일한 자기장 내에서 운동한다. 그러므로 궤적의 반경 방향 임의의 r 위치에서 자속밀도 B_r 은 일정하다. 1938년 토머스(L. H. Thomas)는 이러한 기존 사이클로트론 원리에 흥미 있는 변화를 시도하였다. 즉 자기장의 분포를 완전히 변화되도록 구상한 새로운 시도로서 자극(Magnetic Pole)에 마루(Ridge)와 골(Valley)을 이루도록 고안하였다. 어떤 반경 r을 운동하는 이온은 자기장 센 마루와 약한 골 부분을 만나게 되어, 입자는 기존 사이클로트론의 나선형 궤도와는 다른 변형된 궤도에서 운동하게 된다. 그 결과 동시성을 좀 더 넓은 에너지 영역까지 확장할 수 있게 되어, 1%가 넘는 상대론적 질량 증가에도 이온들은 동시성을 유지할 수 있게 된다. 또한 이러한 자극 구조는 위치에 따라 교대로 변동하는 자기장 내에서 운동하고 있는 입자에 강한 집속력을 제공한다. 입자의 주기가 일정함으로 토머스 사이클로트론을 등시성 사이클로트론이라고 부른다. 이러한 형을 다른 용어로는 FFAG(Fixed Field Alternating Gradient)라고도 하며, 자기장이 시간에 따라 변하지 않고 운동하는 입자의 방위각(Azimuth)에 따라서 주기적으로 자기장이 변화된다.

어떤 이온의 최대 가속 에너지는,

$$E_{kn} = k(q/A)^2 \tag{6.4}$$

$$k = R^2 B_{\max}^2 / 2\, m_n \tag{6.5}$$

이다. 여기서 q는 이온의 전하량, A는 이온의 질량수, R은 빔이 인출되는 최대의 경방향 거리, $B_{\max}$는 R 위치에서의 자속밀도이다. k계수는 대개 MeV/A로 표시되는데 100~600 사이이다. 초전도 전자석을 채택할 경우 k는 1,000~1,500까지도 도달할 수 있다.

그림 6.2에 100 MeV 이하의 소형 등시성 사이클로트론의 자극을 표시하였다. 대형 사이클로트론에서는 자극의 골에 해당하는 자기장 값을 "0"으로 하는, 즉 그 부분에 자극이 없는 자극의 분할 설계를 채택하기도 한다. 이 경우 이온원은 가속기 중심부에 위치시키지 않고 외부에서 가속된 빔을 중심부에 넣는 방법을 쓴다. 이 경우 입사되는 입자의 에너지는 보통 수십 MeV 정도이며, 이것은 종종 다른 소형 사이클로트론 등에서 먼저 가속하여 제공한다. 분할 자극 등시성 사이클로트론을 영어로 SSC(Separated Sector Cyclotron)라고 부른다.

6.2.2 양성자 싱크로트론(Proton Synchrotron)

그림 6.3a는 양성자 싱크로트론의 개략도이다. 입사기(Injector)에서 나온 입자가 전자석으로 구성된(전자석의 수는 소형 싱크로트론의 경우 몇 개로부터 대형 싱크로트론의 경우에는 수백 개) 가속기 속으로 들어가게, 전자석에 의하여 입자가 회전 운동을 하게 된다. 싱크로트론에서 입자 가속은 선형가속기나 사이클로트론과 비슷한 방법으로 RF 전압이 인가되는 공진기(Resonator)의 공극(Gap)을 통

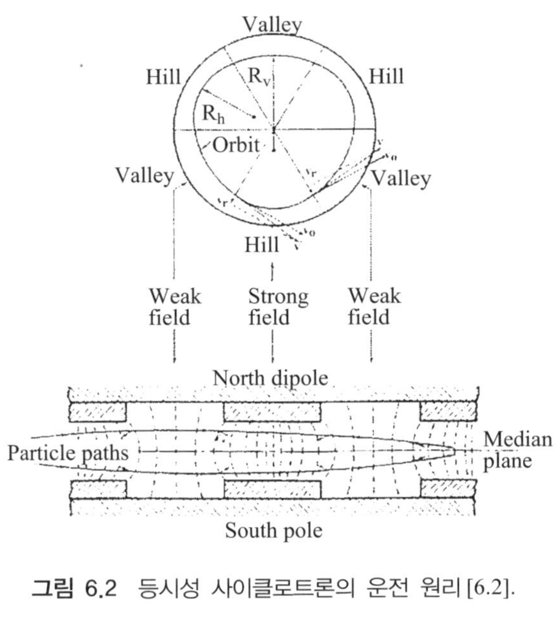

그림 6.2 등시성 사이클로트론의 운전 원리 [6.2].

과할 때 가속된다. 여기서 양성자나 중이온의 속도는 가속 주기 동안 천천히 증가하게 된다. 가속전압의 주파수 변조(Modulation)는 자기장의 시간 변동과 맞물려야 한다. 가속하는 동안 가속전압의 주기가 감소하는 싱크로사이클로트론과 반하여 양성자 싱크로트론은 오히려 주파수가 증가한다. 그림 6.3a에서 입자는 일정한 반경(r = 일정)을 갖는 궤도를 돌며 가속된다. 가속주기 동안 입자의 에너지가 증가함으로 이에 맞추어 일정한 궤도를 안정적으로 유지하기 위하여 자기장도 시간에

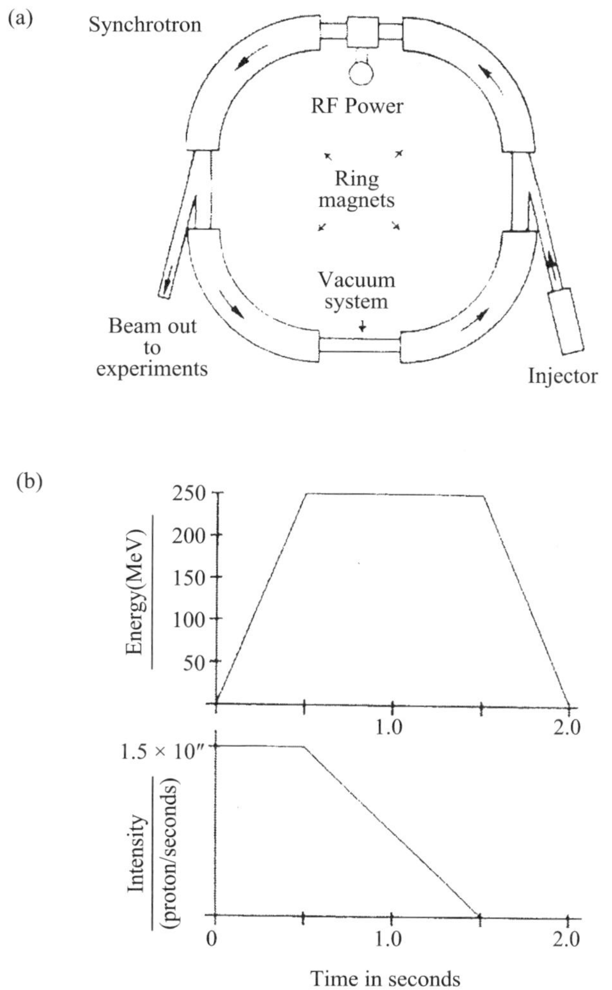

그림 6.3 양성자 싱크로트론 (a) 자기장 계통의 구조, (b) 250 MeV 의료용 싱크로트론(FNAL 소재)의 운전 주기.

따라 역시 증가해야 된다. 그림 6.3b는 모서리가 잘려나간 형상을 한 그래프이다. 이것은 최대 에너지 250 MeV 소형 의료용 싱크로트론에서의 예를 들고 있다. 가속의 전 주기가 2초 그리고 가속은 0.5초 동안 유지된다. 사전 가속되어 입사된 양성자가 시간 t=0에 안정궤도로 입사된 후, 0.5초에 최대 에너지 250 MeV에 도달한다. 자기장은 입사될 때 궤도의 자기장은 0.118 T이고, 0.5초 후에 양성자가 250 MeV에 도달할 때 자기장은 1.52 T까지 증가한다. 이 이후 1초 동안 자기장은 일정하게 유지된다(그림 6.3b의 그래프의 평평한 부분). 싱크로트론에서 이 시간을 "Flattop Waiting Period"라고 부르며, 이 시간 동안 가속된 빔을 천천히 유출(Spill)하게 된다(6.3b 아래 그림). 한 주기의 마지막 부분인 0.5초 동안 자기장은 최댓값으로부터 원래의 값으로 떨어지게 된다. 이리하여 1분당 30번의 반복 주기가 가능하게 된다. 가속중인 입자들의 싱크로트론 모드를 만족하는 조건은 다음 수식들로 표시된다.

$$
\begin{gathered}
B = f_1(t), \quad \omega = f_2(t), \quad v = f_3(t), \\
E = f_4(t) \sim B/\omega_s, \quad r_s = f_5(t) = \nu/\omega_s \cong const.
\end{gathered}
\tag{6.6}
$$

여기서 ω는 각속도($\omega = \nu/r$)이다.

대형 양성자 싱크로트론에서 운전 주기는 수 초에서 수십 초의 범위이다. 그러므로 연이은 가속주기의 반복률은 작다.

비록 양성자 싱크로트론의 주된 사용 분야는 기초연구, 특히 고에너지 물리 분야이나, 생물 의학 분야에서도 중요한 역할을 한다. 그리고 이러한 역할은 가까운 장래에 더욱 중요해질 전망이다. 방사선치료 분야에서 양성자 싱크로트론의 설계와 응용에 대하여 집중적인 연구가 진행되고 있다. 양성자치료를 위하여 요구되는 최대 에너지는 250 MeV이다. 이 에너지 영역에서는 양성자 싱크로트론과 등시성 사이클로트론이 적당하다. 중이온 치료에서는 싱크로트론이 독보적이다. 왜냐하면 사이클로트론으로는 자극이 커지기 때문에 충분한 에너지를 가속하기가 어렵기 때문이다. 양성자치료에서 싱크로트론은 저렴한 투자비로 사이클로트론과 좋은 경쟁이 된다. 표 4.1은 지금까지 양성자치료 연구 및 임상에 사용된 가속기 목록이다. 지금까지 거의 대부분의 양성자 싱크로트론은 물리학 연구를 목적으로 하여, 의료적 응용 등 다른 목적으로 사용하기에는 복잡하다. 최근 이러한 현상이 극적으로 변하고 있다. 페르미연구소에서는 그간의 연구결과로 개발된 소형 의료용 싱크로트론을 LLUMC에 설치하였다. 최근에는 유럽과 일본에서 몇몇 양성자 싱크로트론 기반의 양성자치료기 프로젝트가 진행 중에 있다(표 4.3, 그림 4.14).

6.2.3 양성자 선형가속기(Proton Linear Accelerator)

S-밴드 정상파 양성자 선형가속기는 전용 양성자치료용으로서의 요구조건도 만족한다. 이온원에서 생성된 양성자 빔은 프리번처(Prebuncher)에 도달한다. 프리번처는 첨두 공극 전압(Peak Gap Voltage)에서 개개 양성자의 속도를 변조한다. 즉 상대적으로 늦게 도달한 양성자는 더 가속하게 하고, 평균보다 빠른 양성자는 작게 가속한다. 또한 자기 4극에 대응된 RF 공진기가 이런 목적으로 사용되는데 이를 RF Quadrupole이라고 하고 약어로 RFQ(Radio Frequency Quadrupole)라 한다. 이것은 빔을 집속하며, 뭉치게 함과 동시에, 가속까지 하는 복합적인 작용을 한다. 집속은 횡방향의 전기장 구배에 의하여 일어나는데 특히 이는 낮은 속도의 이온에서는 자기 4극의 집속력이 떨어지는 것에 반하여 높기 때문이다. 4개 베인(Vane) 구조의 RFQ 공진기에서, 축방향의 변화는 베인의 끝 부분의 파동 모양의 구조에 기인한다. 이 결과 축방향의 전기장 성분이 생기고 이에 따라 입자의 가속과 뭉침이 동시에 일어나게 된다. 가속은 연속적으로 이루어지므로 기존의 공극(Gap) 가속기 구조와는 다르다. 뭉침 효과도 강하여 가속 입자의 손실이 거의 없는 100%의 효율을 갖는다. 실제 가속기는 길이가 1~2 m 정도이고, 수십 keV의 양성자가 입사되어 수 MeV까지 가속할 수 있다.

RFQ는 이제 이온 전단가속용(Ion Pre-acceleration)으로 사용이 늘고 있다. 이것은 주로 대형 가속기의 입사기로서의 역할을 담당한다. 가속기 시스템의 다음 단계 구성품으로 적절한 가속 구조가 필요하다. 양성자선형가속기는 보통 정상파 가속구조를 채용한다. 전형적인 원판형 $\pi/2$형 구조가 정상파 가속기에 통상 사용된다. 가속관은 Side-Coupled Resonator(즉, Side-Coupled Drift Tube Linac, SCDTL)이다. 공진기는 가속 공진기 또는 공동(Cavity)을 결합하는 역할을 하여, 명칭을 공진결합(Resonance Coupling)이라고 칭한다.

지금까지 실질적인 양성자치료기로 선형가속기를 사용한 경우는 없다. ISS(Italian Institute of Health)에서 TOP 프로젝트로 양성자 선형가속기를 건설하기로 결정하였다. 이 장치는 양성자를 7~65 MeV까지 가속할 예정이다(6.5.2.1절).

6.2.4 싱크로사이클로트론

전통적인 사이클로트론과 등시성 사이클로트론 모두 가속 전압 주파수는 일정하다. 가속이 될수록 상대론적 질량 증가의 효과는 가속 전압의 주파수를 변조하여 어느 정도 동기화를 맞출 수 있다. 즉 가속 전압의 주파수를 변조할 수 있는 사이클로트론을 싱크로사이클로트론(Synchrocyclotron) 또는 주파수 변조 사이클로트론(Frequency-Modulated Cyclotron), 러시아에서는 파사트론(Phasotron)이라고 부른다. 자기장 내에서 입자운동의 기본 방정식은 다음과 같다.

$$\nu/r = qc^2B/E = \omega_s \tag{6.7}$$

이온이 가속되기 위한 조건은 다음과 같다.

$$B = const, \quad \omega_s = f(t), \quad E = f(t) \propto 1/\omega_s \tag{6.8}$$

위 식에서 ω_s는 입자의 각속도($\omega = \nu/r$)이다. 식 (6.8)은 싱크로트론의 운전 조건을 나타낸다. 가속 전압 주기가 시간에 의존하므로, 입자는 상대질량이 증가할 때 가속전압과 보조를 맞춘다. 이런 방식으로 재래식 사이클로트론에 의한 가속 에너지 한계를 넘을 수 있게 된다.

비록 이론적으로 싱크로사이클로트론에서 가속할 수 있는 최대 에너지는 수 GeV를 넘지만, 실제 얻을 수 있는 에너지는 경제적인 이유로 이보다는 작다. 이유는 최대 에너지 E_{max}는 전자석 반경의 제곱근에 비례하고 전자석이 크게 되면 제작비용이 비싸게 된다. 추가적으로 싱크로사이클로트론이 등시성 사이클로트론보다 불리한 점은 가속되는 입자 빔의 세기가 상대적으로 낮다는 것이다. 이유는 등시성 사이클로트론이 연속적으로 운전할 수 있는 데에 비하여 싱크로사이클로트론은 가속전압의 주파수 변조로 오직 펄스형의 주기적인 운전만 가능하다는 것이다. 싱크로사이클로트론이 생명 의학 응용에는 전망이 밝지 않음에도 불구하고, 과거부터 지금까지도 중요한 역할을 담당하고 있다. 제1세대 양성자치료 센터에서는 주로 싱크로사이클로트론을 기반으로 한 치료시설이었다(4.2.1절, 표 4.1). 싱크로사이클로트론의 기반의 양성자 치료기의 일례는 하버드대학의 HCL이다. 그러나 전용 양성자치료기로는 쓰고 있지 않다.

6.2.5 양성자치료용 가속기의 장단점

6.2.5.1 양성자치료용 사이클로트론의 장단점

사이클로트론은 일찍이 미국 버클리에서 개발되어 의학 목적으로 사용되어 왔다. 인출 에너지가 일정한 사이클로트론의 설계는 비교적 단순하다. 전자석을 최적화할 수 있고, 트림 코일도 필요치 않고, 또한 고정된 RF 주사수와 빔 라인 조정 변수가 모두 고정되어 있는 관계로 매우 단순하다. 사이클로트론의 크기를 줄이기 위하여 높은 자기장이 요구된다. 이러한 선택은 2가지 측면에서 중요하다. (1) 음이온의 외각 전자가 전자기적으로 떨어져나가는 벗김(Stripping) 현상으로 인하여, 고자기장 내에서 고에너지 음이온의 가속은 불가능하다. (2) 초전도 전자석이 상전도 전자석보다 약 1/2배 정도로 가볍고 운전비용도 적게 든다.

등시성 사이클로트론은 충분한 세기의 양성자를 연속적으로 제공할 수 있다. 이것이 장치 신뢰도의 중요한 요인이 된다. 빔 세기 또한 쉽게 조정할 수 있다. 빔이 매우 안정적이고 이로서 동적 빔 퍼짐을 위한 중요한 장점이 된다. 또한 외부 이온원을 사용하여 빔을 주입하는 시스템은 사이클로트론을 더욱 융통성을 갖도록 만든다.

사이클로트론의 경우 복잡한 제어가 필요 없다. 일반적으로 단순한 PLC (Programmable Logic Controller)로도 충분하다. 운전은 덜 복잡하고 인건비도 줄일 수 있다. 사이클로트론은 입자 가속에 10～20 μs 정도가 걸리는 연속(CW)형 장치이다. 그러므로 입사되는 빔을 제어함으로서 빔을 쉽게 켜거나 끌 수 있다. 더구나 인출 빔의 세기를 반응속도가 빠른 이온함(Ion Chamber)의 신호를 기준으로 빔 세기를 능동적으로 제어할 수 있고, 이로서 0.1초 이내에 빔을 안정시킬 수 있다. 그리고 빔 세기는 장 단주기에서도 1% 이내로 일정하게 할 수 있다. 이러한 과정은 모두 자동화되어 있고, 독립적인 안전 회로를 채택하여 환자에게 과도한 양의 조사를 방지토록 되어 있다. 만일 실수가 발생하였을 때 빔은 0.01초 이내로 꺼지게 된다 [6.1]. 현재 깊은 위치의 암 환부까지도 치료 가능한 고에너지 양성자치료기 사업이 점차 증가하는 추세이다. 벨기에 IBA사는 최근 미국 보스턴의

NTCP와 일본 가시와의 NCC에 전용 양성자 사이클로트론을 설치한 바 있다. 6.3절에서 전용 사이클로트론 설계를 예로 설명하겠다.

6.2.5.2 양성자치료용 싱크로트론의 장단점

싱크로트론은 신뢰성 확보가 실증된 기술로서, 전 세계 여러 연구소에서 설치 운전되고 있다. 싱크로트론 빔은 펄스 빔으로 에너지가 가변된다. 인출되는 빔의 에너지는 수 MeV 단위로 한 주기마다 변동할 수 있다. 따라서 어느 깊이에 있는 목표 부위에 흡수체(Absorber) 없이도 정확한 브래그 피크 조사가 가능하다. 각각의 전자석(2극, 4극)의 총 무게도 가볍다. 따라서 설치될 건물의 특별한 기초공사를 고려할 필요가 없다. 필요한 양성자 빔 세기는 적당한 싱크로트론 입사기를 채용하여 얻는다. 그럼에도 불구하고 전통적인 공명 빔 인출 계통은 인출 관련 전자석들의 조그만 변동에도 영향을 받는다. 따라서 대안으로 비공명 인출계통을 쓰는, 즉 전하 변환 인출 과정을 채용한 H^- 싱크로트론도 있다.

싱크로트론의 운전은 복잡하다. 왜냐하면 운전주기에 맞게 자기장을 빠르게 변화시켜야 되기 때문이다. 더구나 원치 않는 빔 세기에 대한 세심한 제어도 필요하다. 그럼에도 전 세계의 많은 복잡한 싱크로트론이 높은 신뢰도를 가지고 고에너지물리 연구에 원활하게 운영되고 있다.

싱크로트론은 에너지 가변의 특성을 갖는다. 따라서 이 특성은 사이클로트론같이 에너지 감쇄기를 통한 충돌 손실과 운동량 퍼짐을 원천적으로 막을 수 있다. 이리하여 표적 부위 깊이 방향의 조사를 얇은 두께로 분할하여 조사할 수 있다. 한 두께를 조사한 후 다음 에너지를 바꾸어 다음 깊이의 두께에 조사한다. 이러한 조사는 가속기의 에너지를 변동함으로서 이루어진다. 싱크로트론 빔은 다발로 나오며(느린 빔 유출 과정 시) 약 절반의 빔 시간 동안에 방출된다. 그러므로 주사계통은 CW(사이클로트론)에서보다 2배 정도 빠르게 구동된다. 따라서 이것은 더욱 강한 전자석 주사 시스템을 요구한다.

6.2.5.3 양성자 선형가속기의 장단점

양성자치료를 위하여 200 MeV 빔이 필요하다. 이 영역에서 선형가속기는 3번째의 후보이다. 고주파 구조를 채용한 전자 선형가속기의 야심찬 확장은 병원 설치용으로 길이를 줄이고 가격을 내릴 수 있다. 선형가속기의 방출 에너지는 일정하다. 그럼에도 불구하고 여러 탱크로 구성된 선형가속기 탱크들의 개폐(on-off)를 통하여 어느 정도 에너지를 조절할 수 있다는 대안도 제시되고 있다. 이 개념은 가속 구조의 세밀한 최적화와 횡방향 에미턴스의 정밀한 계산이 필요하다. 선형가속기는 펄스형으로 특히 짧은 펄스형이다. 시간 구조는 빔 분배계통, 특히 동적 빔 분배장치의 시간 제어에 중요하다. 반점(Spot)형 조사 시 펄스 길이와 잘 조화가 되어야 한다. 이에 더하여 마지막 탱크의 RF 개폐 가능성은 3차원 반점 조사 가능성을 열어 놓는다. 각 펄스마다 최종 인출에너지를 변화할 수 있다. 표 6.3에서는 양성자치료기용 가속기들을 비교하였다.

표 6.3 양성자치료용 가속기 파라메터의 비교 [1.1], [1.4], [1.8], [3.16]

	사이클로트론	싱크로트론	선형가속기
제조사	IBA(벨기에)	Fermilab/Otivus Technology(미국), 히타치(일본)	ENEA(이탈리아)
빔 세기(양성자/초)	5×10^{13}	1×10^{11}	5×10^{14}
세기 조절	아주 좋음	보통	좋음
에너지 및 가변	70～250 MeV 고정(감쇄기 필요)	70～250 MeV 연속	70～250 MeV 고정(감쇄기 필요)
에너지 안정도	아직 자료 없음	±0.1%	±0.1%
펄스 길이(ms)	연속	$(50\sim1) \times 10^{-4}$	1,000
입사 에너지(MeV)	0.01～0.1	1～5	-
Quality factor(>25%)	아주 좋음	아주 좋음	보통
에미턴스(비규격화, 67% 빔, πmm-mrad)	큼(10)	큼(1～3)	작음(0.1)
평균 전류(nA)	20～40	20～40	10～270
전력(kW)	～ 500	～ 150	～ 350
임무계수(% 빔 시간)	100% or CW	20% at 0.5 Hz	0.1% at 300 Hz
빔 세기의 균일도	좋음	적절함	좋음
시설 크기(m^2)	작음(25) 직경 ～6 m	보통(50) 직경 ～10 m	큼(150) 길이 150 m
빔 인출률(%)	～ 40	～ 85-95	～ 100
유도 방사능	높음	낮음	낮음
가속기 제어능	좋음	보통	나쁨
새로운 선택 가능성	큼	큼	작음
안전성	좋음	좋음	나쁨
비용	보통(～10M U$)	보통(～10M U$)	고가

6.3 양성자치료용 사이클로트론의 예

6.3.1 재래식 사이클로트론 - Cyclone 235

등시성 사이클로트론은 가장 단순하고 값싼 방법으로 235 MeV의 양성자를 생산할 수 있다. 이 기술은 잘 알려져 있으며, 유사한 장치 및 소형 장치들이 세계적으로 널리 보급되어 있다. 사이클로트론은 CW(Continuous Wave)모드로 운전된다. 싱크로트론에 비하여, 장치 운전변수가 시간에 일정하고, 오직 5~7개 변수만 조정하면 된다. 전자석 전류, RF 전압, 이온원 전류 전압, 정전 편향기(Deflector) 전압(혹은 2개 조화 코일 세트). 운전자들은 장치를 운전 시작이나 운전되는 동안 세밀한 조종을 할 필요가 없다. 제어계통에 기본 운전 변수들이 저장되어, 잘 개발된 컴퓨터 프로그램에 의하여 정밀하게 조종되기 때문이다. 또한 빠른 컴퓨터 논리회로도 요구되지 않아, 짧은 시간 제어가 필요치 않고 오직 장시간 동안의 느린 변동만 보상하여 주면 된다.

연속적으로 인출되는 높은 강도의 빔은 이온원에서 15 μs 이내에 "Turn on / Turn off"가 조종되고, 빔이 이온원에서 출발하여 환자까지 도달하는 데 약 30 μs가 소요된다. 이러한 이유로 빔을 완벽하게 주사(Scanning)하고 워블링(Wobbling)하게 된다. 빔의 세기가 강하므로 치료시간의 연장 없이 호흡에 맞추어 조사할 수 있고 또한 넓은 조사야 확보도 가능하다.

사이클로트론은 고정 에너지, 낮은 에너지 분산, 고정된 에미턴스의 빔을 제공한다. 이 가속기는 부정확한 에너지, 부정확한 에너지 분산 또는 에미턴스 패턴을 제공하지 않는다.

사이클로트론은 유지 보수를 쉽게 하기 위하여 중앙면을 중심으로 아래위로 분리할 수 있도록 한다. 윗부분의 요크는 유압잭을 이용하여 1분 이내에 들어올릴 수 있어, 모든 부분품을 쉽게 접근할 수 있다. 적당한 용량의 진공펌프 시스템으로, 보수 후 진공 배기를 시작하여 30분 정도면 빔을 최대 에너지까지 가속할 수 있다.

고정 에너지가속기-에너지 감쇄기 결합 시설은 다음과 같은 제한이 따른다.

- **에너지 산재성(Straggling)** 에너지 감쇄기에 의하여 발생되는 방출 빔의 산재성은 말단 선량 감소(Distal Fall-off)에 나쁜 영향을 미친다. 이를 제거하기 위

하여 감쇄기 후단에 에너지 선택부를 두어 정확한 에너지를 갖는 입자만 선택하여 수송함으로서 이를 방지한다. 이때 에너지 분리용 슬릿(Slit)에서 방출되는 방사선을 차폐하기 위하여 이동식 국부 차폐체를 이용한다.

- **에미턴스 증가** 에너지 감쇄기를 통과함으로서 발생되는 빔 에미턴스의 증가는 후단에 위치한 발산-제한(Divergence-Limiting) 슬릿에 의하여 제어된다. 발산-제한 슬릿에는 이동형 방사선 차폐체를 쓴다. 빔 수송 계통과 갠트리는 큰 빔 수용성(Beam Acceptance)을 갖는 광학부품을 채용하여 수송 도중 빔 손실을 줄인다.
- **손실 빔에 의한 중성자 발생** 이로 인하여 발생된 중성자는 방사선 차폐 등의 문제를 야기한다. 이 문제는 적당한 차폐재료의 선택, 콘크리트 차폐체의 두께 등에 의하여 많이 감소시킬 수 있다.

그림 6.4는 Cyclone 235의 원리도이다. 그리고 표 6.4에는 특성을 표시하였다. 고정 자기장 및 고정 에너지인 사이클로트론의 통상적인 운전의 경우에는 최적의 운전을 위하여 오로지 3가지 운전 변수만 조종하면 된다.

- 사이클로트론의 평균 자기장을 일정하게 유지시켜 주기 위한 주 전자석 전류를 정밀하게 조종할 필요가 있다. 이러함으로서 인출 빔과 RF 가속전압 간의

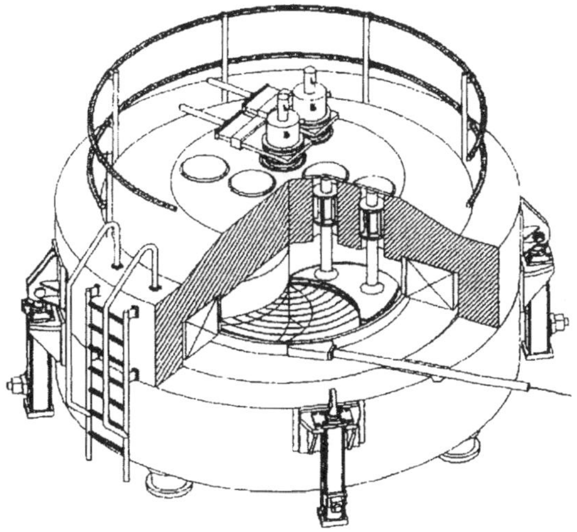

그림 6.4 Ion Beam Applications 235 상전도 사이클로트론. P. Mandrillon [6.1].

표 6.4 Cyclone 235의 주요 특성 데이터. D. E. Bonnett [4.4]

에너지(고정)	235 MeV
인출 빔 전류(max, min)	300 nA, 1 nA
이온원에 의한 빔 turn on/turn off 시간	15 μs
이온원에서 환자까지 도달 시간	30 μs
비규격화 인출 에미턴스의 계산치	3 πmm-mrad 이하
에너지 분산(최적 튜닝 시, 1σ)	750 keV
자석 외경	434 cm
자석 높이	210 cm
총 중량	220 ton
최대 빔 인출 소비 전력	420 kW
대기 시 진공유지 전력	8 kW
제어계통은 스타트업, 튜닝, 정지 등을 포함하여 무인 자동기능을 갖춤	

정확한 위상이 유지된다. 비록 코일전류 전원공급기가 매우 안정하고 재현성이 $1 \times 10^{-5} \sim 2 \times 10^{-5}$ 정도가 되더라도, 온도 변화에 따른 기계적 진동, 날마다 변하는 히스테리시스의 불규칙성 등의 보상차원에서도 필요하다. RF 위상에 빔을 고정하기 위해 RF 픽업 전극을 인출되는 빔 위치에 놓고 빔 전류와 RF 위상을 읽는다. 위상 값에 비례하는 직류전압이 주 코일 전원공급기의 교정 신호로 되먹임한다.

아침 운전 시작 때나 또는 오랜 휴지 후 자동적으로 빔을 내기 위하여, 빔이 나오고, 위상이 고정될 때까지 PLC가 자동적으로 주 코일 전류와 기댓값 사이를 자동으로 주사한다.

- 빔 인출 효율을 최적화하기 위하여 RF “D” 전압을 정밀 조종할 필요가 있다. 항상 최적의 빔 인출을 위하여, 적절한 컴퓨터 알고리즘이 필요하다.
- 선량률에 대응되는 양성자 빔 전류는 이온원의 아크 전류에 직접 비례하는 경향이 있다. 빔 전류의 피드백 회로를 구성하는 것은 쉽다. 그러나 이 경우 잘못 조종됨에 따른 위험성도 내포하고 있다. 반면 우리가 이러한 가능성을 열어 두고, 선량률 대 아크 전류의 상관표를 자주(예: 매일) 갱신함으로써 정확

한 선량률 산출에 활용한다.

사이클로트론 운전 특성이 연속적이고 몇 변수만 조종하면 되는 특성이므로 사이클로트론 조종계통의 구성은 매우 단순하다.

사이클로트론 조종을 위하여 빔 수송계와 스위칭 전자석, 갠트리 전자석과 그 전원 등 다중처리장치(멀티프로세서)를 채용한 중앙 제어계통이 사용되며 이는 IBA사 사이클로트론 것과 매우 유사하다. 이 장치는 논리 변수와 아날로그 변수를 동시에 다룬다. 이것의 주 기능은 전체 장치의 조정, 안전계통 인터록, 데이터 저장, 운전 파라메터의 복구와 재설정, 자동 폐회로 방식의 빔 조정 연산법의 수행, 장치 기록, 고장 검사의 지원 등이 포함된다. 이 계통은 기존 사이클로트론에서 그 성능이 시연되었다. 이 시스템은 전원공급기실(초기 장치개발 또는 유지 보수에 주로 사용) 등 중앙제어실에서 떨어져 있는 장소나 적당한 접근 제어망을 통한 PLC 연결 터미널에서도 운전이 가능하다. 정보전달 장치로는 그래픽 컬러 스크린과 마우스에 의하여 이루어지며, 손으로 직접 움직이는 느낌이 들도록 하는 소프트웨어 형태로 제공된다. 그래픽 표시의 질은 장치 가동시간에 매우 중요하다. 즉 비상 상태가 발생하였을 때 순간적으로 운전자의 눈을 끌어 즉각적인 반응을 할 수 있어야 한다. 정상 운전 상태에서 가속기 및 빔 수송 계통은 자동적으로 돌아간다. 사이클로트론과 빔 수송계 조종은 주변장치로서 빔 조사 제어실에서 조종되며, 처음 온 사람부터 처리하는 순서에 따라 빔을 제공하게 된다.

6.3.2 소형 초전도 사이클로트론의 설계 - CAL/Siemens

그림 6.5는 238 MeV 양성자 빔을 낼 수 있는 분할 집속(Sector Focused) 초전도 사이클로트론을 보여준다. 이것은 3개의 나선형 자극 분할 구역을 가지며 3개의 마루와 3개의 골을 가진 6개 분할 자극구조이다. 3개의 RF공동(Cavity)은 회전당 충분한 에너지를 얻어 약 400번 회전이면 최대 에너지를 낼 수 있다. 표 6.5는 Siemens와 프랑스 Nice의 CAL 사이클로트론 연구소에서 설계한 초전도 사이클로트론의 주요 특성이다. 양성자는 내부 이온원에서 생성 공급된다 [6.1].

그림 6.5b는 소형 Pantechnik 등시성 사이클로트론 PK210 도면이며, 이것은 American Superconductor사의 고온 초전도선과 이를 다중 초절연층으로 열 차폐

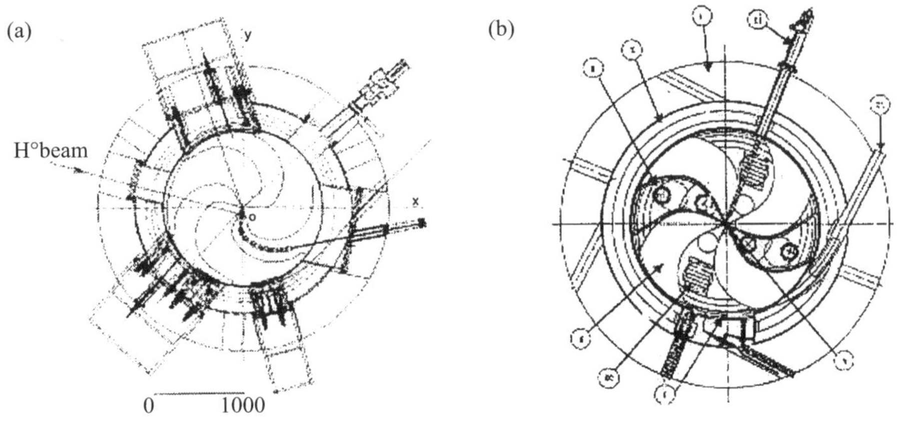

그림 6.5 (a) CAL/Siemens - 238 MeV 초전도 사이클로트론. P. Mandrillon [6.1],
(b) Pantechnik PK 210 사이클로트론의 중앙면. C. Beith, A. Laisne [6.14].

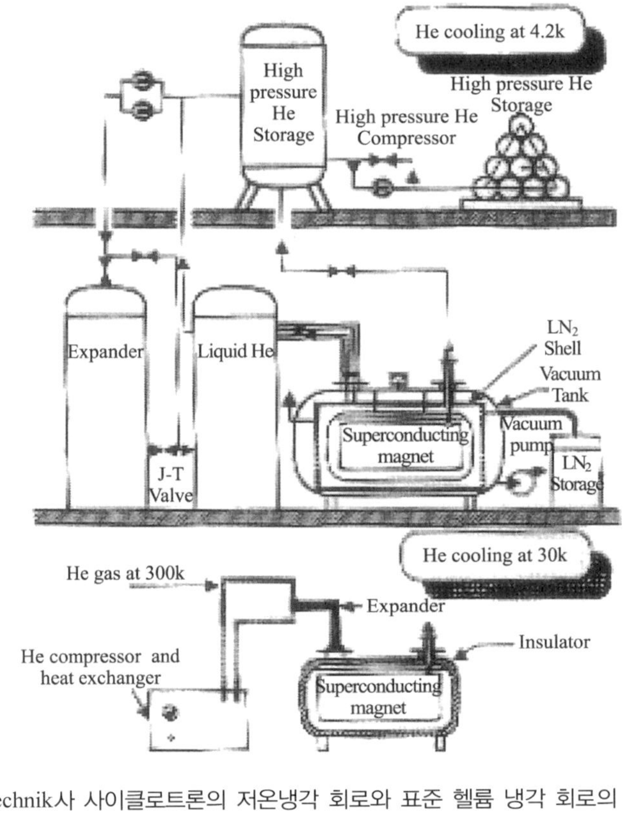

그림 6.6 Pantechnik사 사이클로트론의 저온냉각 회로와 표준 헬륨 냉각 회로의 비교. C. Beith, A. Laisne [6.14].

를 하여 29 K에서 작동할 수 있도록 설계되었다. 그림 6.6은 표준 헬륨 냉동기에 비하여 매우 단순한 이 가속기의 냉각계통을 보여준다. 이 기술을 이용하여 Pantechnik사는 빔 인출 문제를 쉽게 해결하기 위하여 비교적 낮은 자기장(중심부에서 2.01 T)을 갖도록 설계하였다. 이 정도의 자기장에서 고온 초전도체(HTS) 임계전류에 대응된 작동 온도는 25～35 K 정도이다. 코일 주변의 저온장치(Cryostat) 그리고 모든 주변장치, 즉 퀜치(Quench) 안전밸브, 헬륨 기체 용기 등을 단순화하였다 [6.14, 6.15, 6.16]. 재래식 사이클로트론에서 일반적으로 이온원은 요크 전자석 중심부에 열 필라멘트를 사용한 P.I.G(Penning Ionization Gauge) 이온원을 사용한다. Pantechnik사는 사이클로트론 주 자기장을 이용한 ECR(Electron Cyclotron Resonance)을 채택하여 특허를 얻었다. 이 이온원은 수명이 길 뿐만 아니라 낮은 전력으로 쉽게 작동할 수 있고, 진공창을 통하여 반도체 고주파 발생기에 간단하게 연결할 수 있다. PK 210의 주요 제원은 표 6.5와 같다.

표 6.5 CAL/Siemens 사이클로트론 설계와 PK 210의 특성 비교. P. Mandrillon [6.1, 6.13], W.T. Chu [6.8], C. Beith, A. Laisne [6.14]

파라메터	CAL 설계	PK 210
분할 자극 수	3, 즉 유사 6분할	
요크 외경	3.1 m	3.26 m
반경	1.6 m	
높이	2 m	1.72 m
초전도 코일 전류밀도	6,800 A/cm^2	
총 중량	80 ton	88 ton
전력(냉동기 포함)	35 kW	
주파수 / 조화 모드	110 MHz / h=3	123.4 MHz / h=4
RF 전력	120 kW	80 kW
D 전압(입사 / 인출)	80 kV / 130 kV	60 kV / 140 kV
입사	2가지 선택: 축방향 또는 경방향	ECR 이온원

6.4 양성자치료용 싱크로트론의 예

LLUMC 약 집속 싱크로트론 로마린다 대학 의료센터에는 양성자 에너지를 70 MeV에서 250 MeV까지 가변될 수 있는 싱크로트론이 설치 운영 중에 있다(그림 6.7, 4.2.3절).

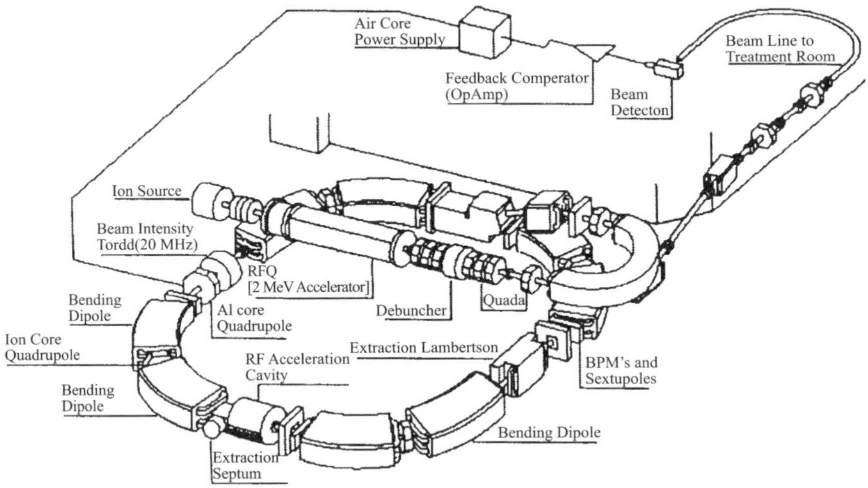

그림 6.7 로마린다 싱크로트론(전류세기 되먹임 제어). G. Coutrakon 등 [6.3].

이것은 자기장 구배가 없는(Zero Gradient) 싱크로트론으로 8개의 45° 굽힘 전자석과 4개의 직선 부분을 갖는 구조로, 직선부에는 각각 입사, 가속 및 인출을 담당하는 공간으로 구성되어 있다. 듀오플라스마트론(Duoplasmatron) 이온원에서 생성된 30 keV 양성자를 425 MHz의 2 MeV RFQ에 입사시킨다. 250 MeV까지의 가속은 페라이트 공동(Ferrite-loaded Cavity)에 1차 조화 주파수를 사용하여 가속한다. 빔 인출은 Half-Integer(1/2) 공명 현상을 이용 인출한다. 인출주기는 2, 4, 8초이고 인출시간은 0.4～10초로 가변이다. 빔 세기는 초당 10^{11}개 양성자이다. 설계는 LLUMC, FNAL, Science Applications International Corporation(SAIC)의 협업으로 수행되었다.

H^- 싱크로트론 러시아 노보시비르스크(Novosibirsk)의 BINS에서 초소형 펄스 자기장형 싱크로트론을 설계하였다. 이 설계에는 TERA Collaboration(그림 6.8)

에 의하여 연구된 소형 가속기를 위한 3가지 가능성 중에 하나다. 이탈리아 TERA Collaboration은 그 중이온치료 센터에 다목적 싱크로트론을 제안하고 있는데, H^-를 가속하여 250 MeV 양성자 빔 제공, 빔 인출의 단순화, 그러나 H^- 이온의 전자기적 전자 벗김(Stripping)을 피하기 위한 낮은 자기장 채용과 고진공 상태 유지 등이다.

표 6.6은 운영 또는 제안 중인 양성자치료용 싱크로트론의 주요 특성의 요약이다.

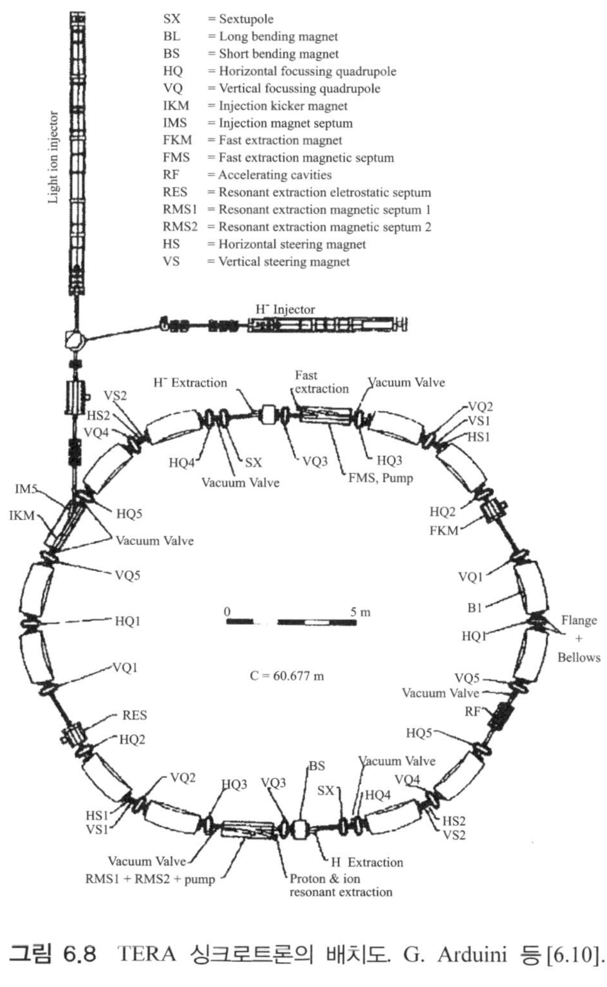

그림 6.8 TERA 싱크로트론의 배치도. G. Arduini 등 [6.10].

표 6.6 운영 또는 제안 중인 치료용 양성자 싱크로트론의 파라메터[1.1, 6.9, 6.10, 6.11]

	운영중인 싱크로트론			제안된 싱크로트론								
시설명	LLUMC[13]	PMRC[14]	ITEP[15]	TERA[16]	KUMPF[17]	BPTC[18]		PMRC[14]*	Argonne[19]	PIMMS[20]	IUCF[21]	PRAMES[22]
싱크로트론 형태	약집속	강집속	10 GeV	H^-형	다목적 전자석	강집속	약집속, 복합기능 전자석	저속사이클, 독립 기능 전자석	H^-형	저속 인출 이온 싱크로트론	복합기능 섹터 싱크로트론	
둘레(직경) m	20	24.95		60.677 (19.31)	22.9	34.4	20.776	34.939	43.039 (13.7)	74.04 (23.57)		41 (13.05)
에너지 (MeV) 입사	2	5		11	10 keV	3.5	3.5	2		20	7	
에너지 (MeV) 인출	70-250	10-230	70-200	60-250 /300	10-230	70-200	70-200	230	250	60-250	200	60-220
입사기 형	RFQ	Linac	Linac	Linac	Linac	RFQ	RFQ	Pelle-tron	Pelle-tron		?	
빔 세기(이온/초)	10^{11}	$6\text{-}12\times10^{10}$		1.3×10^{10}	1.3×10^{11}	8.7×10^{10}	1.23×10^{11}	3.1×10^{10}	$10^{10}\text{-}10^{11}$	10^{11}		6.25×10^{10}
반복률(Hz)	2	0.5		2	0.5	0.2-2	0.2-2	0.5-1	1		1	1
평균전류(nA)	10	10		10	10	5-10	5-10	20			?	10
인출 방식	slow	slow		charge exchange resonant	slow	slow		slow			fast	slow

13) Loma Linda University Medical Center, Loma Linda, California, USA
14) Proton Medical Research Center, University of Tsukuba, Tsukuba-shi, Ibaraki-ken 305, Japan
15) Institute of Theoretical and Experimental Physics, Cheremushkinskaya, 25, 117259 Moscow, Russia
16) TERA Foundation, Via Puccini 11, 28100 Novara, Italy
17) Kyoto University Medical Proton Facility, Japan
18) Beijing Protontherapy Center, China
19) ACCTEK Associates, 901 S. Kensngton Avenue, La Graange, Illinois, USA
20) PIMMS synchrotron parameters when protons are accelerated
21) Indiana University Cyclotron Facility
22) PRAgue MEdical Synchrotron
* planned

6.5 양성자치료용 선형가속기의 예

6.5.1 정상파(Standing Wave) 설계

6.5.1.1 AccSys 기술 프로젝트

1991년 미국 AccSys사에서 양성자치료를 위하여 낮은 전류의 양성자를 250 MeV까지 가속하는 데 기존 S-대역 정상파 전자선형가속기 구조를 채용하자는 제안이 있었다(그림 6.9, [6.4]). 표 6.7에는 AccSys Model PL-250 소형 양성자 선형가속기의 특성을 수록하였다.

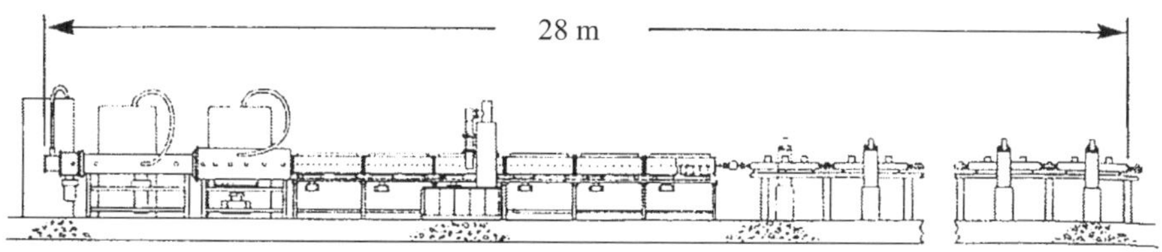

그림 6.9 Model PL-250 양성자치료용 선형가속기의 배치도. R. W. Hamm 등 [6.4].

표 6.7 전용 양성자치료용 선형가속기의 제원. R. W. Hamm 등 [6.4]

가속 입자	H^-
치료 빔 에너지	70～250 MeV
첨두 빔 전류	100～300 μA
빔 펄스 폭	1～3 μs
반복률	100～300 Hz
평균 빔 세기	10～270 nA
빔 에너지 분산	±0.4%
최대 입력 전력	350 kW
대기 전력	25 kW
가속기 길이	28 m

6.5.1.2 TOP-ISS 프로젝트

1995년 12월 ISS(Italian National Institute of Health)는 TOP(Terapia Oncologica con Protoni) 프로젝트의 일환으로 양성자 선형자가속기를 건조하기로 결정하였다. 이는 양성자치료를 위한 TERA 재단에 의하여 제시된 소형 고주파 선형가속기에 가까운 형태이다. TOP 선형가속기는 428.3 MHz, 7 MeV의 RFQ나 DTL(Drift Tube Linac) 입사기로 구성된다. 이후 7∼70 MeV 부분은 3 GHz의 SCDTL(Side Coupled Drift Tube Linac)로 이어진다. 70∼200 MeV 부분은 역시 3 GHz의 SCL(Side Coupled Linac)로 구성된다. 이 장치는 양성자치료 전용 최초의 선형가속기로 3 GHz 고주파를 채용한 양성자 선형가속기가 된다(그림 6.10, 표 6.8). 고주파 선형가속기의 가장 큰 장점은 낮은 빔 에미턴스(0.25 π mm mrad 이하)의 빔을 냄으로서, 갠트리가 가볍고 빔 수송 요소가 적어진다는 데 있다. 갠트리의 무게를 약 16 ton 정도로 낮출 수 있다. 참고로 로마린다(Loma Linda)의 갠트리 무게는 90 ton이다.

표 6.8 TOP-ISS 양성자 선형가속기의 주요 제원; L. Picardi 등 [6.6]

입사기 주요 파라메터			
	양성자치료	PET	방사선 의학
에너지(MeV)	7	7	7 이하
최대 평균 전류(μA)	0.1	100	0.001
반복률(Hz)	400	100	10~400
펄스 폭(μs)	5	100	5
RF 주파수(MHz)	428.3/750	428.3	428.3

가속관 주요 파라메터		
	SCDTL	SCL
주파수(MHz)	2998	2998
입사/방출 에너지(MeV)	7~65	65~200
길이(m)	9.98	11.4
모듈 수	4	7
평균 전기장 E_0(MV/m)	12	15.5
유효 가속 전기장 E_0T(MV/m)	8.5	13.5
평균 에너지 이득(MeV/m)	5.8	11.8
첨두 전력(MW), 25% 여분 포함	6.8	26

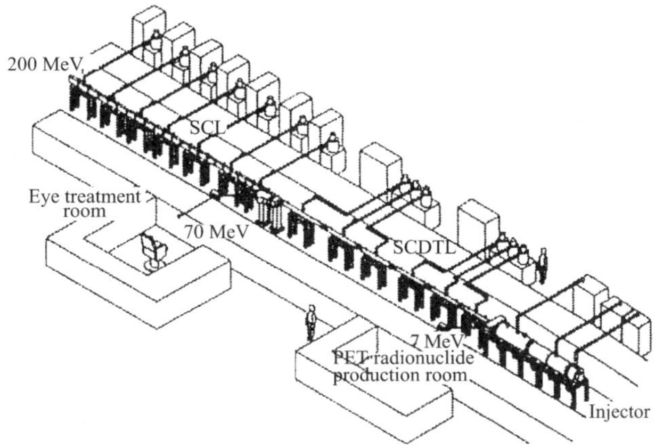

그림 6.10 TOP-ISS 3 GHz 선형가속기 [5.5].

6.5.2 부스터(Booster) 선형가속기

Clatterbridge 최근 영국 Clatterbridge의 Douglas Center에서는 200 MeV 고에너지 양성자치료를 수행하기 위하여 SCANDITRONIX MC60 62 MeV 사이클로트론을 입사기로 사용하고, 이후 전통적인 선형가속기로 추가 가속하는 가속기 구조가 제안되었다. 설계된 선형가속기의 길이는 19.9 m이다.

LIBO 여러 병원이나 연구소에 60～70 MeV 급 사이클로트론이 설치되어 있다. 이들 장치가 깊은 위치의 종양을 치료하는 200 MeV 에너지의 빔을 인출할 수 있도록 성능을 향상시키기 위하여 고주파(3 GHz) 부스터 선형가속기(LIBO)가 제안되고 있다. LIBO는 가변 에너지의 빔을 낼 수 있는 Side-Coupled 선형가속기이다(그림 6.11). LIBO 연구는 Clatterbridge 사이클로트론 기반으로, 가속기의 크기를 줄이고 방전 현상을 줄일 수 있도록, 운전 주파수 대역을 고주파인 S-대역으로 끌어올렸다. 따라서 LIBO 동작 주파수는 2,998 MHz이다. Side Coupled 선형가속기 구조로 36개의 탱크로 구성되어 있고, 영구자석을 채용한 자기 4극(PMQ, Permanent Magnet Quadrupole)으로 모듈이 분리되어진다. 4개의 탱크가 한 모듈, 한 RF 시스템으로 구성된다. LIBO의 평균 빔 전류는 10 nA 정도이며, 에너지를 130 MeV~200 MeV까지 변동할 수 있다. 이것은 모듈당 탱크의 수와 길이에 제한을 받는다. 고주파는 3 GHz 클라이스트론이 5 μs 의 펄스폭으로 탱크에 전자파를 공급한다. 이것은 환자 조사 시 말단 선량감소(Distal Fall-off)의 제한치인 2 mm에 비해 폭이 충분히 좁다. 빔 펄스 반복률은 400 Hz로 능동 화소주사(Pixel Scanning)를 구현하기 위하여 적절하다. 이에 대하여 Clatterbridge 사이클로트론에서 나온 빔을 펄스화하여, 이를 LIBO에 입사하기 위한 기초적인 실험이 수행되었다 [4.64, 6.17].

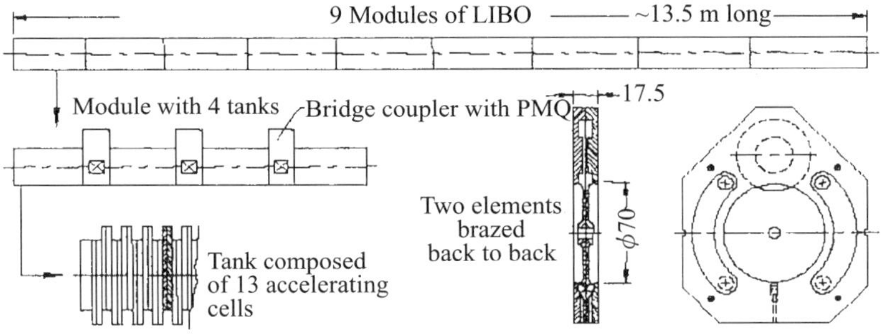

그림 6.11 LIBO의 개념도. U. Amaldi 등 [6.17].

Chapter 07

Proton Radiotherapy Accelerators

빔 수송 및 전달 계통

가속기에서 인출된 빔은 가속기로부터 치료실까지 일련의 2극자석과 4극자석으로 구성된 빔 수송 계통(Beam Transport System)에 의해 수송된다. 자석, 진공함, 진단장치의 일련의 배열을 "빔 라인(Beam Line)"이라고 한다. 회전 갠트리도 빔 수송 계통의 한 부분에 포함된다. 회전 갠트리에 대해서는 8장에서 별도로 설명한다. 통상 치료실 내부까지 이어지는 빔 라인의 끝에는 빔 전달 계통(Beam Delivery System)이 있어 표적체적에 처방된 만큼의 선량만 조사되도록 빔을 조절하고 감시하는 기능을 맡고 있다.

빔 수송 계통 정확한 선량을 반복적으로 조사함으로써 신뢰성 있는 치료를 보장하기 위해 가속기로부터 치료실까지 빔을 안정되고 효율적으로 수송하는 빔 수송 계통이 요구된다. 빔 위치의 중심점 안정도는 1 mm 이내여야 한다. 이 요건은 빔 위치와 형태를 제어하는 휨 자석과 집속 자석의 안정성에 대한 제한 요건이 된다. 효과적이고 신뢰성 있는 치료를 위해서는 소위 "빔 라인 튜닝"이라고 부르는 빔의 조절과 반복되는 수송이 용이해야 한다는 것이 필수적이다. 빔 튜닝이란 빔의 광학적 특성을 제어하여 계획된 파라메터를 갖는 빔을 원하는 위치에 수송하는 기능을 말한다[4.1].

빔 전달 계통 빔 전달 계통의 기능은 빔을 감시하고 3차원 형상으로 다듬어 표적체적에 조사하는 것이다. 빔 전달 계통은 2개의 범주로 나눌 수 있는데 하나는 빔 넓힘(Widening) 기술이고 다른 하나는 동형화(Conformal) 기술이다. 빔 넓힘 기술은 적합한 크기와 형태로 빔의 세기가 균일하게 조사될 수 있도록 하는 기술로서 도달거리 조절기(Range Modulator)와 조준기(Collimator)와 결합하여 표적체적에 평탄하고 규칙적인 조사를 가능하게 한다. 높은 선량을 조사할 때는 표적 인근의 일부 정상세포가 피해를 받는 것은 피할 수 없다. 동형화 기술은 표적체적과 같은 형태가 되도록 빔 조사를 3차원적으로 분포시키는 기술이다(그림 7.1, [7.1]). 빔 펼침 기술과 깊이 제어 기술을 다양하게 조합할 경우, 치료할 체적은 빔의 시각에서 볼 때, 2차원 체적의 형태로 맞출 수 있다. 전체 조사야에 걸쳐 깊이 제어가 균일하기 때문에 표적체적 밖의 부분이 방사선에 노출되는 수가 있다. 여러 방향에서 빔을 조사하는 다중 입구(Multi Port) 조사방식을 사용하면 이런 원하지 않는 선량을 줄일 수 있다. 동형화 치료에서는 각 입구마다 방사선 분포가 3차원 형태로 된다. 이렇게 하면 전체적으로 방사선 피폭이 최적화된다. 다엽 조준기(Multileaf Collimator)와 선량 분포를 맞추기 위한 볼러스를 사용하면 2차원 형태가 3차원으로 된다. 복셀(Voxel) 주사 또는 반점 주사를 사용해도 별도의 장비 없이 직접 3차원 형상을 얻을 수 있다[7.1].

치료실까지 도달한 빔은 빔 수송 계통의 끝에 있는 진공 창과 몇 개의 장치 및 자유 공간(Drift Space)을 통과한 후 인체로 들어간다. 장치들은 도달거리를 바꾸거나(7.5.1절) 조절하고(7.5.2절), 빔을 측면으로 분산시킨다(7.5.3절). 방사선 제어를 위해서는 선량계와 빔 감시 장치가 필요하다(9.2절).

일반적으로 빔 라인에는 그림 5.6에 있는 바와 같이, 환자 가까이 그리고 빔 산란 장치 앞쪽 위치에 선량 계측기와 빔 감시 장치를 설치한다. 빔 퍼짐 장치는 가

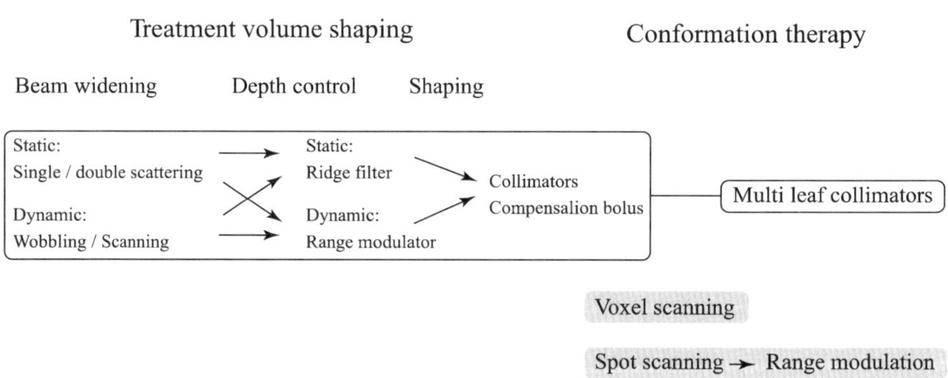

그림 7.1 빔 전달 계통[7.1].

능한 한 환자로부터 멀리 두어 선원의 유효 크기나 각도 분산 효과가 작도록 한다. 빔 변조 장치와 감시 장치 사이에 위치하는 자유 공간은 대개 3 m 또는 그보다 약간 길다. 공기 중 자유 공간 1 m는 물 두께 1.2 mm 정도에 해당하는 양성자 빔 정지력을 가지고 있다. 공기를 통과하면서 무거운 이온이 깨지는 효과는 무시할 수 있으나 양성자나 헬륨 이온 등 가벼운 이온들이 여러 번 산란되는 영향은 무시할 수 없다.

실제의 경우, 빔 전달 계통 파라메터들은 서로 요건이 상충하는 경우가 있다. 따라서 최적화 과정에서는 이들에 대한 임상적인 절충이 요구된다. 일반적으로 최대 조사야의 크기, 조사야의 균질도, 치료 시간, 빔 발산, 조사야의 반음영부, 자연 방사선 세기, 빔의 파편화(Fragmentation) 등이 중요 변수이다. 나아가 임상 요건이 다를 때는 설계도 달라져야 하는데, 이는 대개 두 범주로 나눌 수 있다. 하나는 조사야가 작은 경우이고 다른 하나는 큰 경우이다. 넓은 조사야를 요구할 경우에는 횡측으로 빔을 펼치기 위해 복잡한 계통이 요구된다. 가속기에서 인출된 작은 반점(Spot) 빔을 40 × 40 cm 넓이로 확장시키되 균질도를 2% 이내로 유지시켜야 하며, 동시에 선량률은 분당 1∼2 Gy 수준이 되어야 한다. 작은 조사야가 필요할 경우에는 가속기에서 인출된 작은 빔을 특별한 조정 없이 간단한 산란기 정도를 가지고 직접 사용할 수 있기 때문에 계통이 단순하다 [4.1].

7.1 빔 경로상 물질의 영향

빔의 진행 경로상에 어떤 물질이 놓여 있으면 빔의 형태가 바뀌게 되는데, 이는 물질이 빔을 산란시키고(다중 산란: Multiple Scattering), 빔 입자들의 에너지를 분산시키고(도달거리 산재: Range Straggling), 빔의 일부가 떨어져(핵 파편화: Nuclear Fragmentation) 나가게 만든다.

7.1.1 다중 산란

빔의 다중 산란이란 빔 입자들이 진행 경로상에서 만나는 물질의 원자핵들과의 상호작용으로 인해 작은 각도로 여러 번 방향이 바뀌게 되는 현상이라고 설명할 수 있다. 작은 각의 편향이라도 여러 번 반복되면 빔은 중심 진행 방향으로부터 횡 방향으로 발산된다. 이 과정의 주된 반응은 탄성 쿨롱 산란이며, 일부 강한 비탄성 산란도 일어난다. 산란되는 입자들의 각 분포는 대체로 작은 편향각의 가우스 분포를 갖는다.

양성자의 경우, 측면 감쇄(Fall-off) 폭은 빔의 잔여 도달거리 분포의 크기에 비례하여 증가한다(2.3.3절, 3.1.1절). 최종 조준기가 인체 표면 근처에 있을 때와 짧은 도달거리를 사용할 때 감쇄가 가장 급하게 발생한다. 작은 빔에서는 최종 조준기는 인체 표면에서 10 cm 이상 떨어질 필요는 거의 없다. 작은 표적을 치료할 때는 급격한 감쇄가 필수적인데 이런 경우에는 무거운 하전 입자가 유리하다[5.1].

7.1.2 도달거리 산재(Straggling)

도달거리 산재란 빔 내의 각 입자들의 각각 다른 에너지 손실 과정에서의 통계적인 요동(Fluctuation)으로 인해 입자의 경로 길이가 분산되는 것을 말한다. 결과적으로는 각 입자들이 정지되는 도달거리 편차가 커지게 된다. 일례로 도달거리 30 cm인 양성자가 25 cm 깊이의 물을 통과하는 동안 도달거리 편차가 2.6 mm로 되거나, 선량 감쇄 거리, 즉 90%에서 10%로 되는 거리가 4.4 mm라면 어떤 종류의 치료에서는 허용 범위를 벗어나는 수치가 된다[5.1].

7.1.3 빔 파편화(Fragmentation)

입자 빔이 물질 속으로 들어가면 원자핵과 1차적인 충돌을 하게 되어 입자 수가 감소하게 되고, 그만큼 보다 가벼운 파편들이 증가하게 된다. 빔 파편화란 빔 입자("탄도 핵(Projectile Nucleus)"이라 불림)가 표적 핵과 충돌한 후, 핵반응에 의하여 여러 개의 딸 핵들로 쪼개지는 과정을 일컫는다. 그러나 핵반응을 하지 않고 물질을 통과해서 나오는 잔여 "탄도 핵"의 운동량은 초기 값과 비슷하다. 표적 핵 역시 파편화될 수 있으나 이 파편들은 에너지와 운동량이 작아 빔과 함께 진행하지는 못한다. 하나의 입자가 이런 파편화를 겪을 확률은 여행 거리의 지수 함수적이다. 물질 내에서 1/e의 확률로 이런 반응이 일어날 수 있는 거리를 "핵 상호작용 길이(Nuclear Interaction Length)"라 부르며 λ_1로 표시한다.

물과 비슷한 표적 물질(예: 피부)과 양성자가 충돌하는 반응에서 가장 많이 생기는 반응생성물은 튕겨 나오는 표적의 핵을 이루는 중성자이다. 이 중성자들은 쉽게 정지시킬 수 없으며, 선량 준위를 높이고 도달거리를 더 길게 만드는 역할을 한다 [5.1].

7.2 빔 수송 계통의 특성

7.2.1 빔 파라메터

빔 에너지 및 수송 빔 수송 계통은 60 MeV로부터 250 MeV 사이의 다양한 에너지를 갖는 빔을 수송할 수 있어야 한다. 빔 수송 계통은 빔을 분기점(Tap-off Point)까지 수송하며, 그 지점에서부터 빔은 갠트리 또는 고정 빔 치료실로 보내진다. 이 분기점 간의 이온 광학적인 수송 매트릭스(Transfer Matrix)는 "1"이므로, 각 분기점에서 빔 파라메터는 동일하다. 따라서 개개의 빔 수송 계통의 광학적 특성은 동일하게 된다. 전원의 변동성에 영향을 적게 받고, 또한 빔의 에너지를 변동할 때 빔의 안정성을 확보하기 위해서는 빔이 휘는 구간에서 광학적인 수차가 없어야(Fully Achromatic) 한다. 갠트리 입구에 적절한 회전 진공 밀봉(Seal)을 하면 갠트리 마지막 휨 자석에 도달할 때까지 진공은 지속되고 물질이 없어 그것이 가능해진다 [5.1].

가속기로부터 마지막 창까지의 진공 지속 빔 라인에는 물질로 인한 빔 손실이 최소화되어야 한다.

치료실 내 회전 중심점에서의 빔 파라메터 빔의 특성은 표 7.1의 제원을 만족시켜야 한다.

갠트리 입구에서의 빔 파라메터 갠트리 입구의 회전점에서 수송 계통은 두 평면에 동일한 에미턴스와 광학적으로 동일한 베타트론 함수(Betatron Function)를 갖는 둥근 빔을 제공해야 한다. 이는 에미턴스의 증가를 방지하여 갠트리 각도가 변할 때도 다시 튜닝을 할 필요가 없도록 하기 위함이다.

표 7.1 회전중심점(Isocenter)에서의 빔 특성 요건 [5.1]

적요	특성 요건
반점(Spot) 크기	$\sigma_x,\ \sigma_y < 3\,\mathrm{mm}$
반점 편차	$\lvert\sigma_x,\ \sigma_y\rvert < 0.3\,\sigma_x$
분산(Divergence)	$\sigma_{x'},\ \sigma_{y'} < 1/2\ \mathrm{radian}$
반점 위치 정밀도	$\Delta x,\ \Delta y < 1\,\mathrm{mm}$
각 위치 정밀도(기준 빔 중심으로부터의 최대 허용 편차)	$< 0.2°$

7.2.2 빔 스위칭 및 튜닝

치료실 사이의 빔 튜닝 시간 한 치료실에서 치료가 끝난 후, 다른 방에서 치료를 시작할 때에도 1분 이내에 정확한 에너지의 빔을 제공할 수 있어야 한다. 가속기와 빔 수송 계통의 새로운 파라메터들이 신속하게 호출되어 빔 조건이 안정화되어야 하며, 새로운 치료실에서의 빔 위치와 균질도 요건을 만족시킬 수 있어야 한다 [5.1].

자동 빔 튜닝 일상적인 설정과 교정이 끝난 후에는 치료실을 바꾼다든가, 빔 에너지를 바꾼다든가 갠트리 각도를 변경한다든가 할 때에, 수동 튜닝이라든지 회전중심에 빔을 맞추는(Centering) 조작이 필요치 않아야 한다. 갠트리 입구 위치까지 빔 수송 계통의 튜닝 상태를 점검할 수 있어야 한다. 빔의 자동 조향(Steering) 기능은 수송 계통에서 빔 손실을 최소화하고, 갠트리 출구에서의 빔의 중심(Centroid)과 맞추도록 하는 기능이다. 자동 빔 튜닝 기능에는 빔 감시 및 중지 조건이 들어 있다. 환자가 치료를 받고 있는 동안에는 수동 튜닝이 불가능하므로 어떤 되먹임(Feedback) 계통이라도 신속하고도 낮은 강도로 동작되도록 한다. 튜닝을 다시하거나 빔 시험 없이도, 빔 수송 계통 전체는 에너지 변화를 펄스별로 추적할 수 있어야 한다. 갠트리 설계에서 있어서 빔 튜닝의 재현성과 안전성을 확보하기 위하여 무수차(Achromatic) 빔 광학 특성이 필요하다 [5.1].

7.2.3 빔 진단, 감시 및 안전

빔 수송 계통에서의 빔 진단 및 감시 빔 수송 계통은 빔 조절을 신속하고 단순하게 하기 위한 빔 진단 기능을 갖추어야 한다. 한 곳 이상의 위치에서 측정해야 하는 파라메터로는 빔의 세기, 빔 중심 위치, 빔 단면의 형태(Profile), 에미턴스이다. 표 7.2에는 위치별로 감시가 필요한 파라메터들을 나타냈다. 이들 파라메터 외에도 진공, 방사선, 온도 및 기타 계통들도 감시하여, 전 계통이 적절하게 작동하고 있는지도 감시해야 한다 [5.1].

빔 라인의 에너지 개구(Aperture)는 어떤 지점에서는 큰 분산 때문에 상당히 작을 것이므로, 이 큰 분산 지점에서 에너지를 측정함으로서 빔의 중심을 감시할 수 있다. 빔 에미턴스의 증가는 가급적 최소화되도록 한다. 상시 감시를 위해서는 비파괴 감시를 하는 것이 좋다. 치료하는 중에 감시 장치는 빔을 감시할 뿐 아니라, 자동 튜닝 능력도 갖추어야 한다. 그렇지 않다면, 빔 라인 선상에 최소한의 물질을 넣어 빔을 튜닝하고, 치료 전에 물질을 빔 라인에서 회수할 수 있는 감시 장치도 필요하다. 이 경우 감시 장치가 자주 사용될 것이므로, 삽입 장치는 긴 수명을 갖는 물질로 설계해야 한다(예: 스테인리스 진공 주름 막(Bellow) 등) [5.1].

빔 라인 상의 물질 빔 라인 상에 존재하는 물질의 양은 최소화되어야 한다. 빔의 세기, 에미턴스, 에너지 퍼짐 등은 빔 인출 에너지에 의존한다. 빔 라인에 물질을 삽입하여 측정하는 방식의 감시기 경우에는 빔 에미턴스와 반점의 크기가 증가된다. 빔 라인 상에 있는 개개 감시기의 영향은 회전중심(Isocenter)에서 전 위상공간(Total Phase Space)에 미치는 축적된 영향과, 요구되는 크기의 빔 반점을

표 7.2 빔 감시기 위치 및 Floating Jaws [5.1]

위치	빔 세기	중심 위치	형태	에미턴스	조(jaw)
가속기 출구	+	+	+	+	
초기 정합장치 출구		+			
nπ 지점들		+			
조준기	+	+	+		+
최대 운산점		+			+
갠트리 회전 부분		+		+	
갠트리 출구	+	+	+		
빔 정지 출구	+				
빔 덤프(Dump)	+	+	+		

만들 수 있는 능력으로 평가되어야 한다 [5.1].

빔 차단 / 중단 환자 보호를 위해 필요시 빔의 차단과 환자 치료를 중단시킬 수 있는 몇 층의 보호 장치가 설치되어야 한다. 가장 중요한 특성은 이상 상태가 감지되면 10 μs 이내에 빔을 차단할 수 있는 능력을 갖추는 것이다. 치료실이 여러 개 있는 경우에는 각 치료실 내의 빔 조작이 기계적으로 분리되어 있어서, 긴급 시 필요한 치료실의 빔을 차단하고 안전하게 출입할 수 있어야 한다. 기계적 차단 장치는 1초 이내에 작동해야 하며 싱크로트론의 경우 펄스와 펄스 사이에 작동하는 것이 보다 바람직하다 [5.1].

빔 수송 계통 내의 빔 감시 가속기나 빔 수송 계통의 고장으로 인한 빔의 오 정렬(Misalignment)을 신속하게(10 μs 이내) 감지하기 위하여 감시기를 갖추어야 한다. 이를 위해 섬광 물질(Scintillator)로 만들어진 능동형 조준기를 적당한 위치에 설치하는 것도 고려할 수 있다. 빔 수송 계통 내에 삽입되어 있는 모든 감시기들은 치료 중에 빔의 파라메터들이 5.1절에 명시된 최댓값보다 더 크게 되는 일이 없도록 설계되어야 한다. 치료실에서는 양성자 세기가 3개의 위치에서 독립적으로 감시된다. 빔의 중심 위치는 두 위치에서 감시되고, 빔 단면 형태는 갠트리의 출구 회전중심 근처에서 감시된다 [5.1].

빔 수송 계통 내의 기기 감시 치료 또는 교정이 진행되는 동안 빔 수송 계통 내의 기기들은 기계적 상태 및 기능적 성능이 항상 감시되고 있어야 한다 [5.1].

7.3 치료용 빔 라인(노즐)의 특성

노즐은 빔을 옆으로 퍼지게 만드는 장치들과 입자의 도달거리 조절기기, 감시기, 선량계, 안전장치로 구성되어 있다. 입자를 횡방향 및 깊이 방향으로 퍼지게 하는 방법은 다양한데, 산란 박막과 도달거리 조절 장치를 사용하는 수동형 방법으로부터, 단면이 작은 펜슬 빔(Pencil Beam)을 자기장을 사용하여 주사하고, 치료 중 빔 에너지까지도 변화시키면서, 입자의 도달거리를 여러 번 변경하는 능동적인 방법까지 있다. 단면이 매우 좁은 펜슬 빔의 브래그 피크로 수평, 수직 및 깊이 방향으로 주사할 수 있다. 고도의 정밀도로 빔 주사가 가능하다면 조준기나 볼러스를 사용하지 않고도 표적체적에 원하는 선량을 넣을 수 있다.

산란과 주사 방법은 근본적으로 다르며, 또한 필요로 하는 빔 감시기, 선량 측정, 안전계통도 서로 다르다. 이 장에서는 두 계통의 특성을 소개한다. 이 특성들은 별도 설명이 없는 경우 치료실용이다.

7.3.1 산란을 이용하는 노즐의 특성

산란 계통 산란 계통의 특성은 임상 제원에 따라 치료 깊이 및 폭(5.1.1~5.1.3절), 조사야 크기(5.1.4절), SAD(5.1.11절), 선량 양립성(5.1.9절) 및 측면 반음영부(5.1.6절) 등으로 구성된다. 기본적으로 2개의 박막 세트로 구성된다. 첫 번째 박막은 원자량이 큰 물질로 된 통상적인 박막이고, 두 번째 것은 원자량이 큰 물질과 작은 물질을 섞어 만든 것으로서 중심부에서 평균 산란각이 가장 크지만 에너지 손실은 중심에서의 거리와는 무관하도록 하는 특성을 갖도록 만든다. 각 세트는 특정한 빔 에너지에 대해서는 주어진 직경의 조사야를 만들어낸다. 필요한 박막 세트의 개수와 세부적인 설계는, 임상 요건뿐 아니라 빔 에너지, 빔 전류 그리고 최대 직경보다 작은 크기를 갖는 조사야의 개수에 따라 결정된다.

브래그 피크를 표적체적에 3차원으로 잘 형상화하여, 정확한 양을 넣기 위해서는 산란계에 다엽 조준기(Multileaf Collimator)를 붙여야 하고, 형태는 표적체적을 여러 층으로 나누어 층별로 조사해야 된다. 도달거리 조절은 가속기 에너지를 바꿈으로서 수행하는 것이 바람직하나, 운전 초기에는 기계적인 방법을 사용해서 할 수도 있다 [5.1].

빔 감시 빔 튜닝, 교정 그리고 실제 치료 중에는 빔 라인상의 빔 위치, 빔 단면 형태 및 기타 특성들은 위치별로 감시가 되어야 한다. 오차 요건은 표 7.3과 같다.

방사선량 측정 독립적인 3대의 선량계가 환자에게 요구되는 선량이 조사되는지를 연속적으로 감시한다. 선량계 1대는 회전중심에서 1 m 이내의 거리에 위치하여야 한다. 적어도 1대의 선량계는 $3 \times 3\ \mathrm{mm}^2$ 면적에 최대한 선량이 조사되더라도 계측 기능이 포화 상태가 되지 말아야 한다. 최소 2대의 선량계는 전체 빔 전류를 측정해야 하고 세 번째 선량계는 전 조사야에 대한 잘 정의된 분율을 측정할 수 있으면 된다. 위치는 중심부이고 직경은 5 cm 이상이어야 한다 [5.1].

표 7.3 산란계통 사용 시 위치별 빔 특성 요건[5.1]

적요	튜닝 시	치료 시
빔 중심 위치(첫 번째 산란기에서)	± 0.5 mm	± 0.5 mm
빔 형상(첫 번째 산란기에서)	1 mm	1 mm
빔 위치(두 번째 산란기에서)	± 0.5 mm	± 0.5 mm
빔 위치(회전중심으로부터 1 m 이내)	± 0.5 mm	-
회전중심 1 m 이내에서 측정된 조사야의 수용	-	± 2%

빔 조절 장치 치료를 위해서는 양성자의 도달거리를 치료하는 중에 바꾸어야 한다. 빔 에너지를 한 단계에서 다음 단계로 내리려면 가속기에서 에너지를 바꾸는 것이 좋지만 이것이 어려울 경우에는 도달거리 이동기(Range Shifter)를 사용하면 된다. 도달거리 이동기는 0.5 g/cm^{2}를 한 단계로 하여 16 g/cm^2 범위를 처리할 수 있어야 하며 말단 선량 감소(Distal Dose Falloff) 요건을 만족시켜야 한다(5.1.7절). 양호한 주변 반음영부를 얻기 위해서는 노즐을 설계할 때, 빔 조절 장치들 즉 환자 대면 조준기, 보상 볼러스, 다엽 조준기들이 최대한 환자 가까이에 위치하도록 해야 한다. 도달거리 이동기는 빔을 작게 하기 위하여, 빔 직경이 작은 위쪽에 설치하든지, 아니면 환자 대면 조준기의 바로 앞에 설치해야 한다.

브래그 피크를 고정된 크기로 변경하려면 프로펠러(조절기 바퀴: Modulator Wheel)와 같은 기계적 장치를 사용해야 한다. 가속기와 빔 특성에 따라서는 빔 조절기와 빔 산란기를 합체할 수도 있다. 그렇지 않으면 조절기 바퀴가 반음영부에 미치는 영향을 잘 평가해야 한다. 프로펠러의 크기, 조절의 정밀도 및 재질은 노즐 설계에 크게 영향을 준다. 재질은 전형적으로 물과 비슷한 물질이다. 크기는 장치 위치에서는 빔의 크기보다 크고 조사야의 크기와는 같을 수도 있다. 한 예로 양성자치료 시설에서 프로펠러형 필터는 한 단계를 0.5 cm로 하면 32단계인 1~16 cm 범위도 담당할 수 있다[5.1].

안전성 빔 감시기나 선량계의 수치가 허용 범위를 벗어나면 조치를 취해야 한다. 대부분의 경우 빔을 즉시 끈다. 빔 감시기와 선량계 등에서 비정상 상태를 알리는 신호가 발생하면, 치료 부위 어느 위치에서든 총 치료 선량의 0.5%를 초과하는 선량이 전달되기 전까지 빔이 차단될 수 있어야 한다[5.1].

빔 조절 장치의 위치 감시 산란 박막, 빔 감시기처럼 물리적으로 움직일 수 있어 빔과 접촉하여 선량 분포를 바꿀 가능성이 있는 장치들은 항상 정위치를 유지할 수 있도록 소프트웨어와 하드웨어로 연동되어 있어야 한다 [5.1].

7.3.2 주사(Scanning)를 이용하는 노즐의 특성

주사계통은 빔의 특성을 변동하여 치료 깊이와 폭(5.1.1~5.1.3절), 조사야의 크기(5.1.4절), SAD(5.1.11절), 선량 균질성(5.1.9절), 반음영부(5.1.6절)에 관한 임상 특성에 정해진 조사야를 제공하는 계통이다. 3D 주사 방식(Scanning Pattern)을 채택하여 처방된 선량 분포(일반적으로 주어진 깊이에서 균일하지 않음)에 최대한 가까운 선량을 전달할 수 있어야 한다.

선량 유연성(Compliance) 주사계통의 고장, 빔-전류 제어, 환자의 움직임 등이 없을 경우, 선량 유연성이란 처방된 선량 분포와 전달될 선량 분포 사이의 측정된 차이를 말한다. 선량 유연성 평가는 환자의 위치 부동성, 각 주사에 필요한 시간, 잉여 주사 수, 표적에서의 빔 위치 및 세기 제어 등을 고려해야 한다. 선량 유연성은 표적 내부와 외부 선량과 예상 값과의 차이가 2.5% 이내여야 한다 [5.1].

허용 가능 빔 반점(Spot) 크기 조사야의 가장자리 부분에서는 급격한 선량 경사도(Gradient)를 가지는 것이 바람직하다. 측면 선량 경사도는 2개의 인자, 즉 환자 체내로 들어가는 펜슬 빔의 폭(σ_b)과 그리고 환자를 포함한 물질 내에서의 다중 산란에 좌우된다. 빔이 가우스 분포를 가지고 있다고 가정하면 σ_b에 다중 산란에 의한 σ_{scatt}가 다음과 같은 관계를 가지고 더해진다고 볼 수 있다.

$$\text{반음영부(80~20\%)} \sim \left[\sigma_b^2 + \sigma_{scatt}^2\right]^{1/2} \tag{7.1}$$

다중 산란으로 인한 빔의 퍼짐은 감시기, 진공창, 공기와 같은 빔 경로상의 물질의 양과 에너지에 따라 민감하게 변한다. 중심에서의 최대 빔 허용 직경은 250 MeV 에너지의 경우 $\sigma_{b\,\max} = 6$ mm, 120 MeV 에너지의 경우 $\sigma_{b\,\max} = 10$ mm이다. 이때, σ_b는 중심에서 공기 내의 빔 폭(80~20%)이다 [5.1].

주사 전자석의 길이 주사 전자석 길이가 짧을수록 갠트리 노즐에 맞추기가 쉽고 갠트리 내의 주어진 자유 공간에 대한 SAD는 길어진다. 전자석과 전원은 임상 요구 특성에 맞추어 설계함으로써 조사야의 크기 요건을 만족시켜야 한다. 일반적으로 주사 전자석의 총 길이는 0.5 m 이내여야 한다 [5.1].

복셀(Voxel) 주사계통 복셀 주사계통의 문제는, 주어진 치료 시간 중 최대한의 치료 부피에 조사하여야 하는 임상 요건과, 반음영부의 선량 유연성의 특성을 만족시킬 만한 충분히 작은 반점만을 조사할 수 있는 요건을 어떻게 동시에 만족시키느냐 하는 것이다. 복셀당 치료 부피 5 × 5 × 5 mm^3에 최대 80,000개까지의 복셀을 수용할 수 있다. 이는 빔을 한 위치에서 다음 위치로 움직이고 선량을 조사하는 데 가용한 시간이 1 ms 정도라는 것을 의미한다. 주사계통으로 인한 빔 반점의 위치선정 오차는 0.5 mm 이내가 되어야 한다. 이는 표적체적 내에서 브래그 피크를 모든 방향으로 5 mm 이내의 단계로 이동할 수 있다는 것, 즉 복셀 크기가 5 × 5 × 5 mm^3 이내임을 의미한다.

일반적으로 주사계통은 2개의 2극자석으로 구성되어 있는데, 서로 직교 방향으로 빔을 쓸고 지나가도록 하여, 3차원의 한 횡단면 주사를 하게 된다. 주사는 한 방향으로는 빠른 속도로 하고, 다른 직교 방향으로는 비교적 느리게 한다. 조사량이 빔 중심(Beam Centroid) 위치의 함수로 선량을 제어하기 위해 각 방향의 순간 주사속도는 가변이 되도록 한다(주사속도 조절). 양성자가 공기를 통과하면 발생하는 다중 산란을 최소화하기 위해 가급적 회전중심에까지 진공이 확장되어야 한다. 공기 속에서의 양성자의 다중 산란은 빔 반점을 키우는 경향이 있다. 같은 이유로 빔 감시기와 선량계는 가급적 얇게 만들고 빔 하류 쪽에 설치해야 한다. 이렇게 하면 진공계통은 주사 전자석 단까지 연장될 수 있다. 진공파이프가 끝나는 곳에 헬륨 백과 2개의 이온함이 있다. 환자의 위치를 설정하기 위해 필요하다면 선량계와 다른 장치들을 원거리에서도 볼 수 있도록 설치할 수 있다 [5.1]. 그림 7.2는 주사계통의 한 예이다. 빔 튜닝, 교정 그리고 실제 치료 과정에서 빔의 위치, 빔의 단면 형상 기타 특성들은 특정한 장소에서 측정하고 감시해야 한다.

주사 선량 측정 환자에게 조사되는 선량을 연속으로 감시하기 위해서는 독립적인 3개의 선량계가 필요하다. 그 하나는 회전중심 1 m 이내에 위치해야 한다. 최소 한 개의 선량계는 3 mm^2 면적에서 최대를 갖는 전류 빔 운전 조건에서도 포화가 일어나지 않도록 해야 된다. 2차 전자 방출 검출기(SEM)가 이 조건을 만족한다. 또 하나의 선량계는 2차원 위치 해상도가 5 mm 이내여야 한다. 어떤 반점이

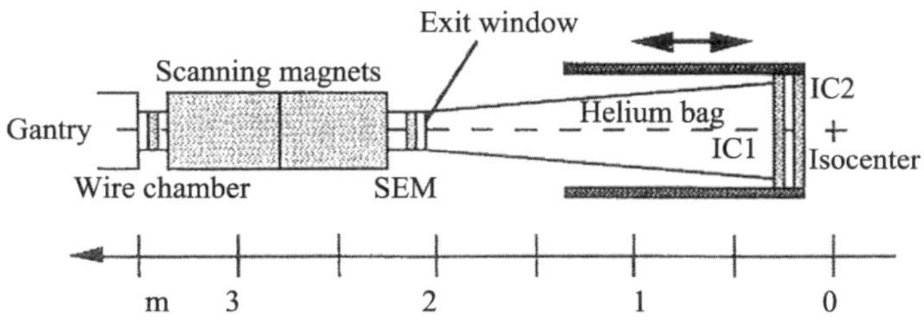

그림 7.2 갠트리 끝 부분에 있는 빔 주사계통의 구성 기기. 와이어함(Wire Chamber), 수평 주사 자석, 수직 주사 자석, 2차 전자 방출 검출기(SEM), 진공 출구창, 헬륨 주머니, 빔 총량 감시 및 위치 교정용 이온함, 고해상도 이온함 [5.1].

선량 한계에 도달할 경우 선량계는 빔 중지 신호를 발생할 수 있어야 한다. 3개 중 하나는 그런 기능을 가질 수 있어야 한다. 모든 선량계는 빔을 산란시켜 횡측 빔 단면적이 증가한다. 회전중심에서 최대 빔 직경에 대한 요건을 만족시키려면 선량계는 가급적 얇아야 한다 [5.1].

안전성 "허용 범위 이탈" 상태가 생길 때는 언제나 치료 부위에 전달되는 선량이 정상 수준의 5%를 초과하기 전에 빔을 차단해야 한다. 반점의 크기와 주사계통의 설계 요건에 따라, 빔 차단은 25 μs 이내에 이루어질 것을 규정한다 [5.1].

표 7.4 주사계통 사용 시 빔 라인 특정 위치에서 감시 측정되는 빔 특성 [5.1]

적요	튜닝 시	치료 시
빔 중심 위치(주사 전자석 위쪽)	± 0.5 mm	± 0.5 mm
빔 형상(주사 전자석 위쪽)	1 mm	1 mm
빔 위치(회전 중심에서 1 m 이내)	± 0.5 mm	-
빔 형상(회전 중심에서 1 m 이내)	1 mm	-
빔 차단 시간	-	< 25 μs

7.4 빔 수송 계통

빔 수송 계통은 가속기 내의 다른 장치들을 연결하며(6장), 가속기로부터 인출된 강입자 빔을 여러 곳으로 수송해 준다. 빔의 진행 방향은 전자석에 의해 유도

된다. 이 계통에는 다양한 연동장치(Interlock)가 있어 어느 한 곳에서라도 이상이 감지되면 빔을 끌 수 있어야 한다. LLUMC와 NPTC의 빔 수송 계통을 살펴보자.

7.4.1 LLUMC 빔 수송 계통

싱크로트론으로부터 빔 인출은 반정수 공명(Half Integer Resonant) 현상을 이용하여 가속기 링(궤도) 밖으로 인출된다. 공명에 의하여 인출되는 입자들은 비공명 궤도 입자와는 수평방향으로 점점 멀어지는 궤도를 돌다 Lambertson Septum 자석에 의해 수직 방향으로 −10°만큼 궤도를 벗어나게 된다. 그 후 빔은 2개의 작은 개 다리 모양의 자석에 의해 +20°와 −10° 편향되어 바닥 36인치 높이에서 수평으로 수송된다.

빔 배분실(Switchyard)을 위해 특별히 설계된 다중 와이어 이온함(MWIC)에서 빔은 정렬되고 집속된다. MWIC에는 2세트의 수평 수직 와이어가 1 mm 간격으로 떨어져 있어 양 방향의 빔 단면 형상을 동시에 측정할 수 있다. 그 사이에는 다중 와이어 이온함이 있는 3개의 이중 4극자석들이 있는데 이들이 빔을 90° 꺾어 갠트리로 수송한다. 90°만큼 꺾기 위하여 2개의 45° 2극자석이 사용되는데 이 자석이 가동되면 빔은 갠트리로 향하게 된다. 그 뒤에 있는 추가적인 이중 4극자석이 있어 집속을 한 후 갠트리로 보낸다. MWIC는 이들 2개의 이중 4극자석 사이 갠트리 입구에 위치하고 있다 [8.3]. 그림 7.3은 LLUMC 빔 수송 계통의 개략도이다.

7.4.2 NPTC 빔 수송 계통

에너지 선택 계통 에너지 선택 계통의 기능은 사이클로트론에서 인출된 235 MeV의 고정 에너지 빔을 235∼70 MeV 범위 내에서 가변하는 형태의 에너지로 변환시키되, 변환된 에너지는 정확해야 하고 에너지 분산과 에미턴스가 제어되어야 한다. 사이클로트론에서 나온 235 MeV 빔은 4개의 4극자석으로 집속되어 작은 반점을 형성하여 감쇄기로 보내진다. 에너지 감쇄기의 앞에는 수평-수직 비간섭형 빔 형상 감시기(NIBPM: Non-Interceptive Beam Profile Monitor)가 있어, 제어 계통 알고리즘과 상류 빔 광학 특성의 자동 튜닝을 통하여 빔 반점의 크기와

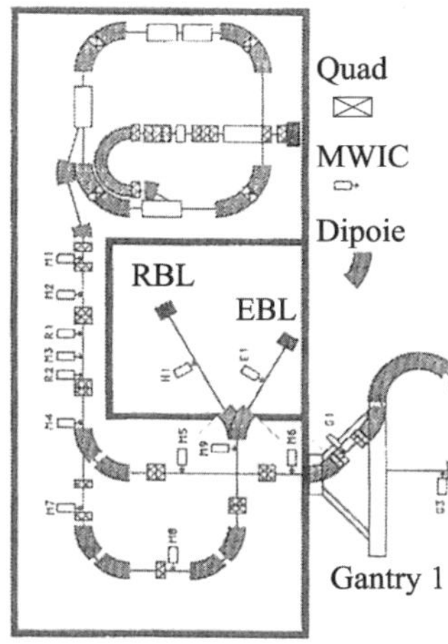

그림 7.3 LLUMC 가속기와 빔 수송 계통 [8.3].

위치를 측정한다. 빔 형상 감시기(BPM)는 이온함 중에서 대기압에서 작동하는 와이어형 이온함이다. 에너지 감쇄기는 서보 모터로 구동되며, 빠른 조정이 가능한 쐐기 모양의 흑연이다. 에너지 감쇄기 바로 뒤에는 슬릿이 있어 빔의 발산을 제한하고 있다. 에너지 감쇄기는 쐐기형태의 고밀도 흑연(혹은 합성수지)으로 만들어져 있다. 정밀한 제어를 위하여 높은 정밀도의 선형 베어링이 쐐기를 붙잡고 있고, 순환형 볼 스크류가 쐐기를 구동시킨다.

빔 수송 및 빔 전환 계통 에너지 감쇄기와 조준기를 통과한 입자는 무수차(Achromatic) 90° 굴절부를 통과한다. 운동량 퍼짐을 제한하는 90° 굴절부를 통과한 후 빔은 분리 구간 상류에서 자동 튜닝에 사용되는 소형 NIBPM에의 측정에 적합하도록 빔 허리(Beam Waist)로 집속된다. 운동량 분리 구간(Defining Sector)을 지난 후, 빔은 X, Y 양쪽 5 mm의 빔 허리로 집속된 후 바로 90° 굴절부를 통과하여 첫 번째 갠트리로 들어가거나, 또는 직선부를 거쳐 90° 굴절부를 통과한 후 방향을 바꾸어 2번째 갠트리로 간다. 또한 빔은 긴 직선의 수송 계통을 거쳐 고정 빔으로 치료실로 들어간다. 따라서 빔 라인에는 3개의 스위칭 전자석이 있고, 각 스위칭 자석 앞에서 빔은 5 mm 반경의 빔 허리를 갖도록 되어 있다. 따라서 모든 갠트리에서 동일한 튜닝을 사용할 수 있어 환자에게 동일한 특성의 빔이 조사될 수 있게 된다. 스위칭 자석은 빔을 45°까지 편향시켜 갠트리로 보낸다. 편향된 빔은 3개의 4극자석과 또 다른 45° 휨자석을 통과하면서 90° 무수차 굴절부를 만든다. 무수차 굴절부를 통과한 빔은 갠트리 입구에서 양쪽 횡방향 모두 절반 두께 5 mm 빔 허리로 집속된다. 따라서 갠트리 내에서의 광학 특성은 갠트리가 회전하는 동안에도 바뀌지 않는다. 스위칭 자석 중 제일 뒤의 것은 빔을 갠트리 방향으로 45° 편향시키는 것 외에도 고정 빔을 사용하는 치료실에 300°까지 편향시킬 수 있다. 이러한 배열을 가지면 고정 빔 치료실 사용 후, 치료실 내의 장치들을 방해하지 않고도 세 번째 갠트리를 추가할 수 있다.

NIBPM은 빔 수송 계통에서 빔 전류, 빔의 수직과 수평 위치 및 빔 단면 형상을 감시한다. 이들 감시기로부터 나온 신호들은 제어 알고리즘을 거쳐, 상류 빔의 광학적 특성을 자동으로 제어하거나 빔의 중심을 맞추는 데 사용된다. 빔의 중심을 맞추는 데는 휨자석을 조정하거나 수송 계통 및 갠트리의 중요한 위치에 있는 방향조종 자석을 사용한다. 대기압에서 작동하는, 다중와이어함(Multi-Wire Chamber)은 빔 허리에 위치한다. 또한 1개의 이온함은 감쇄기에 위치하고, 각 스위칭 자석 바로 앞에 빔 허리에 하나씩, 그리고 각 갠트리 입구에 하나씩 설치된다. 3곳 이상의 빔 형상 감시기(BPM)에서 빔의 크기를 비교하면 빔 에미턴스를 점검할 수 있게 된다. 빔 차단(Beam Stop) 장치는 사이클로트론의 출구 플랜지와 각 치료실 입구에 설치되어 있다. 한 치료실에서 치료가 진행 중일 때는 빔 차단 장치에 의해 다른 치료실로 가는 모든 빔 라인이 차단되게 되어 있어 빔이 잘못 들어갈 가능성을 막는다. 또한 사이클로트론의 출구 플랜지 빔 차단 장치는 사이클로트론을 튜닝하고 있는 동안에는 빔을 버리는 빔 덤프(Beam Dump) 역할을 한다.

빔 차단 장치의 기능은 250 MeV의 빔을 정지시킬 수 있는데, 전기가 나갈 때에는 1초 이내에 차단시킬 수 있다. 이 장치는 전기적인 절연이 되어 있어 필요시 패러데이(Faraday) 컵으로 작용하여 정밀한 빔 전류 측정을 할 수 있다. 신속한 빔 차단은 사이클로트론의 이온원을 끄면 된다. 비상시 추가적인 안전을 위해서는 D(Dee)로 가는 고주파를 차단하고 모든 빔 차단 장치를 닫는다. 사이클로트론과 치료실 사이에는 2개의 빔 차단 장치가 있다 [4.4, 7.2].

7.5 임상용 빔 준비

브래그 피크 선량을 큰 부피의 표적에 투여하기 위해서는 브래그 피크가 펼칠 수 있도록 빔의 도달거리를 조절해야 하고, 전체 표적 면적에 빔이 조사되도록 측면 방향의 빔 분산이 이루어져야 한다.

7.5.1 가변 도달거리 이동장치(Variable Range Shifter)

일반적으로 표적체적은 브래그 피크의 폭보다 두껍기 때문에 입사 빔 에너지를 조절하여 브래그 피크 선량이 가까운 가장자리로부터 먼 가장자리에까지 표적 전체에 골고루 조사되도록 해야 한다. 브래그 피크를 깊이에 따라 이렇게 "적층(Stacking)"시키는 일은 가속기로부터 인출되는 입자 빔 에너지를 바꾸면 된다. 따라서 빔의 튜닝과 위치의 정확도가 유지될 수 있도록 전체적인 빔 수송계의 빔 조정 파라메터들도 바뀌어야 된다.

가변 수주(Variable Water Column) 빔 에너지를 줄이기 위한 감쇄 물질로는 물, 기름, 플라스틱, 금속 등이 있다. 빔 경로상에 물 두께를 조절할 수 있는 가변 수주가 있다. 입사된 빔의 도달거리를 알면 이 장치로 도달거리를 처방대로 조정하여 환자에게 보낼 수 있다. 조절된 도달거리는 가속기로부터 인출될 때의 도달거리와 구별하기 위하여 종종 "빔 잔여 도달거리(Residual Range of the Beam)"로 불린다. 에너지 감쇄용 매질로는 물을 흔히 사용하는데 이는 빔 입자의 다중산란, 도달거리 분산에 있어서, 물의 물리적 특성이 피부와 비슷하기 때문이다. 그러나 다른 이유로 다른 흡수 물질도 사용할 수도 있다.

물은 실린더의 막힌 쪽 끝과 이동형 피스톤 사이에 들어 있다. 모터로 구동되는 피스톤은 실린더 벽에 오링(O-ring)으로 밀봉되어 있고, 물을 용기 안팎으로 이동시킨다. 피스톤이 이동하는 속도를 제어함으로써 물 두께의 변동률이 결정된다. 대부분의 방사선치료에서는 대략 1 cm/s 정도의 변동률을 쓰고 있다. 물 두께의 변동을 제어하고 감시하는 엔코더가 피스톤과 기계적으로 연결되어 있다. 광학적 엔코더를 사용하면 제어 정확도를 0.1 mm 수준까지도 맞출 수 있다. 실린더의 두 끝은 빔의 진행 경로 선상에 있기 때문에 빔의 도달거리가 변하게 되는 추가적인 요소가 된다. 따라서 얇은 창이 좋으나, 일정한 수압 속에서도 두 면이 평행을 유지할 수 있는 5 mm 두께 정도의 투명 합성수지인 루사이트(Lucite)로 된 창이면 된다. 대부분의 경우 수주의 가변 두께는 30~40 cm이고, 의료용에 적합한 절대 정밀도는 ~0.5 mm 정도이다 [4.1].

이원(Binary) 필터 금속판 또는 플라스틱판으로 된 "이원 필터"라고 불리는 장치로 빔의 도달거리를 조절한다. 평판이 하나씩 추가되면 그 두께는 2배가 된다. 그러면 도달거리는 제곱에 반비례하여 줄어드는데 이런 관계로 이원 필터라는 이름이 붙었다. 가장 얇은 평판 두께가 물 0.5 mm 두께와 등가인 10장의 평판을 붙일 수 있는 필터를 생각해보면 0.5 mm 단위로 물 0~512 mm에 해당하는 필터 역할을 할 수 있다. 평판 하나하나가 독립적으로 빔 속을 드나들 수 있기 때문에 원하는 도달거리를 설정하는 데 필요한 시간은 두께 자체와는 무관하다. 이는 수주의 경우 설정 시간이 두께와 비례하는 것과는 대조적이다. 이런 특성 때문에 이원 필터를 사용하면 도달거리 변경에 필요한 시간을 줄일 수 있다. 양성자와 헬륨 이온의 경우 원자번호가 작은 루사이트나 플렉시글라스(Plexiglass) 같은 물질로 된 평판을 사용하면 원자번호가 큰 재질을 사용하는 것에 비하여 같은 빔 정지력에서 다중 산란이 감소된다.

이중 쐐기 가변 흡수체 위와 다른 방법으로 쐐기 형태로 된 흡수체를 사용함으로써 흡수 물질의 두께를 바꿀 수 있다. 유한한 크기의 빔 반점의 경우 모든 입자가 쐐기의 같은 두께 부분을 관통하지는 않으므로 도달거리 변동이 균일하지 않다. 이 문제는 그림 7.4a에서처럼 2개의 쐐기를 반대 방향으로 움직이도록 위치시키면 해결이 가능하다. 두 쐐기의 겹치는 부분은 전체 빔에 대해 일정한 두께의 표면을 나타내는데 빔의 반점보다는 커야 한다. 결과적으로 이 장치는 "0"보다는 큰 최소 두께를 갖는다. 이 방법의 단점은 유한한 크기의 반점이 있을 때, 작은 쐐기에 대해서는 쐐기가 너무 커지고, 큰 쐐기에 대해서는 달성 가능한 최소 두께가 두꺼워진다는 것이다. 이를 극복하기 위한 하나의 변형으로서 그림 7.4b와 같이 각각의 반경을 일정한 두께로 하고 그 두께는 회전각도 변위에 맞추어 선형적으로 변동시키는 방법이 있다. 빔이 축을 벗어난 반점에 있는 고정 쐐기를 통과하면 빔의 이동 경로에 위치하고 있는 회전 쐐기에 의해 도달거리의 변화가 균일하게 이루어진다. 회전 쐐기를 축상에서 회전시키면 흡수 물질의 두께가 변한다. 그리

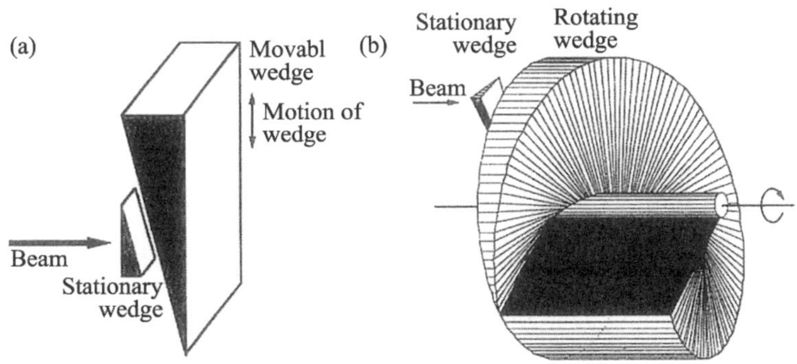

그림 7.4 (a) 이중 쐐기 계통, (b) 회전 쐐기 계통[4.1].

고 그 변화는 각도 변위를 측정함으로써 감시할 수 있다. 다시 언급하지만 도달할 수 있는 최소의 두께는 선형 쐐기 계통의 경우에서와 같이 유한하다[4.1].

보상구 또는 볼러스(Bolus) 빔 라인에 있는 기기들은 일반적 용도로 사용되지만 어떤 것들은 특정 처방에 대한 특정 용도로만 사용될 수가 있다. 볼러스(Bolus)는 환자의 신체에 따라 빔의 도달거리를 바꾸는 맞춤형 기구이다. 그 기능은 브래그 피크의 가장자리가 표적의 깊이와 동일한 모양이 되도록 빔의 도달거리를 조절하는 것이다. 그림 7.5는 보상구의 기능을 2차원 개략도로 나타낸 것이다. 또한 그림 4.3은 왁스로 만든 보상구의 사진이다. 보상기의 세부적인 구조계산에는 뼈와 기포로 인한 근육의 비균질성도 고려된다. 치료 계획에 따라 보상구의 구조를 설계하고 수치제어 공작기계로 재료를 가공하는 전 과정은 자동화가 가능하다[4.1].

도달거리 확인 환자의 일차적인 안전문제는 인체 내에서의 잔여 도달거리를 확인하는 것이다. 도달거리가 일정하다는 가정을 하고 치료 전 별도로 "off line" 도달거리를 측정할 수 있다. 도달거리 확인의 한 가지 예로서 방사성 빔(Radioactive Beam) 영상화(Imaging) 방식을 들 수 있다. 물론 치료 중에도 "on line" 도달거리도 감시할 수 있다.

Off line 빔 도달거리 측정 수주나 이원 필터를 수송용 이온함(Transmission Ionization Chamber)과 같은 선량검출기(Detector) 2개와 함께 사용하여 빔의 도달거리를 측정할 수 있다. 검출기 하나는 에너지 감쇄기(Degrader) 앞에서 입사빔을 감시하고 두 번째 검출기는 감쇄기 바로 뒤에서 여기 빔의 이온화 정도를 측정한다. 두 측정값의 비율은 감쇄기에서 여기되는 빔의 상대적인 이온화의 정도를

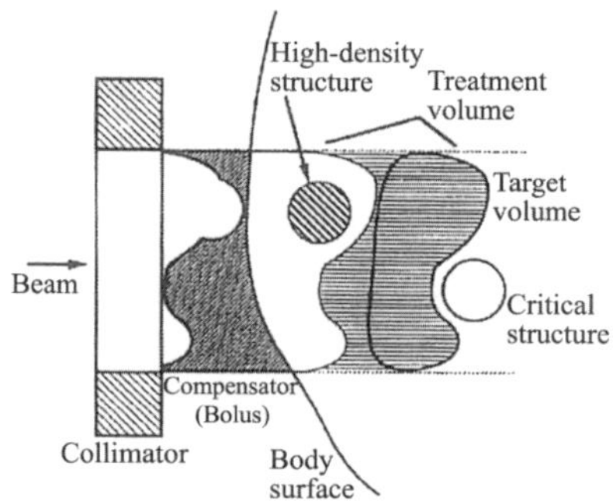

그림 7.5 보상구(Bolus)의 개략도 [4.1].

두께의 함수로 나타낸다. 빔이 단일 에너지인 경우 브래그 이온화 곡선이 측정된다(2.3.3절의 그림 2.5). 빔의 도달거리는 브래그 피크가 발생하는 흡수체의 두께로부터 도출할 수 있다. 조절된 빔의 경우 물에서의 도달거리는 동일 효과 등고선(Isoeffect Contour)의 90%가 되는 먼 쪽의 깊이로 정의된다. 여기에서 동일 효과 등고선이란 생물학적 효과가 일정한 윤곽선을 말한다. 다르게 표현하자면 말단 감소(Distal Falloff)로 상대적인 이온화 정도가 최대치의 50%가 되는 위치, 즉 최대치 위치에서 도달거리 분산으로 인한 말단 선량 감소 두께를 더한 물의 깊이라고 정의할 수도 있다. 수주와 환자 사이에 공기층을 포함한 다른 흡수 물질이 있을 경우, 그 물질들로 인한 도달거리 변동 특성이 환자 체내에서의 잔여 도달거리 계산에 포함되어야 한다.

도달거리를 얻는 다른 대안은 물 인체 모형(Phantom) 내의 깊이-선량 분포 상태를 측정하는 것이다(9.3절). 이온함 또는 다이오드로 된 작은 검출기를 물 체적 속에서 이동시켜 그 측정치를 입사 빔에 대해 규격화시킨다. 검출기의 크기가 조사야의 크기보다 작아서 깊이에 따른 선량의 변화가 빔의 확산 효과에 의하여 좌우되지 않아야 되는 것이 중요하다.

플라스틱 섬광계수기로 도달거리를 계측할 수도 있다. LLUMC에서 개발한 검출기에서는 빔이 섬광 블록에서 정지되고 그에서 나오는 섬광은 깊이의 함수로서 CCD 카메라로 볼 수 있다. 출력 섬광은 빔의 에너지 손실과 관련이 있지만 선량 분포에 정확하게 비례하지는 않는다. 따라서 교정을 하여 광출력과 선량 분포가 대응되도록 해야 한다. 교정의 주된 목적은 전체 도달거리 측정을 한 번에 할 수 있도록 하는 것이다. 그러나 기기가 크다는 단점도 있는데 블록 내의 섬광현상이 광학적으로 형상화되어야 하기 때문이다.

LBL에서 개발된 다른 종류의 장치가 있는데, 일련의 이온함 검출기들을 미리 계산된 두께의 감쇄기들 사이에 끼워 넣어 가속기로부터 빔을 약간만 유출(Spill)하여 도달거리와 브래그 이온화 곡선 형태를 확인하는 장치이다. 이 방법은 섬광계수기 카메라 정도로 빠르지만 미리 정해진 곳에서만 측정을 할 수 있다.

복잡한 각도를 가진 쐐기 흡수체 뒤에 있는 필름으로도 빔의 도달거리 가장자리를 찾아낼 수 있다. 쐐기 물질과 물의 정지력(Stoping Power) 비율을 사용하면 쐐기 물질로 측정한 도달거리를 물에서의 도달거리로 환산할 수 있다[4.1].

On line(치료 중) 도달거리 측정 치료 중에 도달거리 측정으로 환자 치료가 방해를 받아서는 안 되므로 도달거리를 확인하는 것은 매우 어려운 일이다. 도달거리가 전체 조사야에 걸쳐 균일하다면 빔의 바깥 부분, 즉 집속된 조사야 외곽에서 도달거리 측정이 가능하다. 조준기 외측 상류에 그런 장치가 위치하고 있다. 도달거리는 금속 쐐기나 하류에 있는 다이오드와 같은 일련의 검출기들을 사용하여 측정할 수 있다. 각각의 검출기는 실제적으로는 그 위치에서의 에너지 손실을 측정한다. 검출기의 수는 데이터의 수를 결정하며 쐐기의 모양은 측정의 공간 분포 해상도를 결정한다. 이와는 달리 쐐기는 회전하고 그 뒤에 계측기가 있는 계통도 있다. 검출기의 응답 신호와 쐐기의 위치를 상관시키면 깊이에 따른 선량을 알 수 있다. 이런 방법들은 모두 쐐기의 상류에 규격화된 검출기를 필요로 한다[4.1].

7.5.2 도달거리 조절

브래그 피크 조사영역의 두께를 넓히기 위한 잔여 도달거리(Residual Range)의 조절은 능동적인 조절과 수동적인 조절, 두 방법으로 수행되어야 한다(4.1.5절). 이 두 장치 사이에는 도달거리 조절용 프로펠러와 회전 나선형 마루형(Ridge) 필터들이 위치하고 있다.

방사선치료의 목적은 전체 종양 부위에 균일한 선량의 방사선을 조사하는 것이다(5.1.5절). 물리적으로 균일한 선량을 조사한다는 것은 생물학적 관점에서 균일한 선량의 방사선을 받는다는 것과는 다르다. 능동형과 수동형 선량 조절계에서 표적에 전달되는 양성자의 수는 조직(Tissue)에서의 도달거리의 함수이다. 실제적으로는 각각의 빔은 가중치에 의해 특성화된다. 가중치는 다음을 근거로 정의된다. (1) 양성자 정지능력 측정치 (2) 깊이의 함수로서의 양성자 선 에너지 전달(LET: Linear Energy Transter) 측정치 또는 계산치 (3) 현존하는 잔존 곡선(Survival Curve)의 깊이별 선량 분포 상태 및 양성자의 LET [4.1].

도달거리 조절용 프로펠러 도달거리 조절은 날개 모양의 계단형 흡수체인 프로펠러를 사용하여 할 수 있다. 프로펠러는 빔 속에서 빠른 회전을 하면서 적절한 두께의 프로펠러 날개가 빔을 순간순간 차단하도록 되어 있다. 날개는 흡수 및 산란 특성이 물과 비슷한 투명 합성수지인 루사이트 또는 플렉시글라스로 만든다. 회전 균형을 잡기 위해 날개는 보통 2개 혹은 4개로 이루어진다.

계단형 구조의 회전 흡수체는 R. Wilson이 처음 제안하였다. 이 종류의 프로펠러는 HCL에서는 양성자가속기에, LBL에서는 헬륨 이온가속기에 그리고 최근에는 LLUMC에서 양성자 빔용으로 사용되고 있다. 직경 2 cm 이하의 빔에는 소형 프로펠러가 제작되어 안과 치료용으로 사용되었다. 프로펠러는 여러 겹의 날개들을 접착하여 제작된다. 루사이트는 물 두께 4 mm와 같은 효과를 내는 두께를 사용한다. 다시 설명하지만 루사이트를 사용하는 이유는 원자량이 작아 다중 산란을 감소시키고 빔 분산도 작게 하기 때문이다. LLUMC에서는 플라스틱 블록을 가공하여 프로펠러를 만들었다. 날개 길이는 빔 직경의 3배 정도이다 [4.1].

마루형(Ridge) 필터 앞서 언급된 플라스틱 프로펠러는 양성자 또는 헬륨 이온 빔에 사용되어 왔다. 이들의 주요한 단점은 크다는 것과 회전 속도가 고속이라는 것이다. 단점을 극복하기 위하여 몇 종류의 마루형 필터가 만들어졌다. 정지형 마루 필터, 선형 진동 봉형 마루 필터, 회전형 나선 마루 필터 등이 대표적이다.

봉형 마루 필터 이 필터의 단면을 투과하는 빔이 잔여 도달거리에 상대적으로 많은 입자를 전달할 수 있도록 한다. 만약 에너지가 다른 입자들이 적절하게 혼합된다면 표적 전체에 허용할 만한 수준의 SOBP가 생긴다. 입자 혼합은 마루 필터 자체에서 입자의 다중 산란으로 생긴다. 마루 필터를 설계하는 또 다른 실제적인 방법은 마루 모양에 대하여 분석하는 것이다.

마루필터의 가장 두꺼운 부분을 통과하는 입자들과, 가장 얇은 부분을 통과하는 입자들은 가장 가깝고 먼 곳에 도달하므로, 물 두께의 등가로 표시되는 마루의 높이는 SOBP의 너비를 나타낸다. 마루높이의 절반에서의 너비는 보통 5 mm 정도인데, 이것은 표적에 무거운 하전 입자가 받는 측면 산란 거리와 비슷하나 약간 작다. 이렇게 되면 다른 도달거리를 가진 입자들이 골고루 섞여 치료 부위에 도달하는 입자들은 마루모양을 나타냄이 없이 모든 위치에서 알맞은 SOBP를 만들 수 있음이 보장된다. 만약 마루의 밑이 너무 커서 산란에 의한 혼합이 완전하지 못하면 혼합을 확실히 하기 위하여 마루는 마루선과 빔 축의 대각선 방향으로 선형적으로 진동할 수도 있다.

물과 등가인 두께로 표현될 때, 마루의 단면 모양은 플라스틱 프로펠러의 단면과 비슷하다. 예를 들어 플라스틱을 사용하여 너비 14 cm의 SOBP인 마루 필터를 만들면 마루는 높이가 1 cm부터 14 cm가 될 것이다. 이런 마루들은 플라스틱으로 가공하기에는 너무 날카로워서 고밀도 재료를 사용해야만 마루높이를 감당할 수 있을 것이다.

스웨덴의 웁살라에 있는 TSL에서는 양성자 빔과 함께 금속 봉 필터(텅스텐 합금)를 사용하고 러시아 모스크바에 있는 ITEP과 일본 PARMS에서는 알루미늄 합금을 사용해 오고 있다 [4.1, 7.5].

나선형 마루 필터 빔을 가로질러 마루를 이동시키는 또 다른 방법은 나선형 마루를 회전시키는 것이다. 많은 종류의 나선형 마루들이 개발되었다. 한 예로 LBL에서 개발된 마루를 보자. 나선형 마루는 특수 가공도구를 사용하여 황동판을 깎아 만든다. 이 작업의 어려운 일 중 하나는 중심축 근처 나선 반경이 매우 작아져 작업이 어려워 마무리가 불완전해지고 손이 가지 않는 부분이 생긴다는 것이다. 이 문제를 피하기 위하여 이중 산란 계통에서는 폐쇄 링 집합체 중심을 축에 위치시킴으로써 불완전한 부분을 담당하게 한다 [4.1].

7.5.3 입자 빔의 횡측 퍼짐(Spreading)

많은 경우 환자의 치료에는 크고 균질한 조사야가 요구된다. $30 \times 30\ \text{cm}^2$ 크기도 종종 있고 더 큰 경우도 있다. 이는 그렇게 큰 면적에 항상 조사한다는 뜻은 아니고, 넓은 면역 조사 능력을 갖추고 있으면 다양한 위치, 크기, 형태 및 불규칙한 표적을 처리할 수 있다는 의미이다. 이렇게 큰 조사야를 만들기 위해서는 빔 중앙부에서 양 측면으로 빔을 분산시켜야 한다. 왜냐하면 치료 지역으로 수송되는 빔은 상대적으로 작은 크기의 반점(Spot)이기 때문이다. 목표는 전체 표적 면적에 ±2% 이내의 균질도를 가진 넓은 조사야를 형성하는 것이다(5.1.9절). 균질도의 허용 오차는 해당 치료의 특성에 따라 달라진다. 또 다른 중요한 고려사항들은 측면 선량 감소 기울기, 말단 첨두 선량의 급격한 감소, 빔 사용 효율, 선량률, 중이온의 경우 중성자 발생, 파편화, 빔 튜닝의 용이성, 재생성, 전달된 빔 분포의 안정성 및 환자의 안전 등이다.

빔을 횡측면으로 펼치는 데 많은 방법이 연구되었다. 이 방법들은 크게 정적(수동적) 빔 수송 계통과 동적(능동적) 빔 수송 계통으로 나누어진다(4.1.5절). 수동적 계통(7.5.3.1절)에는 산란 계통과 같은 것들이 있는데 전체 표적에 걸쳐 항상 빔을 고르게 분산시킨다. 반면 동적 계통(7.5.3.2절)은 점방식 주사와 같은 것들이 있는데, 이 계통은 빔 반점을 정해진 방식대로 이동시키면서 한 번에 한 곳만 조사하는 방식이다. 동적 계통에서는 계획된 치료가 끝나야 원하는 선량 분포를 얻을 수 있다.

7.5.3.1 수동적 빔 전달 계통

단일 박막 산란(Single-Foil Scattering) 방식 가장 단순한 빔 전달 방식은 단일 산란 박막 또는 판을 사용하는 것이다. 입자 빔이 매질을 통과할 때 각 입자는 매질을 구성하는 원자핵으로부터 탄성 쿨롱(Coulomb) 산란에 의하여 여러 번 작은 각도의 탄성 산란이 일어나 방향이 바뀌게 된다. 각도 분포 형태는 2차원 가우스 분포로 퍼진다. 크기가 작은 펜슬 빔이 얇은 산란기에 의해 산란되면 회전중심에는 거의 2차원적인 가우스 형태의 선량 분포를 형성한다. 따라서 폭 넓은 빔을 만들려면 과도하게 두꺼운 산란기가 요구되므로, 이 방법으로는 어렵다. 이런 단일 박막 산란 방식은 반경 2 cm 미만의 빔 형성이 가능하고, 이 정도로는 눈의 종양과 같은 작은 표적을 치료하는 데 사용된다[4.1].

이중 산란(Double Scattering) 빔 전송 방식 앞에서 기술한 바와 같이 단일 박막 산란 방식은 상대적으로 좁은 조사야에서만 허용할 만한 수준의 선량 분포를 제공한다. 만약 산란된 빔의 보다 넓은 부분을 이용하여 활용 범위를 넓히고자 한다면, 중앙부위에 과잉 선량이 생길 것이다. 회전중심(Isocenter)에서 보다 넓은 균일한 선량 분포를 얻기 위해서는 중앙부 근처의 잉여 입자 중 일부를 제거해야 한다. 이러한 목적으로 개발된 방식 중 하나가 이중 산란 방식이다. 이런 산란 계통은 HCL과 LBL의 양성자가속기에서 개발되었다.

그림 7.6a는 빔 입자를 정지시키기에 충분한 두께의 폐색기(Occluding)를 사용하고 있는 예를 나타낸 것이다. 폐색기는 가우스 분포의 중앙 부분을 막을 수 있는 곳에 놓여 있다. 폐색기를 지나면 빔 모양은 가운데 부분이 "0"인 링 형태가 된다. 중앙을 관통하는 면에서의 분포 형태는 그림에서 보는 것처럼 2개의 피크가 있다. 적당한 두께를 가지고 있는 두 번째 산란기는 이 두 피크에 있는 입자들을 확산시킴으로써 중앙 부분의 "0" 선량 지역을 채우고, 결과적으로 회전중심 앞에서 보다 크고 평탄한 선량 영역을 만든다.

그림 7.6b에서처럼 폐색기와 환상 링을 결합하면 보다 넓은 지역의 평탄한 선량 분포를 얻을 수 있다.

실제에서 유의할 또 다른 점 하나는 이중 산란 방식은 두꺼운 산란 박막이 필요하다는 것인데 두꺼운 박막은 원자번호가 1보다 큰 빔 입자(예: 탄소, 네온 등) 중 일부는 입자가 쪼개져 2차입자들을 생성하므로써 피크 대 문턱 선량의 비를 낮추고 브래그 피크 후방의 선량을 높인다. 또 이때 발생된 파편들은 RBE를 낮추고 OER을 올려 생물학적 장점들을 줄인다. 빔 이용 효율은 통상 20% 정도로 낮은 효율은 빔의 많은 부분이 빔 폐색기는 물론, 조준기, 산란기에 흡수되어 치료실 내의 환경 방사선량 준위를 높이고 있음을 의미한다. 특히 이중 산란 계통을 회전 갠트리에 장착하는 경우처럼 환자 가까이 위치시켜야 할 경우에는 심각한 문제가 야기될 수 있다. 원하지 않는 방사선을 막기 위해 설치해야 할 차폐체의

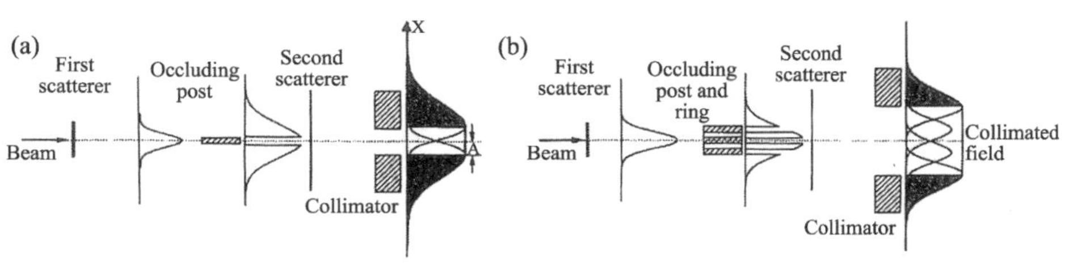

그림 7.6 이중 산란 방식 개념도 (a) 중앙 기둥 폐색기 방법, (b) 환상 링과 폐색기 집합체 방법 [4.1].

무게가 감당할 수 없을 정도로 무거워질 수도 있다[4.1].

이중 물질 산란 하전 입자는 원자량이 다른 물질에 대해서 다른 산란 특성을 가지고 있는데 이 특성을 활용할 수 있다. 통과하는 입자에 대하여 원자량이 큰 물질은 도달거리 손실은 적고 산란을 크게 일으킨다. 반면에 원자량이 작은 물질은 도달거리 변동이 크고 산란을 작게 만든다. 펜슬 빔은 가우스 분포 반점 형태로 옆으로 펴져나가 두 번째 산란기에 부딪친다. 조사야를 평탄하게 하기 위해 중앙 근처에 있는 입자들은 먼 곳에 있는 입자들보다 더 크게 산란되어야 한다. 이렇게 차별적인 산란은 두 번째 산란기의 반경 방향으로 빔의 도달거리 변동이 일정하게 유지되면서 이루어져야 한다. 이를 위한 좋은 해결책은 이중 물질 산란기를 사용하는 것이다(예: 베릴륨과 납, 구리와 플라스틱). 이러한 산란기는 HCL에서 만들고 LLUMC에서 채택하여 성공적으로 사용한 적이 있다. 입자들은 산란기 전체에서 동일한 에너지 손실을 겪지만 그 산란 특성은 축과 산란기 간의 경방향 거리의 함수가 된다[4.1].

7.5.3.2 능동적 빔 전달 계통

가속기에서 인출한 제어된 빔이 잘 계산된 빔 반점(Spot)의 움직임과 결합되는 동적 빔 전달 계통을 사용하여 원하는 조사야를 만들 수 있다. 예를 들면, 2개의 2극자석을 한 축으로 배열함으로써, 자기장과 입사 빔이 상호 직교 방향을 형성하게 된다면 빔 반점을 정해진 방식대로 이동시키면서 원하는 선량 분포를 얻을 수 있다. 복합 코일 자석, 회전 영구자석 세트 또는 정전형 편향기(Electrostatic Deflector)를 만들어 사용해도 비슷한 기능을 수행할 수 있다. 다음에는 임상용으로 고안된 다양한 방법에 대하여 소개한다. 이들 동적 계통은 정적 산란 계통에 비해 빔 경로상에 놓이는 물질의 양을 최소화하고 치료실의 주변 방사능을 낮춘다는 큰 장점을 가지고 있다.

회전 2극자석 동적 빔 전달 계통은 하나의 회전 2극자석을 사용한다. 2극자석의 중심축을 따라 입사하는 빔이 약간 편향되는데 만약 2극자석의 입사 빔의 중심축을 따라 회전한다면 나오는 빔은 초기 방향에서 편향되어 회전중심점에서 링(Ring) 형태의 선량 분포를 만들 것이다. 결과적인 조사야의 모양은 기둥 폐색기(Post Occluding)를 사용하는 이중 산란 방식으로 만들어진 조사야의 형상과 비슷하다. HCL에서는 자석 입구에서 4 mm 반점의 빔 허리의 160 MeV 양성자 빔에 대하여 0.16 T의 자기장을 가진 회전 2극자석을 사용하였다. 나오는 빔은 0.75 mm짜리 납 박막에 의해 산란되어 약 18 mrad 정도의 산란 각도를 만든다. 그 결과 15 cm 직경에 걸쳐 ±5 이내의 균질한 조사야가 확보되었다 [4.1].

2개의 자기장 2극자석을 사용하는 워블러(Wobbler) 계통 이 계통은 2개의 2극자석을 자기장 방향이 직각을 이루도록 한 축으로 연결한 계통이다. 자석들은 동일한 주파수의 정현파로 여자되지만 90° 위상차가 나도록 한다. 자기장의 크기를 적절히 조정하면, 축을 따라 들어오는 빔은 원래의 빔 방향 주위를 워블링하며 빠져나오면서 링 형태의 선량 분포를 그린다. 링의 직경은 워블링 자석의 전류에 따라 달라진다. 이렇게 함으로써 직경이 다른 동심원 링들을 넓은 면적에 균일한 선량으로 조사할 수 있다. 각각의 동심원에는 미리 계산된 분율의 선량이 분포된다. 정현파 전류를 공급하는 워블링 자석 전원은 만들기도 쉽고 신뢰성도 높다. 평탄한 조사야를 만드는 데 적합한 파라메터들은 일정한 빔 유출(Spill) 세기, 정밀한 워블링 반경 그리고 각 반경에서의 정확한 분률의 입자의 수이다. HIMAC과 NIRS에서는 빔 전달 계통으로서 이 워블링 계통을 채택하였다.

이중 산란 계통에 비하여 워블링 빔 전달 계통은 여러 장단점이 있다. 첫째, 빔 경로상에는 산란기가 필요 없고 산란 빔에 요구되는 가속기 에너지보다 낮은 에너지 수준에서 동일한 빔 도달거리를 얻을 수 있다. 산란기와 폐색기가 없으므로 빔 손실이 없다. 평탄한 조사야의 크기를 포트 크기에 따라 변동시킬 수 있으므로 조준기에서 빔 손실이 적게 되고, 산란 방식에 비해서 빔의 이용도가 높다. 그러나 치료 중 워블링 자석으로 들어가는 빔의 안정성이 동심원의 균질한 선량 분포를 만들어 내는 것이 결정적으로 중요하다. 유효한 빔의 크기, 즉 빔 반점 크기가 작으므로 워블링 방식은 산란 방식에 비하여 측면 선량 감소 기울기가 더 급하다. 흡수체와 조준기에서의 중성자 흡수가 크게 줄어들기 때문에 차폐 요건이 이중 산란 방식에 비하여 용이하다. 그러나 워블링 방식은 정밀한 워블러 자석의 자기장 감시가 항시 요구된다.

다음 두 절에서는 넓은 균질한 조사야를 만들기 위한 2개의 주사계통을 소개한다. 주사 빔 전달 계통은 4.1.5절에 있는 바와 같이, 빔 반점을 움직이는 방식에 따라 래스터 주사(Raster Scanning), 반점 주사(Spot Scanning), 화소 주사(Pixel

Scanning) 등으로 분류된다. 래스터 주사는 일정한 빔의 인출을 유지하면서 빔 반점의 위치를 연속적으로 이동시키는 방식이다. 이에 비하여 다른 두 방식은 빔의 움직임이 약간 불연속적이다. 즉 정해진 위치에 정해진 양의 선량이 조사되면 반점은 다음 위치로 단계적으로 옮겨진다. 반점 주사 방식에서는 반점들이 최소한 절반 너비에 걸쳐 중첩되나, 픽셀 방식에서는 각 픽셀들에 개별적으로 방사선이 투여되므로 중첩은 오직 반점의 가장자리에서만 일어난다 [4.1].

주사의 특성 치료 부위에 빔을 주사하면서 넓은 조사야에 특정한 선량 분포를 갖도록 만들 수 있다. 원리적으로 치료 부위에 원하는 선량 분포를 얻기 위해 주사 속도와 빔 세기를 반점 위치의 함수로 나타낼 수 있다. 그림 7.7은 주사계통의 개략도이다. 일반적으로 주사장치는 1개 또는 2개의 2극자석으로 구성되며 하나는 X 방향의 빠른 속도 주사를 위한 것이고, 다른 하나는 Y 방향의 느린 속도 주사를 위한 것이다. 도달거리 조절은 빔 반점의 표적 내에서 정지위치, 브래그 피크를 Z 방향으로 이동시킨다.

리사주 무늬(Lissajous Pattern) 발생기 2개의 2극자석의 자기장 방향이 상호간 그리고 빔 방향에 직교하도록 한 축상에 설치되어 있고, 정수 분율의 관계가 있는 서로 다른 2개의 정현파 주파수로 자석들이 여자되면, 통과하는 빔은 회전중심에서 리사주 무늬를 그리게 된다. 빔 세기가 일정하게 유지되면 리사주 무늬의 중간에 한정된 영역에서는 균질한 선량 분포가 만들어지는데, 이는 반점의 선속도가 그 위치에서는 거의 일정하기 때문이다. 이 방식으로 웁살라에서는 185 MeV 양

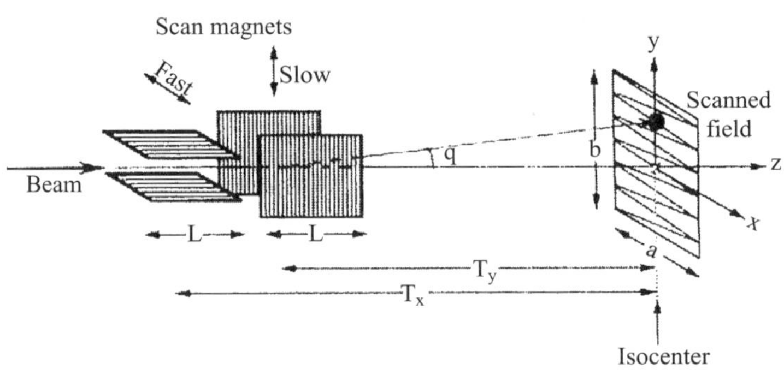

그림 7.7 빔 주사 계통의 구조. 래스터 주사 각 자석의 길이는 L이며 자석들은 회전중심으로부터 T_x, T_y만큼 떨어져 있다. 조사야는 길이 a, b인 사각형이다 [4.1].

성자 빔으로 2 × 2 cm^2의 조사야를 만들었다. 이 계통에서 반점 구조는 얇은 산란기에 의해 퍼진다. 또한 토로이달 자석을 사용하는 2차원적 빔 확산도 고려되었다 [4.1].

래스터 주사(Raster Scanning) LBL에서는 넓은 경이온 빔의 큰 평탄 조사야를 만들기 위한 래스터 주사 빔 전달 계통을 개발하였다. 이 계통은 워블러 계통이나 산란계통보다도 여러 장점을 갖고 있다. 우선 래스터 주사계통은 빔 경로상에 물질이 없다. 또한 다양하게 가로 세로의 4각형의 조사야를 만들 수 있으므로 원형 형태 주사인 워블러보다 불규칙한 표적에 적용이 용이하다. 그리고 크기가 다른 각각의 4각형 조사야들을 연결함으로서 불규칙한 모양의 표적체적에 유리하다.

빔의 인출을 일정하게 유지하면서, 래스터 계통에서 일정 속도로 빔 반점을 이동시키면 넓고 평탄한 조사야를 만들 수 있다. 이는 그림 7.8a에 있는 것과 같은 평행 래스터 방식 또는 7.8b에 있는 것과 같은 지그재그 래스터 방식으로 구현할 수 있다. 후자는 +x 방향과 −x 방향으로 각각 움직이는 2세트의 평행 래스터 주사기로 생각할 수 있다. 이 방식은 x 방향으로는 빠른 주사를 y 방향으로는 느린 주사를 요구한다. 만약 2개의 자석으로 주사를 한다면 자기장변동은 그림과 같다.

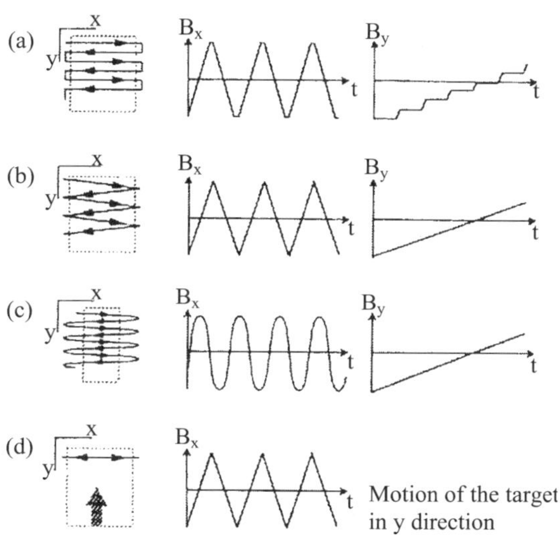

그림 7.8 다양한 래스터 주사 기법. 왼쪽 그림은 각각의 주사 모양이고, 오른쪽은 자기장 파형이다. (a) 평행 래스터, (b) 지그재그 래스터, (c) 정현파형 래스터, (d) 빠른 선 래스터와 표적의 운동 겸용 [4.1].

앞에서 서술한 LBL의 래스터 주사기가 이 범주에 속한다. 정현파 형태의 빠른 주사 자기장은 그림 7.8c처럼 변한다. 주사된 조사야의 가운데 일부분만이 대체적으로 유용한 평탄 선량 분포 지역이 되고, 바깥 넓은 지역의 빔은 버리게 될 것이다. 주사 속도에 따라 빔 유출(Spill)의 세기를 조절함으로써 유용한 평탄 선량 분포 지역을 확장함으로써 효율을 올릴 수 있는 방안을 도출해낼 수 있을 것이다. 그림 7.8d에서처럼 표적을 자석과 직교 방향으로 움직이게 하면서 신속 주사 자석으로만 선형 스캔을 수행하면 2차원 주사도 할 수 있을 것이다[4.1, 7.3].

화소 주사(Pixel Scanning) 표적 면적을 많은 수의 화소(Pixel)로 나누고 각 화소에 미리 계산된 선량을 조사하면 넓은 면적에 걸쳐 균질한 조사야를 만들 수 있을 것이다(그림 4.4e). 효과적인 화소 주사를 위해서는 매우 빠른 자석과 빠른 감시계통이 필요하다. 표적에서와 화소끼리 접하는 가장자리 지역에서의 양성자 다중 산란을 고려하면 가장 작은 화소의 허용 면적은 $1 \times 1\ cm^2$ 이상은 되어야 한다.

NIRS에서 개발된 최초의 양성자치료용 2차원 화소 계통은 70 MeV 양성자 빔을 조사하기 위한 장치였다. 명칭은 “반점 주사(Spot Scanning)”로 불렸으나, 이 책의 분류에 따르면 화소 주사가 된다. 이 계통은 빔을 수평이나 수직으로 편향시키는 2개의 2극자석, 4개의 빔 분리 슬릿, 1개의 신속 빔 개폐기(Shutter), 3개의 빔 감시기로 구성되어 있다. 2극자석의 전원은 컴퓨터로 제어되는데 $1\ cm^2$ 크기의 빔을 어느 곳이든 원하는 장소에 위치시킬 수 있다. 4개의 슬릿을 통하면서 고도로 집속된 양성자 빔이 형성되어 회전중심점에서 $1\ cm^2$ 크기의 빔 반점을 만드는데 반점을 이동시키는 격자 크기는 반점 크기와 같다. LBL에서는 최대 자기장 0.1 T의 주사 자석을 사용하여 $18\ cm^2$의 면적에 편차 ±2.5%의 평탄 선량 분포를 얻었다. 각 반점 위치에서 전달되는 선량을 감시하기 위하여 평행 평판 수송용 이온함(Parallel-Plate Transmission Ionization Chamber)이 사용된다. 회전중심점에서의 반점 속도는 ~1 cm/ms이다. 이렇게 하여 어떤 모양의 표적에 대해서도 임의의 선량을 분포시킬 수 있으며, 인출 빔 세기의 변화에 따른 어떤 변동도 보정할 수 있다. 빔 반점 위치의 안정성은 조준도를 높임으로써 확보할 수 있는데, 그 대신에 빔 활용 효율은 크게 저하된다. $1\ cm^2$ 크기 빔 반점 내의 선량률은 ~ 1 Gy/s로서 약 3분 동안 $10\ cm^2$의 면적, 즉 100픽셀을 주사할 수 있다. 이 계통은 각 반점에서의 선량을 변화시킴으로써 넓은 면적에 복잡한 분포 형태의 조사야를 만들 수 있다.

빔 반점을 한 칸씩 계단식으로 이동시켜도 넓고 평탄한 선량 분포를 얻을 수 있다. 반점이 주어진 위치에 오면 미리 정해진 양만큼의 선량이 조사된다. 그리고 빔 반점은 다음 단계로 이동하고 그 과정은 되풀이된다. 이러한 접근은 PSI에서 고에너지 양성자 반점 주사를 할 때 채택되었다(그림 7.9). 표적은 250 MeV 양성자 펜슬 빔을 편향시키면서 컴퓨터 단층 촬영과 마찬가지로 한 단면씩 주사된다. 도달거리 조절과 환자 위치 이동도 함께 한다. 프로젝트의 첫 단계에서 사용되는 빔은 수평의 정적 빔이다(고정됨). 불규칙적이고 복잡한 모양의 표적에 조사되는 선량을 조절하기 위해서는 많은 수의 화소 또는 복셀(Voxel)이 필요하다. 한 예로 1리터의 체적에 화소 간의 거리를 5 mm로 할 경우 필요한 복셀의 수는 10,000개이다. 치료 시간은 수 분 이내로 제한되기 때문에 복셀당 조사 시간은 15 ms 이내이다. 고속 스위칭 자석에 의해 빔은 인접한 2개의 반점 사이에서 꺼졌다가 다시 켜진다. 또 다른 자석 하나는 빔이 원하는 좌표로 이동하는 것을 확인하게 해준다. 자석과 빔 감시계통의 반응시간은 선량 불균질도를 1% 이내로 하기 위해 0.1 ms 이내가 되어야 한다.

그림 7.9에서와 같이 에너지 조절 또는 도달거리 조절은 빔 도달거리를 감소시키려고 사용되는 소형 5 mm 두께의 폴리에틸렌판들을 넣으면 된다. 그림 7.9에 개략적으로 보인 다양한 빔 감쇄기는 가속기에서 인출된 입자의 에너지를 치료 수준인 250 MeV로 감소시키는 것이다.

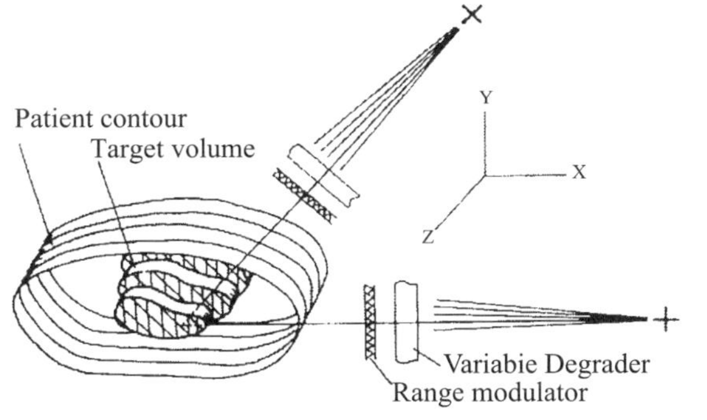

그림 7.9 PSI에서 개발한 250 MeV 펜슬 빔 주사와 조절 계통 [7.6].

7.5.3.3 가변 조절을 이용한 동형화(Conformal) 치료

고정 조절 대 가변 조절 브래그 피크와 적당한 "피크 대 평탄부 비율(Peak-to-Plateau Ratio)"를 가진 무거운 하전 입자들은 인체의 다양한 종양의 치료에 성공적으로 사용되어 왔으며, 기존 광자치료에 비해 사망률이 낮았다. 지금까지 서술한 계통에서는 그림 7.10a는 고정된 너비의 SOBP를 만드는 데 사용되는 수동형 계통을 나타내었다. SOBP의 폭은 빔 축 방향을 따라 표적체적의 가장 두꺼운(깊은) 부분으로 결정되며 브래그 피크는 빔의 모든 입자에 대하여 같은 너비로 펼쳐진다(고정 조정). 치료 체적 즉 고정 SOBP로 선량이 조사된 영역은 원통 형태로서 그 길이는 SOBP의 너비와 같다. 표적체적의 먼 곳의 경계는 표적 표면에 맞도록 보상기에 의하여 동형화된다. 일반적으로 표적체적의 길이 방향 두께는 일정하지 않은데 이 방법은 브래그 피크 선량을 표적 상류의 피부에 전달함으로써 이 건강한 조직부분도 표적과 동일하게 높은 선량을 받는다. 이러한 한계에도 불구하고 하전 입자 빔을 사용하는 치료가 성공적인 이유는 다른 광자 치료에 비하여 다른 조직에 미치는 선량을 줄였기 때문이다. 무거운 입자 빔을 전체 임상에 활용하기 위해서 앞으로 해야 할 중요한 일 중 하나는, 표적체적 전체에 걸쳐 브래그 피크를 퍼지게 할 수 있는 조절 방법을 개발하는 것이다(가변 조정).

고선량률 체적, 즉 치료체적은 그림 7.10b에 있는 방법처럼 표적체적에 보다 가까운 모습으로 만들 수 있다. 이 계통은 전달된 선량의 치료 유효성을 높이고 다양한 임상 상황에 맞도록 빔 분산 계통의 융통성을 증가시킨다 [4.1].

3차원적인 동형화 치료 종양 주변의 건강한 조직에 대한 선량을 줄이기 위한 몇 가지 방법들이 제안되어왔다(2.1절). 그림 7.10b는 그중 한 가지 방법을 보여준다. 치료체적을 여러 층으로 나누어 각 층별로 빔의 잔여 도달거리를 바꾸어 가면서 한층 한층 주사하는 방법이다. 층의 수를 줄이기 위하여 브래그 피크를 폭 1 cm 정도의 미니피크(Minipeak)로 펼치고 도달거리를 바꿈으로써 이 미니피크들을 축 방향으로 쌓아가도록 하는 방법이다. 도달거리의 적층을 사용하여 SOBP를 수정해 나가는 이 방법의 정밀도는 미니피크의 선량 기울기에 의존한다. 빔의 펄스 대 펄스 에너지 변동을 고려할 때, 빔 주사에서 가장자리 정합 문제는 미니피크의 완만한 상승과 하강 특성을 고려한 정확한 적층을 이용하여 해결한다. SOBP의 말단 선량 감소(Distal Dose Falloff)는 가장 먼 곳의 미니피크에 의해 결정된다. 가장 깊은 곳에서의 치료에는 가장 급한 선량 감소율을 가진 원래의 브래그 피크를 사용해야 한다.

표적체적의 입구에서 가까운 표면과 먼 표면의 윤곽선은 보통 가장 넓은 폭 길이보다는 작으므로 축 방향 적층이 진행됨에 따라 여러 조준기의 구경을 줄여 표적체적에 이웃한 건강한 조직들, 특히 입구 쪽의 조직들을 원하지 않는 브래그 피크 선량으로부터 보호할 수 있다. 피부와 장기들을 원하지 않는 피폭으로부터 보전하는 것은 특히 중요하다. 예를 들면, 그림 7.10a에서처럼 고정 조절 방식으로 하면 피부 표면은 브래그 피크에 해당하는 방사선에 피폭되지만, 7.10b에서처럼 가변 조정 방식에서 피부표면은 문턱 선량률에 해당하는 크기와 LET가 낮은 선량만 받을 것이다.

NIRS에서는 측면 퍼짐에 사용하는 산란기를 사용하는 3차원 조사계통을 제안하였다. 표적체적은 표적의 먼 곳 표면의 형태에 따라 여러 층으로 나뉘고 가변 도달거리 조절기와 보상구(Bolus)를 사용하여 선량을 축적한다. 도달거리가 단축

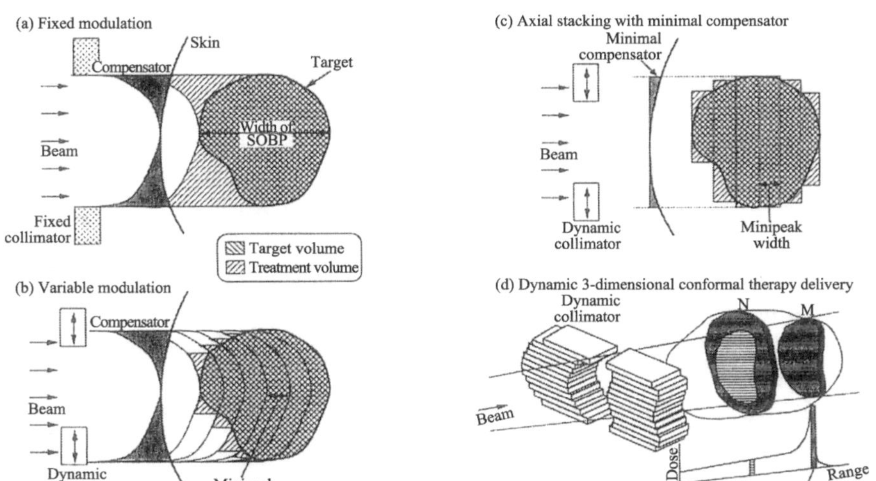

그림 7.10 (a) 보상기를 사용하는 고정 조절 방법은 표적체적의 가장 두꺼운 부분과 길이가 같은 원통형 치료체적을 만든다. 표적체적의 상류에 있는 정상 조직은 불필요하게 피폭을 받는다. (b) 원하지 않는 방사선은 가변 조정 방법으로 처리됨. 치료체적은 (a) 방법에 비해 치료체적과의 동형화 정도가 훨씬 큼. (c) 가변 속도 래스터 주사 기법으로 하는 축 방향 적층으로 조사. (d) 3차원 동형화 치료 개념도 [4.1].

됨에 따라 다엽 조준기와 같은 구경 가변장치를 사용하여 선량 조사야를 층별로 바꾼다 [4.1].

가변 조절 SOBP를 가진 동형화 치료를 위한 방법으로서, 제어 가능한 주사 속도를 갖는 래스터 주사기와 가변 조준기를 채택하는 방법이 있다. 주사 자석의 정밀도와 안정성에 관한 요건은 엄격하다. 환자의 안전을 보장하기 위하여 선량의 공간 분포는 대 면적 고 정밀 선량계로 실시간으로 감시해야 한다. 이 계통은 자동으로 제어되어야 하며 신속하고 수동적 안전성을 가진 빔 정지 능력을 갖추고 있어야 한다. 주사 자석의 전류, 입자 빔의 인출 수준, 다엽 조준기의 구경, SOBP의 너비 및 잔여 도달거리와 같은 여러 계통 파라메터(System Parameter)들을 실시간으로 신속하게 감시해야 한다. 또한 넓은 동적 범위에 걸쳐 빔 세기의 안정성은 일정하게 유지되어야 한다.

7.5.4 조준기(Collimator)

방사선 조사야의 모양을 불규칙한 표적체적과 동형화시키는 것은 개념상으로는 간단하지만 치료 준비 과정에서는 어려운 과제이다. 동형화 방법은 복잡 정도와 동형화 정도에 따라 다양한 방법들이 존재한다. 가장 먼저 사용되었으며 또 가장 간단한 방법은 고정된 크기의 볼러스를 통하여 빔의 진행방향에서 보이는 대로 빔을 표적체적과 동형화시키는 방법이다. 보다 세련된 방법으로는 기계적인 방법으로 움직이는 가변 개구(Variable Aperture)를 적용하여 표적체적의 깊이에 따라 원하는 조사야의 형상을 만드는 것이다. 아직 임상에서는 사용되지 않고 있지만 빔의 물리적 또 다른 방법으로서 물리적으로 조준하는 과정이 없이 매우 작은 빔 반점들의 위치와 분포를 정밀하게 제어함으로써 동형화시키는 기술도 있다.

조준기 제작 조준기는 어떤 재료로도 만들 수 있다. 밀도가 낮을수록 조준기는 빔 방향으로 두꺼워지나 전체 무게는 거의 같다(±20%). 조준기의 재질 선택 시 고려해야 할 사항 중 하나는 조준기에서 빔을 차단시킬 때 발생되는 이차적인 유도 방사능이다. 일반적으로 한 번 치료 시 노출로 인해 생기는 잔존 선량은 노출 직후 사람이 근처에서 작업을 할 수 있을 정도로 낮아야 한다. 발생되는 유도 방사선 중 중요한 것은 감마선으로 수명이 길기 때문이다. Cerrobend 조준기에 1

Gy의 방사선이 흡수되면 초기 반감기가 5분 정도인 50 mSv 정도의 선량이 표면에 발생한다. 텅스텐과 같은 무거운 재료들은 알루미늄과 같은 가벼운 재료들에 비하여 반감기가 더 긴 유도 방사능을 내며 보다 큰 에너지의 광자를 발생시킨다 [4.1].

고정 개구(Aperture) 조준기 고정 개구 조준기(그림 7.11)의 틀은 표적의 형태에 근거하여 치료자가 설계한다. 이 방법은 단순하여 널리 사용되고 있지만, 원하지 않는 부위의 피폭을 피할 수는 없다. 고정 개구 조준기를 만드는 하나의 방법은 스티로폼 형태로 용융 온도가 낮은 합금을 주조하여 만드는 것이다. 다른 방법으로는 황동과 같은 재료를 써서 틀을 가공하는 방법이 있다. 설계와 가공을 컴퓨터로 자동화함으로써 이런 형태의 조준기들을 일상적으로 만들 수 있다.

고정 구경 조준기의 주요 단점은 환자 개인별로 고유한 조준기를 만들어야 한다는 것인데 이는 인력이 많이 소요되는 일이다. 따라서 가변 개구(Variable Aperture)을 가진 조준기를 만들어야 할 필요성이 제기된다. 그러나 기계적인 복잡성 때문에 최근까지 제작이 주춤거리고 있다.

가변 개구 조준기 가변 개구 조준기는 개구를 원하는 형태로 기계적으로 바꿀 수 있는 장치이다. 첫 번째 예는 이동성 블록의 한 개 슬릿으로 구성되는 슬릿 조준기이다. 이러한 조준기는 선형 주사(Line Scan) 빔 전달 계통과 함께 사용될 수 있다.

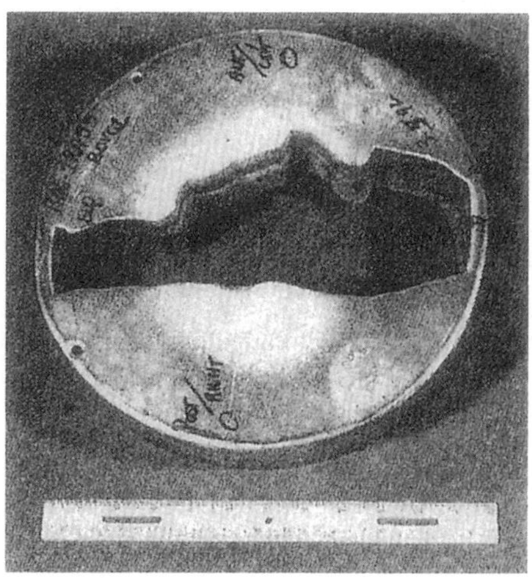

그림 7.11 종양 단면에 적합하도록 빔의 분포에 맞춰 만들어진 금속 조준기 [4.1].

선형 주사를 하는 동안 슬릿은 주사 방향에 정렬되어 조사야는 슬릿의 개구와 선형 주사 폭에 의해 4각형 형태로 조준된다. 주어진 선형 주사가 완료되면 환자는 다음 선형 주사 위치로 옮겨지는데, 이 위치에서는 앞 단계 주사에서 조사된 선량을 고려해야 된다. 이 과정을 되풀이하면 불규칙적인 형태의 2차원 선량 분포가 형성된다. 만약 슬릿 끝 블록을 그 조준되는 가장자리가 표적(Port)의 굴곡진 가장자리와 일치하도록 회전시키면 최종적인 조사면의 모양은 표적의 모양과 보다 가깝게 된다. 이러한 형태의 동적 조준 기능은 3가지 제어 기능이 필요한데 하나는 환자의 위치를 제어하는 것이며 두 번째는 슬릿의 선형 운동을 제어하는 것이다. 슬릿에 회전축이 있는 장치의 경우에는 추가적인 제어기능 즉, 슬릿의 각 변위를 제어하는 것이다. 이 계통에서는 환자 위치는 고정시키고, 치료 표면 전체를 선형으로 주사하는 2차원적인 주사계통도 채택할 수 있다.

가변 구경 조준기의 한 예로서 다엽 조준기를 들 수 있는데(그림 7.12) 이것은 "잎" 또는 "손가락"이라 불리는 다수의 이동 흡수판을 사용하여 불규칙 형태를 만들어내는 장치이다. NIRS에서 개발되고 사용 중인 다엽 조준기는 잎들이 수동으로 움직인다. 자동 다엽 조준기가 LBL에서 개발된 바 있는데, 잎들은 컴퓨터 제어를 받는 구동기(Actuator)에 의해 움직인다. 잎들은 층을 이루어 "턱(Jaw)"이라고 불리는 모양을 만드는데 2개의 턱이 서로 마주보게 한다. 잎들은 직류 모터에 의해 구동되는데 잎들을 제 위치에 배치시키고 유지시키기 위해서는 되먹임 제어회로가 필요하다. 모터는 자유 스크루를 통해 잎들을 직접 움직인다. 각 잎에는 전위계가 붙어 있어 그 위치를 측정하는 데 사용한다. 생성된 신호는 기준 신호와

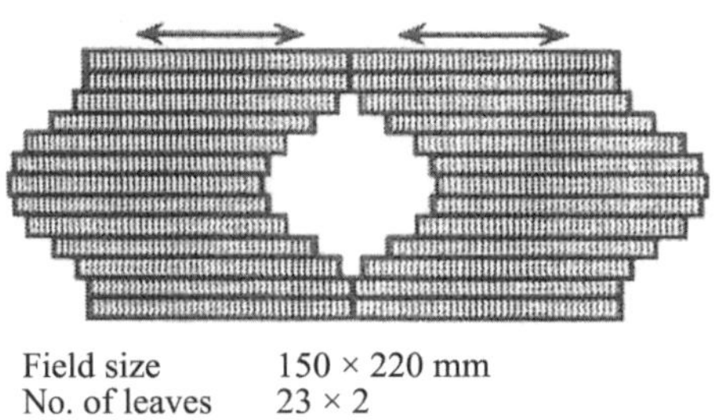

Field size	150 × 220 mm		
No. of leaves	23 × 2		
Leaf material	Iron		
Pitch of leaves	6.5 mm	Posision accuracy	0.5 mm
Leaf thickness	140 mm	Sliding speed	80 mm/s

그림 7.12 HIMAC에서 제안한 다엽 조준기 특성[7.4].

비교되어 그 차이만큼 모터를 구동시킨다. 잎의 위치는 모터에 바로 붙어 있는 해독기(Encorder)로 감시되고 있다. 따라서 위치 감시는 제어와는 독립적이다. 다엽조준기는 빔의 중앙선 주위로 90°만큼 회전이 가능하도록 설치되어 있어 방사선치료 중 만나게 되는 거의 모든 표적 형태에 대하여 빔을 조준할 수 있도록 융통성이 있다. 잎의 재질은 높은 세기, 높은 경도, 제작의 용이성, 수명, 낮은 유도 방사능 생성, 가격 조건들을 갖추어야 하는데 철이 적당하다 [4.1, 7.4].

7.5.5 동적 빔 성형화(Shaping)

조준기라는 수단을 거치지 않고, 자기장 제어에 의해 치료 형상을 만드는 기술은 아직 임상적으로 사용되지 않고 있다. 양성자치료에서 조준이 없이 펜슬 빔으로 화소 주사를 하는 방법에 대한 지속적인 시도가 있었다(7.5.3.2절). 이 방법은 빔 구조, 위치, 세기의 정밀한 제어를 필요로 한다. 조준된 빔의 측면 선량 감소(Fall-off)는 빔 반점의 분포에 의해 결정된다. 이 방법에서는 중요 장기 위치에서 빔을 정지시킬 수 있는 물리적인 방법이 없으므로 적절한 빔 제어가 보장되어야 하며, 빔 위치 확인과 조사되고 있는 선량을 확인하는 독립적인 방법이 필요하다 [4.1].

Chapter 08

Proton Radiotherapy Accelerators

양성자 갠트리

종양 부위에는 최대의 방사선량을 투여하고 주위의 건강한 조직에는 최소한의 피해가 가도록 하는 것이 방사선치료 목표 중 하나다. 선량 분포가 종양과 동형이면 이 목적은 가장 잘 달성될 수 있다(3차원 동형화 방사선치료, 7.5.3.3절). 가벼운 이온 빔은 물리적 선택도(브래그 피크)가 높고 생물학적 효과가 커서 3차원 동형화 치료에는 이상적이다. 회전 갠트리에 반점 주사(Spot Scanning)와 같은 최신 빔 전달 기술이 결합되면 좋은 동형화 형상을 만들 수 있다(7.5.3.2절). 이러한 경향은 새로운 시설이나 제안된 프로젝트에서 잘 나타나고 있는데, 특히 병원용 전용치료시설에서는 다양한 크기와 모양의 종양치료에 필요한 융통성이 좋은 빔 전달 계통이 요구된다(4.2.3절, 4.3절, [8.1]).

갠트리는 치료용 빔을 어떤 각도로든지 필요한 곳으로 제공하는 장치들이 들어있다. 갠트리의 궁극적인 목적 하나는(또한 가장 중요한 목적은) 동적 치료를 가능하게 하는 것이다. 동적 치료는 치료 도중에 빔 각도를 조절하여, 표적체적에 집중하면서 빔에 피폭되는 표면을 최소화시키는 것이다. 양성자치료의 주된 장점 하나는 매우 정밀하게 빔을 조사할 수 있다는 것이다. mm 거리 단위 정도의 구분으로 인체 중요 부위에 선량을 최소화하도록 치료 방향을 선택할 수 있다. 이를 정밀하게 수행하기 위해서는 양성자 시설을 적절하게 설계해야 한다 [8.2].

현재 운영 중이거나 건설 중인 몇 기의 고에너지 갠트리가 있으며, 갠트리의 구조도 몇 가지 종류가 있다(4.1.4절). 어떤 것이 가장 좋은 것이냐 하는 데 대한 일치된 견해는 아직 없지만, 가장 값싼 것은 알려져 있다. 제기되는 중요한 문제 중 하나는 가속기와 갠트리는 물리적으로 분리되어야 하는지 아니면 합체되어야 하는지에 관한 것이다. 물론 후자의 경우 가속기가 갠트리에 합체되면 360° 회전할 수 있어야 한다. 아직 이런 개념이 실증이 된 적은 없지만 제안은 되고 있다. 일체형의 또 다른 장점은 가속기는 통상 비대칭적인 공간을 만드는데 일체형에서는 이 공간을 활용할 수 있다는 것이다. 갠트리를 분리시키고 있는 주된 이유는 1개 가속기 빔으로 여러 개의 빔 라인에 빔을 제공해 줄 수 있다는 데 있다. 다른 이슈 하나는 갠트리와 회전중심상에 위치한 환자와의 상대적인 위치이다. 회전중심이 갠트리 회전축에 있는 경우에는 환자 위치고정 장치는 필요 없으나 갠트리 크기가 커진다는 단점이 있다.

또 표적에 맞도록 하기 위해서는 빔을 어떻게 성형화해야 하는지(분산시켜야 하는지)에 대한 문제가 있다. 특히 수동형 산란 장치와 능동형 주사 장치의 위치는 중요한 요소이다. 회전중심 근처에 빔 세기가 크고 효율이 좋은 선원을 두는 것이 바람직하다. 이는 갠트리의 마지막 2극자석 이후, 빔 퍼짐 계통과 회전중심 사이의 간격을 많이 띄우거나, 이들 계통을 갠트리 광학 계통에 넣고 산란기로부터 갠트리 출구까지의 평행한 빔으로 사용하는 것이다(PSI의 경우처럼). 후자는 구경이 크므로 따라서 무거운 자석을 필요로 한다 [8.1]. 본 장에서는 현재의 양성자 갠트리의 기본 파라메터들을 설명한다.

8.1 양성자 갠트리의 특성

갠트리는 빔 산란 계통과 빔 주사 계통을 둘 다 수용해야 한다. 그 성능은 표 8.1의 제원을 만족해야 한다. 분리형 갠트리에는 다음과 같은 파라메터들이 성능을 결정짓는다.

- **최종 휨자석과 환자 사이의 거리** 빔은 치료 단면에 균질하게 펼쳐져야 한다. 최종 휨 2극자석 뒤에 빔 펼침 장치가 있을 경우, 선원과 회전중심축 사이의 유효 길이(SAD)는 최종 자석과 회전중심 사이의 유효 길이보다 짧을 것이다.

빔 펼침은 최종 자석 이전에 할 수 있으나, 그러면 자석의 크기와 무게가 상당히 증가하게 된다. 이 거리는 피부 선량 대 표적 선량의 비율을 허용 수준 이하로 줄이고, 펼침 과정 중 많은 에너지를 잃지 않고도 원하는 조사야 크기를 만족할 수 있도록 충분히 커야 된다.

- **회전중심 주위로 환자가 움직이는 데 필요한 공간** 이는 환자를 보조하고 정렬장치를 설치하기 위한 갠트리의 최소한의 범위를 정하기 위함이다.
- **자기 광학적 특성 및 빔 궤도 요건** 여기에는 빔 입자와 에너지가 포함된다. 갠트리 크기와 무게를 최소화하기 위해 사용되는 빔 펼침 기술과 관계된다. 빔 펼침 기술에는 산란과 주사 또는 두 기술의 조합이 포함된다.
- **입사 빔 요건** 입사 빔은 갠트리 연결점에서 무수차이며 회전 불변성(최소 주사를 위해서는)이어야, 갠트리 각도에 상관없이 일정한 빔 특성을 얻을 수 있다.
- **기계적 특성 / 회전중심 요건** 이 범주는 갠트리 회전 중 기계적 변형 및 빔 감지장치의 재현성 및 비재현성, 위치오차 그리고 회전중심에서의 빔 지시오차(Beam Pointing Error) 등을 포함한다. 진공도 요건은 0.01 Torr 정도의 수준이다.
- **자기장 개폐 속도** 어떤 경우에는 치료하는 동안 갠트리에 의해 수송되는 빔의 에너지를 변동해야 할 때가 있다. 깊이를 조절하든지 치료 위치를 바꾸든지 할 경우이다. 갠트리 자석은 이러한 일을 할 수 있어야 한다.

표 8.2에는 양성자 갠트리 파라메터를 비교하였다.

표 8.1 양성자 갠트리의 물리적 제원 [5.1]

적요	특성
크기(직경)	< 13 m
회전 범위	± 370°(바닥에서 겹치도록)
회전 정밀도	± 0.3°
회전 단계의 크기	± 0.3°
회전 속도	1분(1회전)
제동	1°(완전 정지까지)
선원에서 회전중심까지 거리(SAD)	< 3 m

표 8.2 세계의 양성자 갠트리

	LLUMC, 미국	PSI, 스위스 빌링겐	NPTC, 미국 보스턴	NCC, 일본 가와사키	HIBMC, 일본 효고
일시	1991(1st) 1994(2nd and 3rd)	Nov. 1996	1998	1998	2001
갠트리 수	3	1	2	2	2
빔	250 MeV 양성자 (약 집속 싱크로트론)	225 MeV 양성자 (590 MeV 사이클로트론으로부터 감쇄)	70-235 MeV 양성자 (고정 에너지 등시성 사이클로트론)	70-235 MeV 양성자 (고정 에너지 등시성 사이클로트론)	70-230 MeV 양성자 (양성자/탄소 싱크로트론)
갠트리 형	코르크스크류	소형 단면형	대형 스로우	대형 스로우	대형 스로우
무게(톤)	96	120	~100	~100	120
전체 직경(m)	13	4	~9 (길이 ~ 9 m)	~9 (길이 ~ 9 m)	10.4
회전(도)		370	370	370	360(볼 베어링)
SAD	2.75	$\propto$	2.25	2.25	
조사야 크기(cm)	40 직경	20× ↔	30×40	30×40	5-15
회전중심 직경(mm)	0.7×1.6	2	2	2	
빔 전달	이중 산란계		원격 노즐 (주사 자석, 도달거리 조절 빔 감시 계통 포함)		
정밀도 및 측정	빔 위치 < 1.6 mm	정렬 정밀도 < ±0.2 mm 회전중심 기계적 오차 < ±1 mm		회전중심 정밀도 ±1 mm 정지각도 정밀도 ±0.5°	정밀도: 1 mm
제작자	Science Applications International Corporation	PSI & Schar Engineering AG	Ion Beam Applications & General Atomics	Sumitomo Heavy Industry, Ltd	Mitsubishi Electric

8.2 양성자 갠트리의 문제점 해결

8.2.1 코르크스크류(Corkscrew) 갠트리

Enge와 Koehler(4.1.4절, 그림 4.2(2))가 개발한 이 갠트리는 주된 빔의 구부림(Bending)이 회전 평면에서 발생함으로써 그림 8.1에서처럼 갠트리가 회전할 때 이 자석들이 큰 공간을 휩쓸지 않도록 되어 있다. 빔 궤적의 3차원적 형태 때문에 갠트리 이름이 "코르크스크류"라고 붙여졌다. 결과적으로 갠트리 건물을 작게 할 수 있다. 이 방식의 단점은 환자 위치이동 공간이 좁고 환자가 갠트리에 접근할 때 접근 공간이 부족하다는 것과 구부림이 많다는 것이다.

코르크스크류 갠트리에는 2개의 2극자석이 서로 45° 각도를 이루며(그림 4.2.(2)의 B1과 B2) 이 사이에 4극자석이 3중으로 배치되어 있는 자석 세트가 위치하며, 또한 2개의 135°의 각도를 이루는 또 다른 자석 세트가 위치한다. 첫 번째 135° 세트는 빔을 빔 라인 평면에서 바깥으로 굽게 하고, 두 번째 세트는 빔을 회전중심을 향해 직각 방향으로 구부리게 한다. 이 계통에서는 2개의 직각 방향 구부림이 생기며, 빔 광학적으로 전 계통이 무수차가 되어야 하므로, 각 세트 역시 무수차(Achromatic)가 되어야 한다. 무수차 특성을 이루기 위해서는 4개의 파라메터와 자극의 끝단의 각도 회전에 따른 2개의 파라메터가 추가된다. 이는

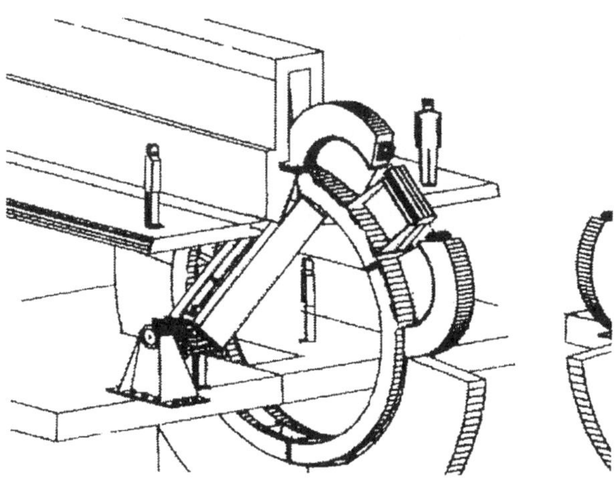

그림 8.1 Koehler의 코르크스크류형 갠트리 [8.2].

적절한 크기의 빔의 수송을 보장해 주지만 이에 따른 광학 특성의 유연성은 별로 없다. LLUMC에서 사용 중인 코르크스크류 갠트리에는 구부림 평면당 4개의 4극자석이 있다.

마지막 2극자석을 나온 빔은 50 cm 후방에 빔 허리(Waist)를 형성하도록 튜닝한다. 입사되는 빔은 대칭형으로서 24 mm · mrad까지의 위상공간 면적(에미턴스)을 가지며, 오차는 0.5% 이내이다.

LLUMC에서 사용 중인 갠트리는 일차적으로 대형 링에 의해 지지된다. 베어링은 바닥과 벽면의 지지대에 의해 지지된다. 갠트리는 깔때기 모양의 구조물로서 작은 쪽 끝에는 2.1 m의 원형 링이 있고, 큰 쪽 끝에는 4.8 m의 링이 있다. 평판들은 지지대로 연결되어 있다. 전체 집합체는 작은 부분으로 나누어져 갠트리실 안에서 조립된다. LLUMC 자석들(그림 7.3) 개개는 0.2 mm 오차로, 갠트리 전체로는 0.4 mm 오차 이내로 정렬된다. 빔이 회전중심으로 향하는 정확도는 직경 1.6 mm 이내이다 [8.2, 8.3]. 표 8.2에 LLUMC 갠트리의 주요 파라메터들을 기술하였다.

Francis Farley는 코르크스크류형 갠트리의 대안으로 수퍼 트위스트 갠트리 개념을 제안했다(그림 4.2(3)). 이 갠트리는 코르크스크류형 갠트리 개념에서 출발하지만 2개의 직교 평면상의 구부림 방식 대신, 135° 자석의 각도를 조정하여 거리를 조절함으로써 전체 갠트리 길이를 길게 하여 접근 공간을 확보케 하는 개념이다. 초점 조정은 자극 끝단의 각도를 변동하여 맞추면 끝 부분에 이르러서는 무수차 조건이 된다 [8.2]. 그러나 이 갠트리에 대한 구체적인 정보는 아직 없다.

8.2.2 대형 스로우(Throw) 갠트리

MGH/NPTC에 통상적인 갠트리가 IBA와 GA사의 협업으로 의하여 건설되었다(그림 4.2(4)). 회전 부분들은 갠트리와 함께 회전하는 빔 스위치 야드 평면상의 4극자석으로부터 출발한다. 자석들은 빔 라인에서 들어오는 수평, 수직 대칭형의 빔을 갠트리의 빔 광학 구조와 일치시킨다. 에미턴스는 32 mm · mrad까지이다.

빔은 45°로 구부려진 후, 5개의 4극자석에 의해 집속된 다음, 135°로 구부려져 회전중심으로 향한다. 135° 2극자석 출구로부터 회전중심까지의 거리는 3 m이다.

갠트리 4극자석은 회전중심에서 직경 12 mm 빔 허리를 만들 수 있도록 조정할 수 있다. 산란과 워블링이 있을 경우에는 마지막 자석으로부터 20 cm 떨어진 도달거리 조절기의 중심에서 10 mm 직경의 빔 허리를 만들 수 있도록 조정할 수 있다.

이 갠트리에는 빔 위치 및 형상 감시기(Beam Profile Monitor)가 들어설 충분한 공간이 있다. 빔 위치 및 형상 감시기는 빔의 위치와 각도를 결정하고, 노즐의 빔 조종 장치를 통하여 원하는 오차 범위 내로 수정할 수 있다. 이 오차 범위는 산란의 경우 산란기의 위치로부터, 주사의 경우 회전중심 점에서 1 mm 이내의 정밀도를 가져야 한다. 자석의 허용 운동량 분산(Momentum Spread, $\frac{\Delta P}{P}$)은 ±5% 이내이다. 회전 구조물은 공간 내에 링, 트러스, 쉘로 구성된 구조물들로 자석을 지지하게 된다. 구조물은 단단하며 최소의 무게로 제작된다. 앞쪽 링은 축방향으로 제한된다. 트러스는 수송, 조립, 수리가 용이하도록 되어 있으며 제거가 가능하다. 구조물은 Wiffle-Tree 형태의 집합체를 사용하여 양쪽 링 위에 지지되고 있다. 그림 8.2는 “Large Throw” 갠트리의 개략도이다 [8.2]. 그림 8.3은 NCC 갠트리이다 [8.11, 8.12].

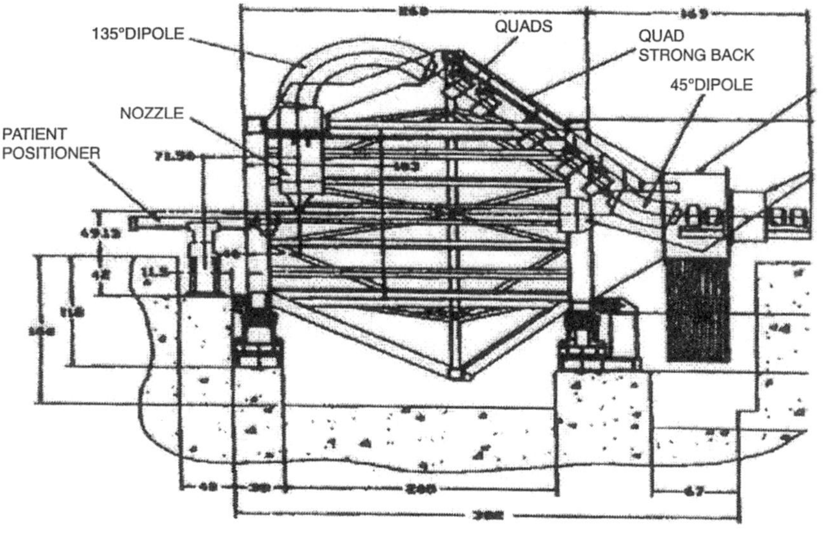

그림 8.2 NPTC 갠트리 평면 배치도 [8.2].

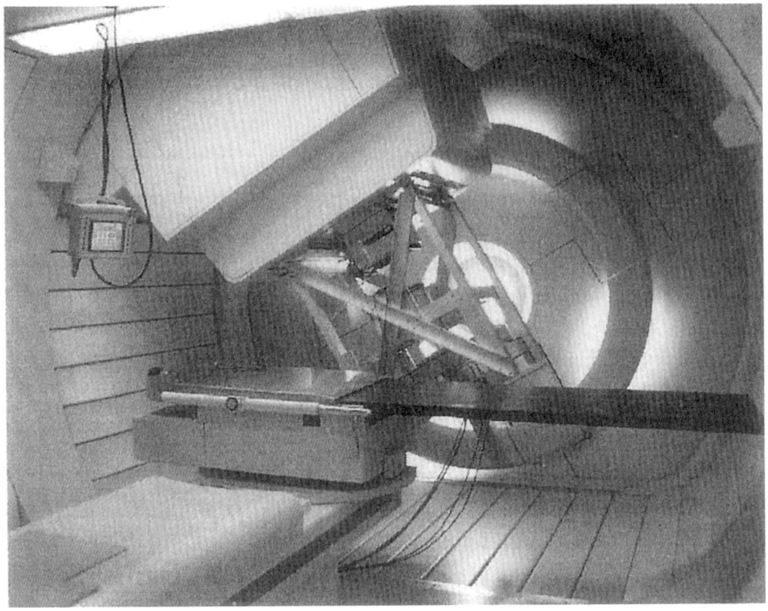

그림 8.3 NCC 갠트리 [8.11].

8.2.3 소형(Compact) 갠트리

PSI는 자체의 특별한 빔 요건과 대형 스로우 갠트리가 차지하는 큰 공간 문제를 개선하기 위해 새로운 설계를 고안하였다. 갠트리 바로 앞에서 빔 에너지를 크게 감소시키면(590 MeV에서 270~85 MeV로) 결과적으로 큰 빔 위상공간(Beam Phase Space)을 확보할 수 있게 된다. 이 갠트리는 밀집형으로서 반경은 4 m에 불과하며 PSI에서 사용할 반점 주사 기술도 수용할 수 있도록 설계되어 있다 [8.2].

그림 8.4는 PSI 갠트리의 평면도이다. 빔은 일차적으로 갠트리 축으로부터 1.27 m 거리에서 2개의 35° 자석에 의해 평행하게 위치된다. 빔은 그 후 90°로 구부려져 반듯이 누운 환자에게 수직으로 입사된다. 빔의 위치를 제어하고 초점을 맞추는 데는 4극자석과 방향 조정(Steering) 자석이 사용된다.

갠트리의 지지 구조물은 용접된 틀에 연결된 2개의 대형 바퀴로 구성되어 있다. 지지 구조물에는 빔 라인의 자석 무게에 대한 대항무게(Counterweight)가 있어 계통의 안정성에 기여하고 있다. 구조물은 매우 단단하고 무겁다. 갠트리가 회전하는 동안 갠트리 빔 라인의 자석 들은 ±0.2 mm 오차 이내로 정렬 상태를 유지한

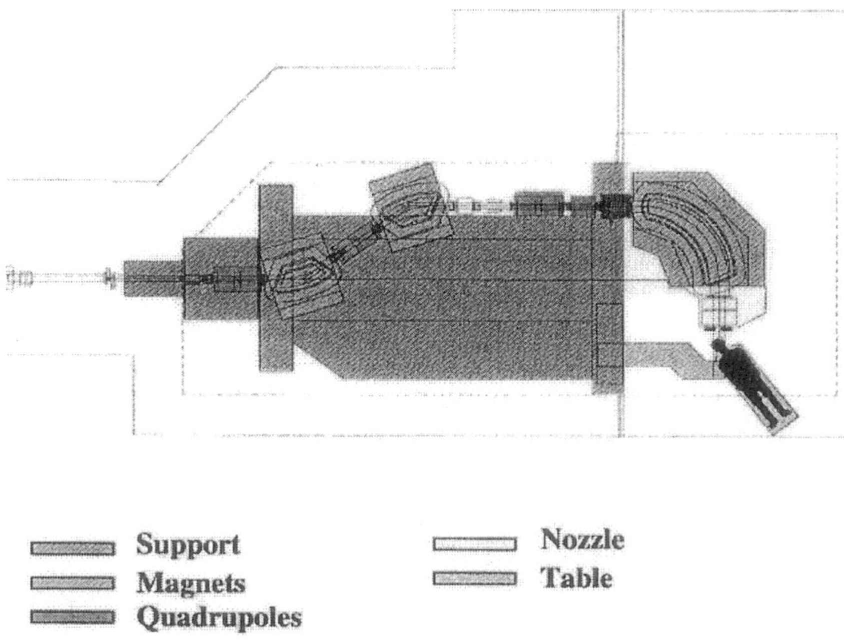

그림 8.4 PSI 양성자 갠트리의 개략적인 배치도 [8.4].

다. 회전중심점의 기계적 정확도는 ±1 mm 이내로 예상하고 있다. 모든 회전 부분을 포함한 갠트리의 총 중량은 120 ton이다. 빔의 에너지를 590 MeV에서 250 MeV로 떨어뜨리려면 이 정도의 중량이 요구된다.

환자용 테이블은 갠트리 축과 1.1 m 벗어난 곳에 있는 회전 링(직경 1.4 m) 내부에 있는 갠트리 앞바퀴에 직접 장착되어 있다. 갠트리가 회전하면 회전중심에 있는 환자는 1.1 m 직경의 원 주위를 움직인다. 갠트리가 회전하는 동안 환자용 테이블을 수평으로 유지하기 위해 환자 테이블을 지지하는 여분의 회전 저항 장치가 있다. 2개의 회전(갠트리 자체의 회전과 갠트리 앞에 있는 앞바퀴 링의 회전)을 위한 모터들은 갠트리 기계 조향장치와 소프트웨어적으로 동기화가 되어 있다. 테이블의 수평 유지를 위해 중력으로 구동되는 추가적인 안전 설비가 있다. 빔 축들이 교차하는 회전중심점은 환자용 테이블의 기준 좌표, 즉 링의 중심을 말하는 것으로서 빔이 갠트리 축을 교차하는 지점은 아니다.

갠트리의 환자용 치료대는 누워 있는 환자를 3방향 병진이동과 2축 회전이동을 할 수 있도록 한다(전신 치료를 위한 360° 정상 회전과 머리 부분 치료를 위한 특수 치료대를 사용하면 수평면에서 추가적인 120° 회전이 가능). 따라서 머리 부분의 치료라면 거의 모든 각도에서 양성자 빔을 조사할 수 있다. 갠트리 머리의 충돌 방지체 내부에 있는 90° 자석의 요크(Yoke) 쪽에는 신축성 있는 기계적 홀더들이 붙어 있다. 이 홀더들은 환자의 위치를 갠트리 머리로부터 회전중심 사이에서 고정시키기 위하여 필요한 계측장비들을 이동시키는 데 사용된다. 이 모터 구동 이동으로 양성자치료와 사용되는 측정기의 빔 내부로 들어갈 수도 있다. 모든 갠트리 모터들은 컴퓨터로 제어되며 원격으로 조작된다. 환자의 안전사고를 방지하기 위한 충돌 방지체도 있다. 빔 주사를 위한 장치들은 갠트리 설계의 한 부분이며 빔 광학과 연계되어 있다[8.4, 8.5].

PSI 갠트리의 반점 주사(Spot Scanning) 기술 반점 주사 기술의 주요 장점은 도달거리 조절기, 조준기(Collimator), 보상기와 같은 장치를 환자 맞춤형으로 개조하거나 재정렬할 필요 없이 자동적으로 소형 갠트리에서 여러 위치에서 빔 조사가 가능하도록 한다는 것이다. PSI의 불연속 구분(Discrete) 반점 주사 기술은 다른 위치에 있는 단일 반점들(3차원으로 계산된)이 중첩되어 선량 분포를 형성하도록 한다(그림 4.4e). 연속적인 반점 형성은 PSI에서 개발한 환자 개개인의 치료 계획에 있는 미리 정해진 지시에 따라 이루어진다. 각 반점의 위치나 선량은 각각 선택할 수 있다. 개개의 반점은 조사 중에 선량을 측정하여, 갠트리 노즐에 있는 신속 감시계통에 의해 단일 반점 조사가 끝났다고 감지될 때에는 신속 키커 자석(Kicken Magnet)으로 빔을 정지시킴으로써 반점이 소멸된다. 그리고 나서 컴퓨터에 저장된 순서에 따라 빔의 위치가 다음 반점 위치로 옮겨진다. 모든 주사 장치가 새로운 위치에 맞게 준비가 되면 빔을 켜고 주기가 반복되면서 치료를 완료한다.

이처럼 불연속 구분 반점 기술을 택한 이유는, 이 계통이 분리된 빔의 빔 세기 변동(Fluctuation)에 영향을 받지 않기 때문이다. 주된 단점은 반점의 위치를 바꾸는 동안의 빔의 정지 손실이다.

빔 위치는 일차적으로 갠트리 축을 따라 빔을 이동시키는 스위퍼(Sweeper) 자석으로 제어한다. 이 이동은 가장 빠른 것으로서(완전 스위핑에서는 30 ms, 인접 반점 사이의 이동시간 손실은 3 ms) 가장 많이 발생하는 동작이다. 스위퍼 자석은 갠트리의 90° 자석 바로 앞에 장착되어 있다. 빔은 ±10 cm 범위로 갠트리의 분산 평면으로 쓸고 간다. 주사를 환자용 테이블의 축방향 변위와 결합시키면 제한치를 더 확대할 수 있다.

두 번째로 신속한 이동은 두께 5 mm짜리 폴리에틸렌판 36개로 구성된 도달거리 조절 계통에 의해서 이루어지는데, 이 계통은 쓸려 온 빔을 모두 담당할 수 있다. 이 동작은 브래그 피크 위치를 제어하는 데 사용된다. 반점의 횡단면 크기를 조정하기 위해서는 1/2 두께의 판 1장과 산란 박막을 붙인 판 여러 장이 추가로 사용된다. 판들은 주변부 밸브에 의해 빔 속으로 들어가는데 1장당 이동시간 30 ms 휴지시간 60 ms이다. 반점의 이동은 스위퍼 자석 방향에 비하여 느리나 이 이동은 자주 사용되지 않는 이동으로서(3차원 주사의 중간 루프) 도달거리 조절장치가 휴지시간에 기여하는 정도는 스위퍼 자석에 대한 휴지시간과 비슷하다. 환자의 안전을 위하여 각종 광학 감지기들이 개별 판들의 상태를 감시한다.

세 번째 이동은 환자 테이블을 접선 방향(빔과 갠트리 축과 각각 직교 방향)으로 이동시키는 것이다. 이 이동은 가장 느린 동작으로서 휴지시간이 가장 길지만 한 번만 움직이면 되므로(주사 순서의 바깥쪽 루프) 전체 휴지시간에 대한 기여 정도는 다른 장치들의 기여도와 비슷하다.

PSI에서는 이중으로 자석 주사는 사용하지 않기로 하였는데, 그 이유는 자석과 치료대 사이의 간격을 유지하여 주사되지 않은 빔의 크기만을 덮을 수 있을 정도만 원하기 때문이다. 그렇게 함으로써 갠트리의 분산 평면에서만 주사를 할 수 있다.

90° 자석의 입구 및 출구 표면의 모양을 적절하게 선택함으로써 스위퍼의 작동에 의하여 생기는 모든 개별적 펜슬 빔들이 서로 평행하도록 한다. 빔의 주사는 3차원 방향으로 완전한 직교 좌표를 이룰 수 있도록 설계되었다.

빔 감시는 2개의 평행한 이온함에 의해 이루어진다. X, Y 축상의 위치에 민감한 이온함 계측기들이 환자 전면의 빔 주사 위치를 동적으로 제어한다. 모든 주사 장치는 최소 2개의 독립적인 측정 계통에 의해 감시되고, 분리된 컴퓨터 계통에 의해 점검된다. PSI에서는 반점 주사 기술을 위하여 연속 CT사진 결과를 토대로 작성하는 치료계획 시스템이 개발되었다.

반점 주사 기술을 사용하면 2분 동안 11개의 표적체적에 10,000개의 반점을 만들 수 있도록 설계되어 있다. 이 숫자만큼 반점을 만들면 인접 반점 사이에 충분한 중첩이 생겨 전체 체적에 오차가 수 % 이내인 균질한 선량을 조사할 수 있다.

주사 계통은 PSI 의료용 사이클로트론으로부터 편리하게 빔을 받을 수 있는 시간 구조를 가지고 있다. 선량 제어 정밀도는 수평 빔의 경우 2% 이내였고 빔의 요동이 있을 때는 100%까지도 이르렀다[8.4, 8.5].

8.2.4 ITEP의 반-갠트리(Anti-Gantry) 제안

갠트리 프로젝트는 오늘날 비용이 아주 많이 드는 프로젝트이므로 투자비가 적게 드는 방안을 모색할 필요가 있다. 이런 목적으로 러시아 ITEP의 과학자들은 환자를 수직으로 세워 양성자나 하전 입자로 조사시키는 새로운 개념의 반-갠트리 시스템을 제안하고 있다. 그 방법은 환자를 실린더처럼 보이는 2개의 조각으로 된 통 속에 넣고 고정시키는 것이다(그림 8.5a). 작은 크기의 플라스틱 펠렛들로 채워진 밀봉 침낭(2)이 아래쪽 반쪽 원통(1) 내부에 들어 있는데 환자는 그 위에 눕혀진다(3). 펌프가(4) 침낭으로부터 공기를 빨아내면 침낭은 딱딱해진다. 그 후 환자 위에 두 번째 침낭을 덮고(5) 위쪽 반쪽 원통을 덮는다(7). 그 후 두 반쪽짜리 원통을 연결하여 하나로 만든다. 그렇게 단단해진 침낭들은 "라이브러리" 속에서 보관되며 매일 환자 위치를 고정시키는 데 사용한다. MED-TEC 사는 6～7주 이내에는 침낭 표면이 누그러지지 않음을 보증하고 있다.

원통 외벽은 이동성 받침대에 설치되어 있다(그림 8.5b). 외벽의 상하 등 부분(8)은 이동대(9)에 놓여 있다. 격자 창살을 수평축(10)에 대하여 돌리면 원통 외벽이 수직 위치로 놓인다. 격자 창살은 수직 받침대 축(11)을 따라 상하로 움직인다. 회전 방사선 조사 중 원통과 환자는 수직 방향을 따라 회전하면서 좁은 고정 입자 빔 또는 회전 입자 빔(12)을 받는다. 받침대는 환자와 원통을 수직 방향뿐 아니라 수평 방향 또는 중간 위치에도 고정시킬 수 있도록 설계되어 있다. 이러한 경우에는 선형 방사선 조사 방식이 수행된다.

환자들은 6개의 치료 준비실에서 동시에 따로따로 조사 준비를 한다(위치 고정, 중심선 정렬, 연속 컴퓨터 단층 촬영 포함). 컴퓨터로 조작되는 이송 계통에 의해 고정 상태에 지장을 주지 않고, 준비실 환자를 자동으로 치료실로 이송시키고 회송시킬 수 있다. 또한 치료실에서는 환자가 있는 받침대는 항상 둘씩 한 방향으로 움직인다. 그래서 시계추라는 이름을 갖고 있다.

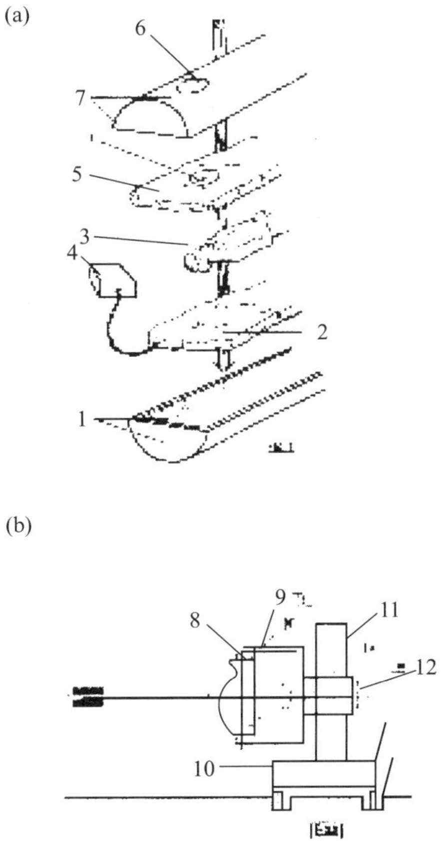

그림 8.5 ITEP이 제안하고 있는 반-갠트리 시스템 (a) 환자 위치 고정, (b) 원통 외벽 및 이동성 받침대 프로젝트 [8.6].

그러한 준비 절차와 조사는 가속기의 활용성을 극대화하고(연간 1,000~1,200명의 환자 치료 가능) 어떤 크기와 형태의 종양도 동형화 조사가 가능하도록 해준다. 반-갠트리는 건축을 바꾸거나 새로운 건설을 할 필요가 없이, 어떤 의료용 양성자가속기나 이온가속기와도 결합될 수 있다. 반-갠트리용으로는 300 m^2 면적이 소요된다(가속기 요원의 근무 공간은 제외). 건설비는 수평 컴퓨터 위상촬영 장비와 준비실을 포함하여 약 100만 달러로 추산된다. 이것은 양성자 갠트리에 비하면 10분의 1 수준, C-12 이온 갠트리의 100분의 1 수준이다 [8.6, 8.8].

ITEP의 M. F. Lomanov 교수가 반-갠트리 시스템을 제안하였다 [8.9]. 그의 보고서에 의하면 고정 빔을 사용하는 치료에는 환자를 선택하는 데 제한이 있다.

1990년대까지 방사선으로 치료할 수 있는 종양성 질병의 범위는 5%에 지나지 않았다. 이 분석은 전문가들이 한 것이며 IAEA 문서 "치료용 양성자가속기 활용에 관한 보고서"에 수록되어 있다(1998. 7.7-10, FI-AG-1010, 비엔나) [8.10]. 보고서는 첨단 기술인 갠트리를 사용하면 모든 종양 치료에서 양성자가속기의 적용성을 24~29%까지 올릴 수 있다고 보고 있다. 이는 뇌의 질병을 제외한 모든 국소 치료에 실제적으로 사용될 수 있음을 의미한다. 이제는 거의 50년이나 되는 양성자 치료 경험을 새롭게 활용할 필요가 있다. 그러나 이 반-갠트리 개념을 임상에 적용하기 전에 충분한 사전 연구를 통해 환자의 위치가 확보되고 있는지를 점검하고 누운 자세에서 관심 지역의 장기가 건전하게 보호되고 앉은 자세에서 방사선 조사가 잘 될 수 있을지 등의 기술 전망을 확인하는 것이 절대적으로 필요하다. 또한 고정 빔 사용을 가능하게 하고 다른 많은 의문을 해소시켜줄 수 있는 국소 고정률 스펙트럼(이 또한 5% 정도로 추산됨)을 결정하는 것도 중요하다.

Chapter 09

Proton Radiotherapy Accelerators

방사선 검출기

9.1 방사선량 계측 원리

그림 9.1은 빔 치료 시 시행하는 계측 절차의 기본적인 순서이다. 첫 번째 단계는 **선량계의 절대 교정** 단계이다. 선량계로는 이온함(Ionization Chamber)이 가장 많이 사용되고 반도체, 열형광 검출기(Thermoluminescent Detector), 선량필름(Dosimetric Film) 등도 사용된다(9.2절). 두 번째 단계는 물이나 플라스틱 인체모형 같은 균질 표준 매질에서 **잘 정의된 표준점에서 흡수선량을 결정**하는 단계이다(9.3절). 세 번째 단계는 **치료 조사야의 분포**를 결정하는 단계인데 이는 인체 모형(Phantom)의 임의의 위치에서 흡수선량 분포를 측정하는 단계이다.

네 번째 단계를 시작하기 전에 "환자의 인체구조(Topography) 데이터"를 참조해야 한다. 이 데이터는 컴퓨터 단층 촬영, 핵자기 공명 촬영, X선 촬영 등으로부터 얻는다. 네 번째 단계의 주안점은 "특정한 환자 모델에서의 흡수선량 분포를 측정"하는 것이다. 사용되는 빔의 생물학적 효과 검토를 포함하여 이 단계에서 시행하는 절차는 일반적으로 **방사선치료 계획**이라 불린다(10장).

다섯 번째 단계는 적절한 조사, 즉 **표적(종양)체적에 선량을 전달**하면서 가속기 내부의 선량계로 감시 또는 측정하는 단계이다. **환자 선량의 직접 감시법**은 특별히 중요한데 이는 방사선치료 계획이나 방사선 조사 기법의 체계적인 오류를 발견할 수 있기 때문이다.

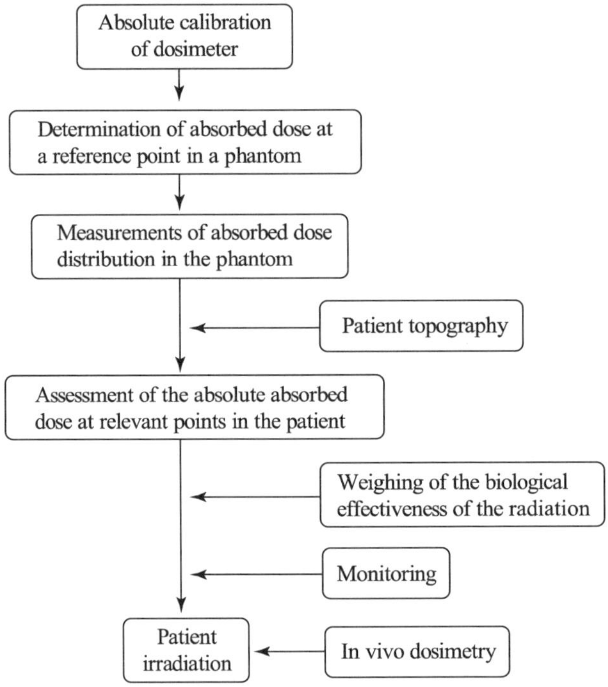

그림 9.1 방사선치료에 있어서의 계측 절차 [9.1].

또한 선량계산, 환자 위치 조정 및 가속기 운전에서의 무작위적 오류도 찾아낼 수 있다. 그러나 종양 체적에서 직접 선량을 측정하는 것은 일부 특별한 경우를 제외하고는 신빙성이 없다. 그 대신 실제로는 이온함이나 반도체검출기 또는 형광검출기를 사용하여 환자 피부에서의 선량을 측정한다.

선량 측정(Dosimetry) 관련 국제 규약(NACP 1980)에 있는 권장 사항에 의하면 환자의 선량에 대한 측정은 2가지 안전 수준에서 이루어져야 한다. 첫 번째 수준은 치료 계획이나 조사 절차에 내포되어 있는 구조적인 오차를 탐지해야 한다. 이는 첫 번째 조사 동안과 환자의 해부학적 변화가 생길 때의 각 조사야의 측정을 포함한다.

두 번째 수준은 전체 조사 과정에서 수행하는 측정으로서 입력한 조사 조건 및 가속기 출력에서의 오차를 감지하는 것이 목적이다.

오늘날의 방사선치료 계측의 주 경향은 측정의 모든 단계에서 생기는 오차를 자세히 분석하여 최소화하는 것이다. 이를 위하여 선량 측정 규약 및 시행 중인 규정을 통하여 **치료용 방사선량 계측 절차**를 표준화시키고 있다(9.4절).

조사야의 크기에 따라 조사야 파라메터가 좌우된다는 관점에서 보면, 가속기 선량 측정 기술은 "소형 조사야 선량 측정 기술"과 "대형 조사야 선량 측정 기술"로 나누어진다. "소형 조사야"란 용어는 공통적으로 정의된 바는 없으나, 통상 한 변의 길이가 5~8 cm인 정사각형으로 기술되고 있다. 물론 변이나 직경의 크기가 1 cm 정도 되는 것도 측정할 수 있어야 한다[1.22].

9.2 빔 감시, 방사선 계측, 마이크로 방사선 계측

9.2.1 감시 계통(Monitoring Chain)

일반적으로 방사선치료용 계측 계통은 3가지 주된 기능을 가진다. (1) 환자에게 조사되고 있는 선량을 실시간 감시함으로써 미리 정해진 양이 조사되면 조사를 종결시키는 기능, (2) 선량의 측면분포를 측정하여 환자 처방을 충족시키는 기능, (3) 빔 전달 계통을 제어하기 위한 조사야 파라메터 측정의 기능이다.

선량 측정 계통의 목적은 환자에게 조사되는 선량을 정밀하게 측정하는 것이다. 계통에 사용되는 검출기들은 환자에게 조사되는 선량에 비례하는 양을 측정해야 하며 조사야를 현저히 교란시키지 않고, 빔의 LET 분포와는 독립적인 선량을 측정해야 한다. 이는 특히 가벼운 이온 빔에 있어서 중요하다. 왜냐하면 가벼운 이온들은 원자핵들과 충돌에 의한 파편으로 인해 넓은 범위의 LET를 가진 2차 입자들을 포함하고 있기 때문이다. 또한 전체 치료 범위 내에 조사된 선량과 처방된 선량을 비교하기 위해서는 정밀한 공간 분해능을 가진 대형 검출기가 요구된다. 임상 목적으로 요구되는 정밀도는 넓은 동적 영역 내에서 ±2.5%이기 때문에 측정의 어려움은 더 크다(5.1.5절). 감시계통의 기기들은 빔 전달 계통 설계와 밀접한 관계가 있다. 수동 계통에서는 기존 방사선치료에 사용되는 기술들이 감시계통의 토대가 될 수 있는 반면, 대부분의 능동계통에서는 새로운 설계의 능동 감시계통이 있어야 한다.

9.2.1.1 이온함(Ionization Chamber)

이온함은 중요한 선량 측정 장치이다(그림 9.2a). 검출기 내에 들어 있는 기체의 이온화 정도는 입자의 에너지 손실에 비례하고, 그것은 검출기가 흡수한 선량과 대체로 비례한다. 그리고 이 선량은 인체와 같은 타 매질에 의해 흡수된 선량에 관계한다. 흡수선량은 기체의 정지력(Stopping Power)과 매질의 정지력의 비로 상관관계에 있다. 이온함을 통과하는 빔에 의해 생기는 이온화 Q(단위는 쿨롱)는 흡수선량 D(단위는 Gray)에 비례한다.

이 관계는 다음과 같은 브래그-그레이 관계식으로 알려져 있다.

$$Q = \frac{D\rho V}{W} \tag{9.1}$$

식에서 ρ는 밀도(kg m^{-3}), V는 체적(m^3), W는 이온쌍(Ion Pair)당의 이온화 에너지(eV)이다. 조사되는 에너지당 이온화되는 양은 방사선의 종류에 따라 다르다. 그러나 치료용 에너지 수준의 양성자 및 가벼운 이온 빔의 경우, W 값은 입자 형태나 속도에 크게 의존하지 않는다. 공기 중에서 양성자의 W 값은 34.3 eV이고, 보다 무거운 이온의 경우 33.7 eV가 표준 값이다. 다른 기체에서의 값들은 **국제 방사선 단위 및 측정위원회(International Commission on Radiation Units and Measurements)**의 권장 값이 있으며, 질소 분위기에서의 양성자 W 값이 최근에 측정되어 제공되고 있다 [4.1].

원칙적으로 광자 측정에 사용되는 어떤 이온함이라도 신뢰성만 있으면 양성자 측정에 사용될 수 있다. 그러나 대부분의 관련 기관에서는 A-150 플라스틱으로 만들어진 **조직 등가(Tissue equivalent) 이온함**을 사용하고 있다. 다른 이온함을 사용할 경우에는 IAEA 기술 보고서 277호 [9.2]에 기술되어 있는 것처럼 형식요건을 쉽게 적용할 수 있다. 이온함에 넣는 기체의 선택은 기체 속에서 이온쌍을 생성시키는 데 필요한 양성자 빔의 에너지$(W_{gas}/e)_p$와 밀접한 관계가 있다.

전송 이온함(Transmission Ionization Chamber): 통상적인 방사선치료 빔의 전체 전하량, 전류, 균질도를 측정하는 데는 전송 이온함이 가장 많이 사용된다. 넓은 빔의 경우 균질도가 필히 제어되어야만 재결합 문제를 피할 수 있다. 이 목적으로 한 측정기 안에 보통 2개의 전송 이온함이 사용된다 [1.4].

세로형 이온함(Longitudinal Ionization Chamber): TSL에서는 세로형 이온함을 개발하여 웁살라 시설에 사용하였다. 이 평행 평판 이온함은 좁은 양성자 빔의 측정에 사용되는데, 빔은 검출기 평판 안으로 들어와 판과 같이 평행으로 진행한다.

이 설계에서는 입자가 평판을 관통하지 않으므로 평판이 얇을 필요가 없으며 전극은 플렉시글라스 평판 위의 은으로 된 얇은 두께 박막 층으로 되어 있다. 세로형 이온함은 총 입자의 개수를 측정한다.

위치 민감 이온 검출기(Position Sensitive Ionization Detector): PSI에서는 위치 민감 이온 검출기를 개발하였는데, 이는 2개의 평행 신호 평면에 대하여 기울어진 각도의 고전압이 걸린 박막으로 구성되어 있다. 기울어진 박막 양면에 축적된 전하에 대한 한 면의 전하 비 $Q_1/(Q_1+Q_2)$로 빔의 평균 위치를 측정한다. 현재까지 도달한 분해능은 0.5 mm이다. 이 계측기는 반점 주사 빔 전달 계통(Spot Scanning Beam Delivery System)과 결합하여 사용되고 있으므로, 정확한 위치측정을 위해서는 포집 시간이 빔 체류 시간보다 짧아야 된다. 측정을 해본 결과 빔 체류 시간은 1 ms 이하이고 전하 측정 시간은 10 μs 수준이다. 조사되는 선량을 제어하기 위해서 검출기 응답 시간은 이보다 더 빠르거나 최소 선량을 선량률로 나눈 값 수준은 되어야 한다. PSI의 검출기에서는 100 μs 이하의 시간이 요구된다 [4.1].

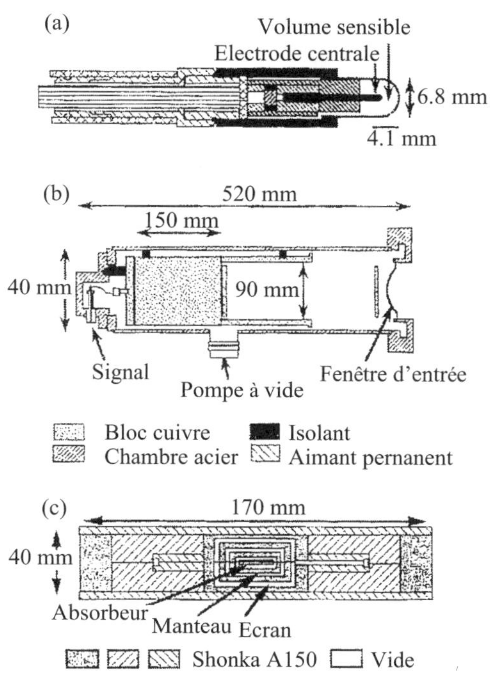

그림 9.2 현재 사용되고 있는 양성자 빔 선량계 (a) 이온함, (b) 패러데이 컵, (c) 열량계 [9.4].

이온함의 교정 방법 이온함에 의해 흡수되고 민감부위(Sensitive Area)에 대해 평균한 선량은 빔 조사 중에 축적된 전하량, 활성 체적 내의 기체 체적, 압력, 온도 및 W 값을 가지고 계산할 수 있다. 이온함의 지시치에 이온함 기체의 정지력과 다른 물질, 예를 들면 피부의 정지력의 비율을 곱함으로써 이온함의 자리에 다른 물질이 있을 경우의 흡수선량을 유추할 수 있다.

주로 W 값에 오차가 있기 때문에 이온함 검출기는 실제 사용 전에 다른 계측 방법으로 교정하는 것이 바람직하다. 단일 에너지 입자를 조사할 경우에는 교정 장비로 패러데이 컵을 사용할 수 있다(9.2.1.3절). 그러나 실제로는 패러데이 컵도 ±5% 정도의 오차가 있다. 그 이유는 첫째 컵 내 전하 축적의 불확실성, 둘째 가벼운 이온 빔에 의한 2차 입자 수반이다. 가장 기본적이고 절대적인 흡수선량 측정 방법은 개별 방사선의 형태나 에너지와는 무관하게 전체적으로 흡수된 에너지를 측정하는 열량계 측정방법이다. 물 열량계가 표준 교정기로서 적합하다(9.2.21절).

치료 중에 환자에게 조사되는 선량을 측정하려면 두 번째 형태의 교정이 필요하다. 이온함이 지시한 값이 또 다른 검출기에 의한 측정 결과와 함께 회전중심점에 있는 표적체적에 흡수된 선량과 연관되어야 한다. 이는 **고리형(Thimble) 이온함**이라 부르는 작은 교정용 계측기를 인체 모형 속에 넣어 교정해 보는 것이 가장 좋은 방법이다 [4.1].

9.2.1.2 와이어함(Wire Chamber)

무거운 하전 입자를 사용하는 방사선치료에서 빔 라인 조정 중에 빔 감시를 위해서 와이어함이 주로 사용된다. 해당되는 빔의 특성은 다음과 같다. 빔 반점의 중심이 1 mm 이내이고 폭 1～15 cm 사이에서 가우스 형으로 분포되는 빔이다. 신호 개수가 적고 민감도가 가변일 때 좋은 공간 해상도를 얻을 수 있으므로, 이 검출기는 이러한 목적으로는 적합하다. 가장 단순한 형태의 와이어함은 와이어들이 균일한 간격으로 부착되어 있는 2개의 평행한 평판과 그 사이를 채우고 있는 기체로 이루어진다. 1개의 와이어 평판은 신호 평판으로 사용되고, 다른 하나는 고전압 평판으로 사용된다. 고전압 평판은 평행 와이어 대신 고체 박막 도체를 사용할 수도 있다. 입자 물리학에서는 와이어함을 관통하는 입자 하나하나를 계수하기 위하여 사용되는 반면에, 의료 분야에서는 조사 시간 동안 와이어를 면한 전체 입자량을 측정하기 위하여 사용된다. 실험 목적으로는 마이크로 스케일(Micro Scale)의 계측에서부터 방사선 빔 영상화 영역까지에 걸쳐 0.1 pA～0.1 mA 세기의 빔 측정에 사용된다 [4.1].

가동 중 빔 단면형태(Profile)와 중심점(Centroid) 위치 직교하는 2개의 와이어 평판으로 빔의 수직 및 수평 단면형태를 나타낼 수 있다. 각 평면에서의 빔의 중심점과 폭을 계산하면 빔의 안정성을 알 수 있다. 원하는 빔의 단면형태와 실제 빔의 단면형태를 비교하면 운전자가 빔 전달 계통을 조정하는 데 유익한 지침을 얻을 수 있다. 빔 분포형태를 감시하는 것은 빔을 효율적으로 수송하고, 정확한 선량 분포를 얻는 데 중요하다. 일반적으로 첫 번째 와이어함은 빔 전달 계통의 위쪽에 위치하고 두 번째 와이어함은 빔 전달 계통의 아래쪽(환자 가까운 곳)에 위치한다. 두 번째 함의 동작 면적은 큰 조사야를 측정하기 위해 크게 만든다 [4.1].

선량 단면형태 감시 NIRS에서는 다중 와이어 이온함(Multi-Wire Ionization Chamber, MWIC)을 개발하여 반점 주사 방법으로 조사되는 선량의 빔 단면형태를 감시하는 데 사용하였다. 다중 와이어 이온함은 이온화 모드로 운전되며, 직경 0.18 mm, 길이 12 mm의 주석을 입힌 구리선 100개가 1 mm 간격으로 들어 있다. 2개의 고압 평판은 각각의 콜렉터 와이어 평판에 위치하고 2.5 mm 간격으로 떨어져 있다. 각 와이어는 1 mm × 12 mm × 5 mm의 민감 체적으로 둘러싸여 있고, 1.5 mm 두께의 루사이트(Lucite) 재질의 창이 있다. PARMS와 LLUMC에서도 비슷한 MWIC를 사용하고 있다 [4.1].

9.2.1.3 패러데이 컵(Faraday Cup)

이 검출기는 전기적으로 절연되고 진공 상태인 용기에 축적되는 전하를 측정함으로써 입자의 수, 즉 빔 전류를 측정하는 데 사용된다. 용기로 말미암아 빔은 정지된다(파괴적 측정). 대표적인 패러데이 컵은 두께, 링 바이어스 전압, 바이어스 전장의 균일도, 진공도 및 핵반응 효과 등을 고려하여 최적의 효율을 낼 수 있도록 설계한다(그림 9.2b). 단일 에너지의 무거운 하전 입자들이 패러데이 컵에 부딪치면, 단위 면적당 측정된 입자 수와 주어진 에너지로 표면에 빔이 정지되는 정지력을 가지고 선량을 계산할 수 있다. 실제로 패러데이 컵은 공기 중에서 이온함과 결합되어 있는데 이는 이온함을 교정하여 인체 모형 내의 선량을 결정할 수 있도록 하기 위함이다 [4.1, 9.5].

의료용 양성자 빔을 패러데이 컵으로 측정할 경우, 몇 가지 주의해야 할 점이 있다. 첫째는 전체 빔이 컵 속에 들어가야 한다. 둘째는 축적된 전하는 빔 입자의 전하에 국한되어야 한다. 그리하여 흡수체로부터의 후방 산란(Back Scattering), 총 입자 흡수 부족, 백그라운드 전류, 입구에서의 전자 생성 등과 같은 효과들을 고려해야 한다. 현재로서는 양성자 빔에 대한 표준 장비로서 사용되는 패러데이 컵은 없으나, 이는 적절한 양성자원이 없기 때문이지 근본적인 문제가 있어서 그런 것은 아니다 [1.4, 9.5].

9.2.1.4 섬광계수기(Scintillator)

섬광계수기는 고에너지 핵물리 실험에서 단일입자 검출을 위해 널리 사용되어 왔다. 의료용 가속기에서는 주로 빔 제어에 사용되어 왔는데 이는 섬광계수기가 광증배관(Phototube)과 함께 사용될 경우, 응답 시간이 빠르고 넓은 범위에서 작동하기 때문이다. 큰 빔 전류를 측정하기 위해 사용할 때는 고체 섬광체에 방사선 손상으로 섬광체의 수명이 제한되고 반응 속도에 영향을 미칠 수 있다. LLUMC에서는 빔 제어를 위하여 Xe 기체 섬광계수기를 사용하고 있다. 섬광계수기에서 생기는 빛은 소광(Quenching)으로 인한 에너지 손실에 단순히 비례하는 것이 아니므로, 계측기로 사용하기 위해서는 특별한 교정이 필요하다. 조사야의 측면부 균질도를 측정하거나, 깊이의 함수로서의 도달거리 확인을 위해 최근에는 플라스틱 섬광계수기를 전하결합소자(CCD: Charged Coupled Device)와 결합하여 사용하고 있다 [4.1].

9.2.2 기준 선량측정(Reference Dosimetry)

모든 선량계는 절댓값을 기준으로 교정을 받아야 한다. 이 관점에서 보면 먼저 양성자용으로 발표된 기준 측정에 관한 자료는 광자나 전자 자료만큼 풍부하지 않다는 것을 유의해야 한다. 흡수선량 측정용 측정기는 적절한 교정 체계에 의해 교정을 받아야 한다. 이 체계는 어떤 교정도 거치지 않고 기준 흡수선량 값, 즉 절대 측정치를 제공하는 이른바 **1차 표준** 값에 근거해야 한다. 광자나 전자에 관한 1

차 표준은 잘 확립되어 있지만, 양성자에 관해서는 아직 비슷한 체계가 확립되어 있지 않다. 의료용 에너지 급의 양성자의 절대 측정치를 얻기가 어려운 이유는, 아마도 양성자의 물리적 특성에 관한 지식이 부족하고 데이터 분석에 영향을 미치는 많은 요소들 때문으로 보인다. 양성자 빔의 절대치 측정으로는 2가지 방법 즉, **열량계**와 **Bragg-Gray 공동(Cavity) 이온함**을 고려할 만하다. 각 방법은 장점과 단점을 모두 가지고 있다.

9.2.2.1 열량계(Calorimeter)

열량계(그림 9.2c, 9.3)에 의한 절댓값 측정 방법이 가장 직접적이며 잠재적으로도 가장 정확한 방법이다. 단 열량계 매질과 상호작용하는 입자의 운동에너지가 완전히 열로 변환되어야 한다. 열량계에서는 흡수된 양성자 빔의 에너지를 온도 상승으로 측정하기 때문에 흡수선량을 측정하는 데 오차가 가장 적다. 열량계는 양성자에 대하여 인체와 동등한 반응을 하는 물질로 만들어야 하며 조사 시 열에 의한 결함이 없고 열적 특성이 좋아야 한다. 특히 열용량과 열전달 특성이 좋아야 한다. 아직 이러한 특성을 다 갖춘 물질이 없으므로 차선의 물질을 선택해야 한다.

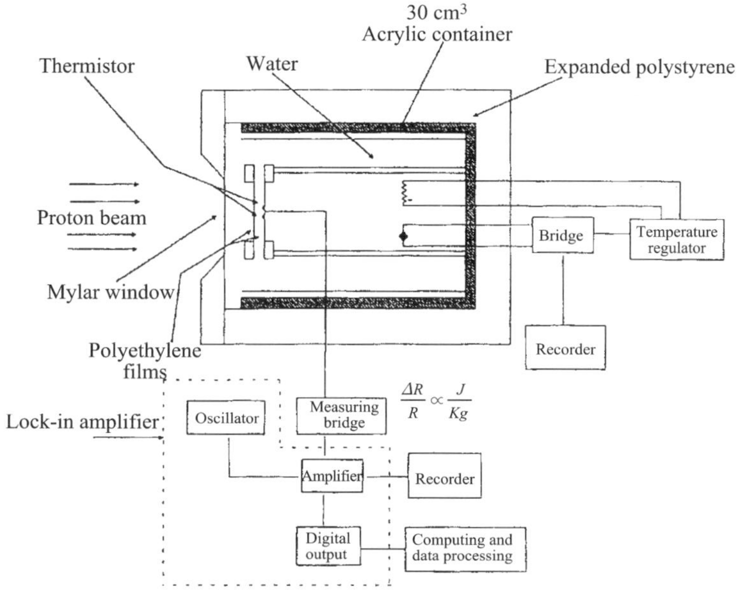

그림 9.3 수평 양성자 빔 측정용 물 열량계 개략도[1.4].

물의 열적 특성은 오래전부터 잘 알려져 있지만, 양성자에 대한 물의 열적 결함이 광자와 전자에 대한 결함과 같은 정도라는 것을 입증해야 한다. 인체 물질에 가까운 다른 물질의 경우 열적 특성이 물에 비해 문제점이 더 많다. 몇몇 연구소에서는 물을 사용하는 열량계를 만들어 광자와 전자 측정용으로 사용하고 있지만 측정 재현성 문제 때문에 아직은 1차 표준 측정기로서 인정받지 못하고 있다. 양성자에 대해서도 동일한 표준 측정기가 제작되고는 있지만 양성자 조사 시에 물에서의 열적결함 문제 때문에 추가적인 연구가 필요하다. 양성자 빔 선량측정에 적합한 열량계의 민감 물질로 사용될 수 있는 재료는 물, 흑연, A-150 피부 등가 플라스틱을 들 수 있다[1.4, 9.4].

9.2.2.2 브래그-그레이 공동(Cavity) 이온함

브래그-그레이 공동 이론은 광자와 전자 빔의 절대치 측정에 널리 사용되고 있고 기본 요건만 충족된다면 양성자 빔에도 적용할 수 있는 이론이다. γ선의 생성 및 입자 플루언스와 에너지 스펙트럼의 교란 때문에 광자를 측정할 때마다 계측기 교정이 필요하지만, 광자의 경우 이온함 설계가 적절하고 이온함과 모형이 균질하다면 교정의 정도는 더 작을 것이다. 양성자의 경우에는 유효 집적량을 정확하게 알 수 있어야 하고, 평행 평판 이온함이 가장 적합한 종류이므로 이온함 설계에서 전기장 왜곡을 피하기 위해 특별한 주의가 요구된다(그림 9.4). 폴리스티렌 블록에는 폴리스티렌 모형과 균질성을 유지하기 위해 적합한 보호 링(Guard Ring)을 가진 이온함(그림 9.4b)이 들어 있다. 인체 모형의 다양한 깊이에서의 측

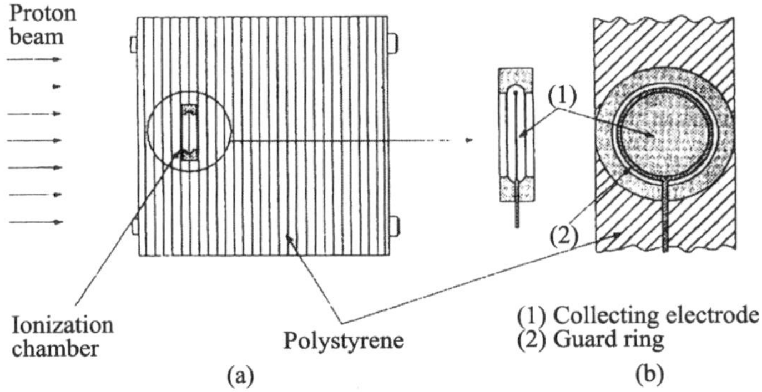

그림 9.4 양성자 빔의 절대 선량 흡수치 측정을 위한 평행 평판 이온함 및 관련 인체 모형[1.4].

정을 가능하게 하고 또 전하 축적 효과를 피하기 위해 인체 모형은 가동성 폴리스티렌 슬래브로 만들어져 있다[1.4].

브래그-그레이 이론에 부합되는 빔 정지력을 선택하는 문제는 앞으로 더 연구해야 할 부분이다. 수 MeV 이상의 에너지를 가지는 양성자 빔에서 핵반응은 무시할 수 없다. 그러므로 핵반응이 일어나지 않는 낮은 에너지에 대한 정지력이 계산되어야 한다. 이 목적을 위해 2차 양성자의 에너지 스펙트럼을 알아야 하는데 이는 적당한 이론적 계산을 요구한다. 끝으로 이온쌍 하나를 만드는 데 필요한 평균 에너지에 관한 직접적인 정보가 부족하다는 것을 강조하지 않을 수 없다. 매우 낮은 양성자 에너지에 대해서만 정확한 실험값이 있다. 더 높은 에너지에 대한 값은 근사적인 연삽법으로만 가능한데 불확실도는 4% 이내이다. 따라서 이 문제는 개선이 필요하다[1.4].

9.2.3 상대적인 선량측정 계통

상대적인 선량측정은 기준 계통과 함께 또는 기준 조건에서 이루어지지 않는 모든 측정을 포함한다. 상대적인 측정은 인체 모형 또는 인체(in-vivo 선량 측정)를 상대로 수행할 수 있고, 사용 목적이 다르면 검출기나 검출기법도 다소 달라질 수 있다. 그러나 한 대상에서는 상태가 달라도 반응은 달라지지 않는 검출기를 사용하는 것이 중요하며, 예를 들면 빔 축상에서 깊이가 달라진다든지 다른 크기의 방사선 조사야에서도 같은 반응을 나타내야 한다. 이온함을 이용하여 깊이-이온화 곡선으로부터 깊이-선량 곡선을 계산하거나, 정지력 비율을 수정 · 적용하려는 경우에는 검출기 반응을 이미 잘 알려진 방식대로 변경시킬 수는 있다[1.4].

9.2.3.1 이온함

많은 경우 이온함을 2% 이내의 재현성 오차로 상대적 측정에 사용할 수 있다. 이온함의 주된 장점은 반응 안정성이 매우 높고, 주위 환경 조건이 미치는 영향이 잘 알려져 있다는 것이다. 반면에 이온함은 일반적으로 민감한 장비이므로 관리에 세심한 신경을 써야 한다. 나아가 현재 상업적으로 사용되고 있는 이온함들은 민감성 때문에 공간 해상도가 그리 좋지는 않다. 그러나 연구를 통하여 개선을 이루면 해상도 측면에서도 경쟁력을 가질 수 있는 충분한 여지가 있다[1.4].

9.2.3.2 열형광 방사선 선량계(TLD)

TLD는 LiF나 CaF_2와 같은 무기물질로 되어 있는데, 방사선 흡수 후 즉시 발광하지 않는 대신 전자-정공 쌍을 만들어 가두어 놓는다. 방사선을 흡수한 물질을 그 후에 가열하면 갇힌 전자들이 탈출하면서 빛을 내는데 이 빛을 측정한다. 빛의 세기는 온도의 함수로서 종종 **불꽃 곡선(Glow Curve)**이라 불리는데 빛의 전체 세기가 선량을 나타낸다. 빛의 세기는 LET와 무거운 하전 입자 빔의 구성 입자 성분의 함수이다. 의료용 선량계로는 열형광 LiF가 많이 사용되어 왔다.

이 방법은 실시간 분석으로는 그렇게 좋은 방법은 아니나 선량 확인 목적으로는 유용한 방법이다. 일반적으로 TLD의 정밀도는 2% 이내이다. TLD의 정확도는 사용되는 표준화 기술에 전적으로 의존하고 있다. 그러나 의료용 빔의 경우 5%보다 나은 정확도는 쉽게 얻을 수 있다[1.4].

CAL 연구소에서는 TERA 프로젝트의 계측 목적으로 LiF: Mg, Cu, P(Gr-200A) 기반 TLD를 시험한 바 있다.

9.2.3.3 다이오드

반도체 재료인 실리콘이 충분한 세기의 방사선을 받으면 전자들을 방출하여 접합면에 작은 전류가 형성된다. 이러한 원리를 이용한 방사선 검출기로 다이오드 검출기가 있다. 다이오드 검출기를 적절한 전자 회로에 연결하면 상대적인 선량계로 사용할 수 있다. 장점은 방사선 민감도가 높고 크기가 작으며 외부 바이어스 전원이 필요하지 않다는 점이다. 또한 반도체로부터 나오는 신호의 속도가 매우 빠르고 대기압의 변화에 영향을 받지 않으며 크기가 작은 것도 장점이다.

이온함으로는 공간적으로 정밀한 해상도를 가진 측정이 어려우나, 본질적으로 작은 면적의 다이오드 검출기로는 높은 공간 해상도를 구현할 수 있다. 고체이기 때문에 작은 체적으로 많은 방사선을 흡수할 수 있기 때문이다. 다이오드는 오랫동안 조사되면 방사선 손상을 받기 때문에 사용 전에 반드시 교정이 필요하다. 그러나 단기간 내의 상대 측정에는 탁월한 측정기이다. 이 다이오드 배열을 쓰면 브래그 이온화 곡선과 조사야의 단면 형태를 측정하는 데 매우 유용하게 사용할 수 있다[1.4, 4.1].

9.2.3.4 필름

필름은 X선 발견 당시부터 오늘날까지 방사선량 분포 측정에 사용되고 있으며,

경제적이고 공간 해상도도 좋다. 하전 입자와 관련된 선량 분포의 측정은 공간 분해능이 좋으면서도 신속하고 편리한 기술을 요구하고 있다. 필름으로 얻을 수 있는 공간 분해능은 다른 방법에 비해 우월하다. 분해능의 한계는 디지털화 능력에 달려있는데 이는 다시 디지털화에 필요한 시간 및 데이터 환원 시간에 달려있다. 무거운 하전 입자에 노출된 후의 필름의 음영 즉 광학적 밀도는 조사되는 선량보다는 입자의 플루언스에 더 많이 의존한다. 다른 말로 하면 입자의 LET에 의존한다. 이러한 이유로 필름은 주로 상대적인 선량계로서 깊이-선량 분포보다는 측면 선량 분포 측정에 주로 사용된다. 양성자 빔 측정용 필름으로는 셀룰로오스 트리아세테이트(CTA: Cellulose Triacetate)가 많이 연구되고 있으며, 단위 흡수선량당 광학적 밀도를 측정한다. CTA 선량계는 양성자 빔에 노출된 시료의 측정 결과, 공간 분해능이 좋고 선량 분포 측정에 유용한 것으로 판명되었다[4.1].

9.2.4 마이크로 선량측정

마이크로 선량측정은 세포 정도의 크기에서 에너지 손실량을 측정하기 위해 사용된다. 기체 비례 계수기(Gas Proportional Counter)를 사용하는데 계수기는 세포에 조사되는 에너지와 기체 압력을 모사하고 신호를 적절하게 증폭시킨다. 마이크로 선량측정 실험은 계수기용 기체로 혼합 기체를 사용하고 피부와 등가인 전도성 플라스틱으로 만든 비례 계수기로 수행한다. 거시적 양인 선량은 교란, 비균질성, 물질에 대한 방사선의 확률론적 효과 같은 것들이 세포나 작은 기관들의 생물학적 방사선 효과를 이해하는 데는 중요하지만 이것들을 측정 결과에 고려하지는 않는다. 세포에 가해지는 에너지 양의 고유한 통계적 특성의 효과를 이해하기 위해서는 세포만 한 크기의 검출기가 있어야 한다[1.4, 4.1].

마이크로선량 측정은 확률 이론에서 나온 개념적이며, 수학적인 틀에 기초하고 있다. 논의를 위하여 중요 단위 체적당의 특정 에너지 z^*의 정의를 상기하자. 중요 체적이란 최소 한 번의 방사선 에너지를 받아 본 경험이 있는 민감 체적을 말한다. 특정 에너지 z는 ϵ을 m으로 나눈 몫인데 ϵ은 방사선이 질량 m에 전해주는 에너지이다. 체적이 작고 총흡수선량이 낮을 때는 많은 민감 체적들이 방사선 에너지를 받지 못하기 때문에 그들의 $z=0$이다. 그러나 z^*는 z값들의 평균값

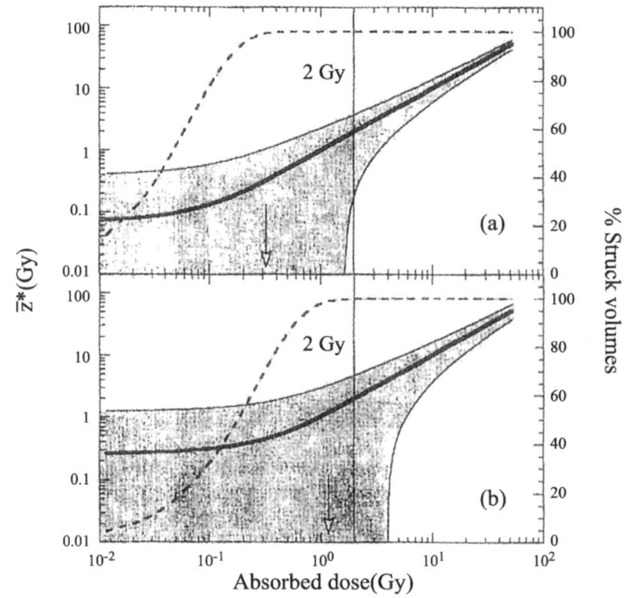

그림 9.5 미시적 선량 측정 파라메터 대 거시적 선량과의 관계 도표. (a) 문턱 영역의 중간 부분, (b) 160 MeV 양성자 빔 브래그 피크 부분[1.4].

이므로 이 경우 체적들에서 $z^* > z$이다. 큰 선량에서는 명백하게 $z^* = z = D$는 거시적인 흡수선량으로서 미시적인 체적에서도 의미를 가진다.

치료용 강입자 빔에 대한 마이크로 선량계측 연구는 매우 희귀하며, 이마저도 고에너지 중성자에 대한 연구이다. 치료용 이온 빔의 미시적 에너지 분포에 대한 데이터는 아마도 HCL에서 160 MeV 양성자 빔을 이용하여 얻은 마이크로 선량계측 결과 정도일 것이다[9.2]. 이를 이용하여 빔의 축을 따라 흡수선량에 대한 z^*를 계산하였다.

그림 9.5에서 굵은 선은 중요 기관의 단위 체적당 평균 특성 에너지를 나타내는데 기관의 평균 직경은 1 μm로 선택되었다. 그림 9.5는 위치별 깊이-선량 분포에 대해 흡수선량에 대응하는 변수 $\overline{z^*}$의 크기를 나타낸 그림이다. 2개의 가는 선은 $\overline{z^*}$의 평균값으로부터 얼마간 떨어져 있는데 z^*의 표준편차와 같다. 두 선 사이의 빗금 친 부분의 면적은 따라서 z^*의 주된 교란 면적이다. 점선은 최소한 하나의 사건에 의해 방사선에 피폭된 체적수의 분율이다[1.4].

9.3 인체 모형(Phantom)

의료용 선량 측정에 사용되는 인체 모형의 물질은 인체와 매우 유사해야 한다. 즉 방사선 빔에 대해 흡수 및 산란 특성이 매우 비슷해야 한다. 모형은 2가지 목적으로 사용된다. 첫째는 기준 조건(기준 조사야 크기, 기준 깊이 등)에서의 흡수선량을 결정할 때 인체를 모사하는 것이다. 둘째는 기본적인 선량 분포, 즉 깊이-선량 분률, 축 이외 지역의 데이터, 동등 선량(Isodose) 곡선 등을 얻는 것이다.

대부분의 의료용 양성자 빔에서는 SOBP를 생성하는데, 이는 치료 요건에 따라 다른 너비가 될 수 있다. SOBP의 중간은 선량이 균일한 영역이며, 따라서 빔의 교정은 SOBP의 중간에서 수행되어야 한다. 양성자 빔에 대한 흡수선량은 물에서의 값으로 특정되고 SOBP 중간에서의 교정 측정은 물에서 보다 용이하게 수행된다. 그러나 고체 깊이가 물의 깊이로 환산될 수 있으면, 측정은 고체 모형에서도(예: 아크릴 또는 얼음) 할 수 있다. 깊이 환산 인자는 서로 다른 물질에서의 연속 감속 근사(CSDA: Continuous Slowing Down Approximation) 범위의 비로부터 얻을 수 있으며 ICRU 보고서에서 있는 데이터로부터 유도해 낼 수 있다[9.3].

9.4 양성자치료용 빔의 선량측정 상호비교 및 규약(Protocol)

새로운 방사선치료 양식의 유효성을 조사할 때에는 선량측정을 치료를 하는 여러 기관들 사이에서 공통적으로 비교할 수 있고, 측정 결과가 정확해야 한다는 점이 중요하다. 이는 서로 다른 기관들 사이에서 나온 방사선 생물학적, 임상적 결과의 비교와 데이터의 공유 및 분석 차원에서도 필요한 일이다.

현재 연구기관들은 2개의 규칙 중 하나를 따르고 있다. 하나는 AAPM(American Association of Physicists in Medicine) 규약이고, 다른 하나는 ECHED(European Heavy Particle Dosimetry Group)의 규약이다. 두 규약 모두 열량계, 패러데이 컵 또는 가장 흔히 사용되는 이온함으로 양성자를 측정하는 것을 허용하고 있다. 열량계 측정 방법이 가장 정확하다고 여겨지고 있으나, 매우 예민하고 사용 절차가 어려워 표준의 후보감은 아니다. 반면 이온함은 사용이 쉽고 ^{60}Co으로 교정할 수 있다 [9.6, 9.7].

이온함에 의해 측정된 전하를 근육 또는 물속에서의 흡수선량으로 환산하는 방법과 상관식들에 대한 AAPM 및 ECHED 규약이 비슷하다. 그러나 상관식에 사용되고 있는 인자들, 예를 들면 양성자 정지력 및 W값 등은 규약에 따라 다르다. 덧붙여, 어떤 기관은 선량을 물에 흡수된 선량으로 보고하고, 어떤 기관은 근육에 흡수된 선량으로 보고하고 있다. 상호 비교의 목표는 기관들 사이의 선량 교정 결과에 일관성을 가지는 것뿐 아니라, 나타나는 차이에 대해 규약들이 어떤 영향을 미치는지를 평가하는 것이다. 그러한 비교의 예가 참고문헌 [9.8]과 [9.9]에 소개되어 있다.

9.5 감시 및 선량측정 계통의 예

감시계통의 기기들은 7장에서 언급된 빔 전달 계통에 크게 의존하고 있다. 빔 전달계통이 수동계통이면 기존의 방사선치료 기술을 토대로 하여 감시체인을 만들 수 있으나, 능동계통이면 감시계통의 대부분의 기기는 새로운 설계를 하여야 한다. 능동계통이 아직 연구 중이고 곧 실용화될 전망이지만 아직은 자세한 정보가 없기 때문에 현재로서는 수동계통에 관심이 집중되고 있다. 감시계통은 전달된 흡수선량, 빔의 전체 전하, 전류 및 에너지, 횡단면에서의 빔 위치 및 균질도 등을 제어해야 한다.

감시계통의 일차적인 목표는 처방된 흡수선량과 실제로 조사된 흡수선량이 기준 위치에서 ±2.5%의 오차 이내로 일치하는지를 확인하는 데 있다. 흡수선량이 처방 선량에 도달하면 즉시 빔 공급이 중단되어야 한다. 빔 데이터와 여러 빔 전달 조건에 따르면, 펄스당 선량은 브래그 피크에서 수 10 mGy 수준으로 평가된다. 펄스 인출 중에 빔을 차단할 수 있는 능력이 필수적으로 중요하므로, 제어계통의 반응시간은 펄스 진행 시간보다 짧아야 한다.

선량은 언제나 허용 제한치 안에서 제어되고 유지되어야 한다. 능동계통의 경우 제어는 더 엄격해야 한다. 능동계통에서는 빔 전류가 엄격히 제어되지 않으면 빔 횡단면의 균질성이 깨질 수 있기 때문이다. 원칙적으로는 빔의 세기를 기초로 하여 주사 속도를 조절할 수도 있고, 일정한 주사 속도를 기초로 하여 빔의 세기를 조절할 수도 있다 [1.4].

GSI의 선량확인 계통 개념 중이온 치료 시설에서는 전체 빔 전달 계통이 잘 작동하고 있는지를 규칙적으로 감시하는 것이 특히 중요하다. GSI에서는 이를 위하여 전체 치료체적에서 계획된 선량과 실제 전달된 선량을 비교하기 위한 원격 선량 측정 계통의 개발에 착수하였다. GSI에서는 능동형 빔 전달 계통을 사용하고 있는데 펜슬 빔으로 전체 횡 단면적을 한 층씩 입사, 빔의 에너지를 달리하여 화소별로 주사하여 체적 전체를 조사한다. 이 경우 빔 형태와 위치는 다중 쿨롱 산란에 의한 불확실도와는 별개로, 매 순간의 침투 깊이에 의존하지는 않는다. 따라서 1개의 위치 민감 기기로도 횡단면 빔 분포와 전체 체적에서의 궤적을 충분히 파악할 수 있다. 치료 빔은 가변 에너지 90～430 MeV/u, 유출(Spill)당 플루언스 10^6～10^8(2 s)의 $^{12}C^6$를 사용할 예정이다. 따라서 선량 측정에는 높은 세기의 방사선에 대해 10^4 정도의 큰 동적 도달거리와 좋은 선형성을 가진 검출기를 필요로 한다. 반면에 전형적인 CT처럼 최소한 복셀 수준의 공간 해상도 즉 1 mm 정도의 해상도를 얻는 것이 필요하다.

이 모든 요건들은 상대적으로 넓은 면적에 걸쳐 총선량을 측정하는 평행 평판 이온함들과 충분한 공간 해상도로 빔의 단면형태와 위치를 제공할 수 있는 단일 다중와이어 계수함(MWPC: Multi-Wire Proportional Chamber)을 결합함으로써 충족될 수 있다. 빔의 경로에 따라 1～5 mm 두께의 플라스틱판 사이에 낀 민감 면적 25 × 25 cm^2를 가진 이온함들은 깊이 별 선량 분포 형태를 측정 제공한다(그림 9.6). 이온함 층 앞에는 단일 MWPC가 위치하고 있어, 횡단면 치료 면적 전체에 걸쳐 공간 해상도 1 mm의 2차원 위치정보를 제공한다. 마지막으로 MWPC 출력과 빔 축을 따라 측정된 선량을 결합하면 3차원 선량 분포를 재구축하는 것이 가능해진다.

여러 가지 다른 치료계획에 따른 검출기 설정을 위하여, 물속에서의 도달거리가 19～300 mm인 도달거리 조절기는 펼친 브래그 피크를 이온함 중심에 위치시킴으로써 펼친 브래그 피크의 경우에는 1 mm까지, 단일 피크 측정의 경우에는 50 μm까지의 길이 방향 공간 해상도를 제공한다 [9.10].

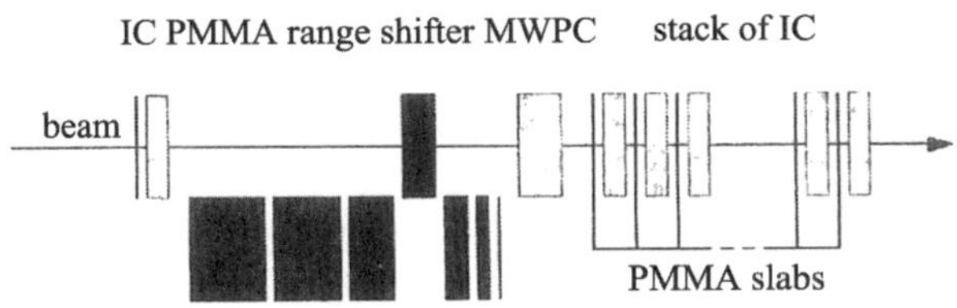

그림 9.6 3차원 선량 확인 계통[9.10].

9.6 비용 추산

감시계통과 기준선량 측정계통은 강입자 치료 센터에서는 필수적이다. U. Amaldi 등은 감시계통과 기준선량 측정계통의 비용을 산정하였다[1.4]. 현재 상

표 9.1 이탈리아 강입자센터의 감시와 선량 측정계통의 비용 산정(1994년 기준) [1.4]

감시계통	
수동계통	
하드웨어(3유니트)	150,000
소프트웨어와 제어계통 구축 및 시험	500,000
능동계통	
하드웨어(3유니트)	1,500,000
소프트웨어와 제어계통 구축 및 시험	500,000
기준 선량계	
개발 및 재료 비용	400,000
상대 선량계(생체선량 측정계통)	
구축 및 시험	250,000
인체 모형	150,000
마이크로 선량계	
개발 및 재료 비용	350,000
인체 모형	100,000
합계[천 리라]	3,900,000

용으로 가용한 선량 및 빔 감시기는 없으므로, 비용 산정은 선택된 선량계를 대상으로 할 수밖에 없다. 설계 비용과 개발 비용은 포함되어 있지 않다. 수동형 전달계통의 감시는 기존의 것과 유사하다고 볼 수 있으며, 표 9.1에 비용이 산정되어 있다. 여기에는 2중 이온함(Dual Ionization Chamber)과 논리 회로가 포함되어 있다. 반면에 능동 빔 측정 장치에서는 총 추정 예산이 주로 빔 세기의 x-y 위치 분석(Decoding) 계통에 필요한 전자 회로 비용이다. 비용 산정은 3개의 수동형 계통과 3개의 자기장 주사를 채택하는 계통에 대한 것이다 [1.4].

Chapter 10

Proton Radiotherapy Accelerators

치료용 보조시설

이 장에는 다음과 같은 부류를 포함한다. (1) 진단도구와 같은 치료 전(Pre-treatment) 장비들, (2) 치료계획용 소프트웨어 및 하드웨어, (3) 환자위치선정 및 정렬용 장치.

10.1 치료용 보조시설의 성능 명세

10.1.1 치료 전 장비 및 진단도구의 성능 명세

10.1.1.1 환자의 자연증가(Patient Accrual)

컴퓨터 시설은 전국적인 프로토콜 제어, 의료영상용 컴퓨터 시스템, 치료계획 및 치료 제어용 컴퓨터에 네트워크로 연결되어야 한다.

방사선 종양학과에서 전형적인 환자의 흐름은 우선 방사선 종양학 전문의에게 진료를 받는 것이다. 환자가 양성자 빔 치료 대상자로 선정되면, 환자의 정보는 데이터베이스에 입력된다. 환자가 현재 또는 가까운 미래의 의료치료계획에 등록할 것인가를 결정하기 위하여 프로토콜 조정자(Protocol Coordinator)에게 통보를 하게 된다. 환자의 프로토콜 등은 전국적인 정보망 PACS(Picture Archiving and Computer Systems)에 의해 연결되어야 한다. 이러한 목적을 위해 사용될 컴퓨터는 양성자 의료시설 내에 있는 어떤 컴퓨터와도 통신할 수 있어야 한다. 모든 데이터 수집이 완료되면, 환자는 정확한 진단을 위한 각종 검사 단계로 이동한다 [5.1].

10.1.1.2 진단장치

영상의학 진단장치는 다음과 같은 특성을 갖추어야 한다.

- 치료계획 컴퓨터에 의해 얻어지는 PACS 네트워크 시스템을 통하여 CT, MRI SPECT(Single-Photon Emission Computed Tomography, 단일광자방출 단층촬영), 혈관 조영도, 그리고 감마카메라로부터 이미지 데이터를 얻는 능력.
- CT와 MRI를 위해 평면 테이블 탑 삽입(Flat Table Top Insert)의 사용. 치료에 사용되는 모든 고정 장치를 포함할 수 있는 능력.
- CT 또는 MRI와 같은 모든 영상장치로부터 받은 이미지 데이터의 장기 보관 능력은 방사선부의 저장장치에 의해 제공되어야 하며, 그렇지 않다면 저장장치가 치료계획 부서에 제공되어야 한다 [5.1].

10.1.2 치료계획 수립용 소프트웨어 및 하드웨어의 성능 명세

10.1.2.1 치료계획 수립

치료계획 시스템은 다음과 같은 특성을 제공하여야 한다.

- **비 동일평면(Non-coplanar) 빔에 대한 선량계산**
- **다중 산란을 포함하는 3차원 선량계산**

  예를 들어 DPB(Differential Pencil Beam) 알고리즘을 이용하여 다중 산란 효과를 고려한 실제 3차원 선량계산이 가능하여야 한다. 선량계산 알고리즘에 대한 시험이 필요하며, 그 결과들은 실제 환자의 신체구조를 입력한 Monte Carlo 계산과 비교되어야 한다.

- **빔 전달시스템 모델링**

  치료계획 소프트웨어는 반드시 실질적인 빔(산란 빔 또는 주사 빔 모두) 전달계통을 모델링할 수 있어야 한다. 이것은 “Non-zero Source”의 직경 그리고 빔 발산과 같은 기하학적인 고려사항들을 포함한다. 주사 빔 전달 계통이 선택되면, 치료가 정밀하게 진행될 수 있도록 치료계획 시스템과 통합치료·가속기 제어시스템(ITACS: Integrated Treatment and Accelerator Control System) 사이에 인터페이스가 필요하다.

- **3D 스미어드 보상기(Compensator) 설계**

3D 스미어드(Smeared) 보상기 설계능력이 있어야 한다. 스미어드 보상기는 정량 이하로 조사되는 표적의 가능성을 최소화하기 위해 설계된 장치이다. 이것은 일반적으로 계산 지점의 일부 지정된 반경 내 각 지점에서 명목상의 보상기(환자 CT 데이터를 기반으로 계산된)의 두께를 최소보상기의 두께로 대체함으로써 이루어진다. 이 반경은 치료계획자(Treatment Planner) 그리고 환자가 치료받는 동안 이동할 것으로 예상되는 최대 거리에 의해 선택된다. 두개골 기저종양의 경우, 이 거리는 일반적으로 0.2 cm와 0.3 cm 사이이다.

- **"최악의 경우"를 고려한 선량 분포 컴퓨팅**

치료계획 소프트웨어는 치료 도중 환자의 이동뿐만 아니라, 보상기의 정렬불량에 의한 효과를 보여주는 "최악의 경우(Worst Case)"를 고려한 선량 분포를 제시할 수 있어야 한다. 프로그램은 또한 선량계산을 위한 입력 즉 CT 번호, 빔 도달거리 및 플루언스 등의 불확실성을 반영하는 선량 분포를 산출할 수 있어야 한다.

- **계산의 해상도 명시**

사용자는 계산의 해상도(즉, 계산이 요구되는 CT 매트릭스의 점들)와 계산이 수행되는 CT 평면을 명시할 수 있어야 한다.

- **빠른 선량계산**

선량계산의 속도는 3D 선량 분포를 계산하기 위해 요구되는 시간으로 치료계획 과정에서는 시간제한 요소는 아니다.

- **선량-부피 히스토그램 계산**

소프트웨어는 선택된 표적과 중요한 조직(Critical Tissue)에서의 선량-부피 히스토그램을 계산하고 표시하여야 한다.

- **시스템의 사용자 친화적 특성**

  사용자 인터페이스는 친화적이어야 하는데, 치료계획 경험이 1년 이상 되는 사람이 프로그램을 배우고 사용하는 데 어려움이 없어야 하며, 매뉴얼도 제공되어야 한다.

- **다양한 선량 디스플레이 옵션**

  등가 선량선(Isodose Line) 및 Color-Wash 디스플레이 선택이 제공되어야 한다. 그래픽 단말장치에 보이는 등가 선량 분포의 온라인 주석은, 사용자의 의견이나 메모를 입력할 수 있도록 되어야 한다. 하드카피장치는 이러한 주석이 달린 등가 선량 또는 Color-Wash 디스플레이가 환자 차트에 문서로 포함될 수 있도록 하여야 한다[5.1].

10.1.2.2 치료계획 코드용 영상 조작 요건

치료계획 시스템에 대한 다음의 이미지 처리 능력들이 요구된다.

- **CT 번호 편집**

  CT 번호 편집 능력이 있어야 한다. 이것은 환자의 외부 CT 밀도를 "영(0)"으로 설정하는 선택뿐만 아니라, 지정된 지역 내의 CT 번호를 변경하는 것을 포함한다.

- **윈도우와 레벨링 기능들**

  윈도우와 레벨링 기능이 존재하여야 한다. 그레이 레벨(Gray Level)의 번호는 CT 스캔의 고유한 해상도가 전혀 손실되지 않도록 보장되어야 한다.

- **영상 확대 옵션**

  영상의 선택된 부분을 확대하는 능력이 제공되어야 한다. 특히 컨투어링 모드(Contouring Mode)에서 중요하다.

- **컨투어링 모드**

  다음의 컨투어링 모드가 필요하다. (1) 마우스나 트랙볼(Track Ball)을 이용하여 입력된 점들 사이의 곡선을 그리는 옵션, (2) 점 사이를 직선 또는 완만한 곡선으로 연결하는 옵션, 그리고 자동 문턱 모드. 또한, 신뢰할 수 있는 자동 컨투어링 방법을 사용할 수 있게 해야 한다. 이 방법은 치료계획 시스템에 통합되어야 한다. (3) 컨투어링 수정 옵션은 특히 의료진의 컨투어링 검토를 위해 꼭 필요하다. 인접한 슬라이드의 동일 구조에서는 다른 컨투어로부터 주어진 CT 슬라이스의 컨투어에 삽입도 가능해야 한다.

- **디지털 재구성 방사선 사진(DRR)**

프로그램은 DRR(Digitally Reconstructed Radiograph)을 만들 수 있어야 한다. DRR을 만들기 위해 환자 CT 스캔의 특정 부분을 사용할 수 있어야 한다.

- **DRR 위에 투사 컨투어된 구조들**

DRR 위에 컨투어된 구조들을 투사할 수 있어야 한다.

- **조준기(Collimator) 설계 옵션**

조준기에 지정된 고정 여유(Fixed Margin)를 자동으로 추가하는 옵션이 필요하다. 가변 조준기 여유를 수동으로 추가하거나 수정하기 위한 옵션도 필요하다.

- **CT 영상과 다른 영상의 상관관계**

코드는 CT와 MRI 이외에도 SPECT, 혈관 촬영, 감마카메라 등의 영상 데이터 조합을 표시하고 조작할 수 있어야 한다. 한 영상에 정의된 관심 체적이 다른 영상 양태로 전달될 수 있도록 영상의 상관관계 능력을 갖추어야 한다. 이것은 CT와 MRI 스캔에 의한 3D 데이터 조합 간의 상관관계뿐만 아니라 3D 데이터 조합과 2D 투영 정보 사이의 상관관계도 포함해야 한다. CT상에 계산된 선량 분포를 다른 영상 양태로 전송이 가능해야 한다.

- **빔 시야 정렬(Beam' s-eye-view alignment) 지원**

치료계획 시스템은 빔 시야 정렬 지원 능력을 갖추어야 한다. 이것들은 DDR과 포털 오버레이(Portal Overlays) 즉 영상 덧씌우기를 포함하여야 한다. 포털 오버레이를 생성하려면, 선량측정자에 의해 컨투어된 빔 시야 그리고 확대한 포털 환자 셋업(Setup)과 정렬에 사용되는 포털 이미지의 같은 배율로, 확대된 환자 뼈의 해부학적 구조를 투사시킬 필요가 있다. 오버레이는 환자가 얼마나 잘 정렬되었는지 평가할 수 있는 포털 이미지에 겹쳐있다. 이것은 새로운 기술의 출현과 함께 포털 필름 및 투명 포털 오버레이를 수동으로 할 수 있으며, 이 과정은 전자 공학적으로 수행할 수 있다[5.1].

10.1.3 환자 위치 선정 및 정렬용 장치의 성능 명세

양성자 빔 치료 환자는 정확히 고정되어야 하고 또한 치료 빔으로부터 정확하게 정렬되어야 한다. 환자 지원 시스템은 환자를 반듯이 눕히거나 또는 엎드린 상태로 단단히 고정시켜야 하고, 갠트리는 기울어진 방향에서 양성자 빔 조사를 허용하여야 한다. 치료대(Couch)에 환자에 대한 고정은 환자들 중 적어도 98%에 지원 적용할 수 있어야 한다. 모든 지점은 계획된 위치의 ±0.5 mm 이내의 범위에서 빔을 정렬할 수 있어야 한다. 치료대 그리고 갠트리는 6개의 자유도를 가지고 있어야 한다. 방에서 준비시간의 최소화를 위한 3방향 수평이동, 3방향의 회전 그리고 원격 환자 위치 선정의 호환성이 필요하다.

방사선치료에서 환자의 고정은 2가지 기능을 갖는다. 첫 번째는 치료 중에 환자를 고정시키는 것이다. 두 번째는 CT, MRI 그리고 분할치료를 위해 환자를 여러 번 같은 위치를 갖도록 조정하는 것이다 [5.1].

10.1.3.1 환자고정(Immobilization)

빔에서의 고정 물질 빔이 통과하는 공간에 위치하는 물질을 최소화하여 환자를 고정하여야 한다. 필요 이상으로 물질이 두꺼운 경우에는 빔의 질이 떨어져 사용할 수 없다. 이를테면 의자, 책상 또는 포드(Pod)와 같은 지지구조물 고정 물질의 두께나 형상이 급격히 변할 때에는 보상이 불가능하기 때문에 빔 공간에 배치할 때 보상가능 범위 한도 내에서만 허용된다. 따라서 포드 내에서 허용되는 물질은 균일하거나 5 mm 물 상응하는 두께 이하로 완만히 변해야 한다. 이러한 요구사항은 치료 가능한 방향으로 적용된다.

고정 장치는 CT에서 인공물을 또는 MRI에서 왜곡을 발생시키면 안 된다. 비자성체 물질이 MRI 영상의 고정을 위해 사용되어야 한다. 작은 기본 표시물, 2 mm^3 미만 부피의 조각들을 제외한 금속은 CT 영상에 영향을 미치므로 고정에 노출되어서는 안 된다. 고정이 X선 빔을 약화시키지 않아야 영상의 질을 유지할 수 있다 [5.1].

환자의 고정 및 분리의 용이성 환자 고정은 환자를 신속하고, 쉽고, 안전하게 자리에 누이고 분리할 수 있어야 한다. 환자는 30초 이내에 고정상태로부터 완벽하게 자유로워야 한다.

화재나 지진 같은 응급상황에 대비하여 특히 신속하게 분리하는 것이 중요하다. 따라서 고정 장치는 환자를 이동시키는 데 요구되는 시간을 포함하여, 환자를 짧은 시간에 해방할 수 있도록 "빠른 분리(Quick Disconnection)" 개념으로 설계되어야 한다.

비보행 환자를 위한 고정 건물에 비상상황 발생 시, 비보행(Non-ambulatory) 환자를 포지셔너(Positioner)로부터 치료대와 전체 고정 장치를 함께 분리 후 작은 수레에 탑재하여 치료실로부터 안전한 장소로 이동할 수 있어야 한다 [5.1].

고정 및 환자 비상 대처 비상상황 시 환자를 관리하는 담당자가 즉시(30초 이내) 접근 가능하여야 한다 [5.1].

10.1.3.2 환자 정렬(Alignment) 정밀도

일반적으로 표적에 대하여 조준기와 보상기가 고정 정렬이 되어야 한다. 조준기와 보상기는 일부 환자의 정렬 오차를 어느 정도 허용하면서, 대상을 적절하게 치료하고, 동시에 인접한 중요한 장기를 살리도록 설계되어야 한다. 빔 시야에서 보면 모든 표적은 오차의 여유가 있어 표적이 오차의 내에 들어오도록 환자를 유지해야 한다.

보상기 설계는 표적 끝 부분의 표면 위치 오차, 중요 장기 근방의 위치 오차를 허용해야 한다. 환자 몸의 회전으로 빔의 진입점이 바뀌거나 환자의 표면과 표적 끝 부분 표면 사이에 있는 조직에 변화가 있으면 깊이의 변화(물과 상응하는)가 발생할 수 있다. 환자의 회전과 피부 표면을 정확히 고정해야 한다. 물론, 배-창자-장 내용물, 호흡, 또는 심장 박동과 같은 내부 해부학적 변화를 통제할 수는 없다. 그러므로 오차의 허용 범위 내에서 회전과 피부 콘투어 변화를 고려하여 고정한다. 몸의 부위 따라 다른 오차 여유도를 갖는다. 기본 값은 강체 이동, 강체 회전 및 신체 굴곡이다. 처음 2개는 간단하다. 신체의 휨, 굽힘, 스트레칭을 지시하는 마지막 것은 신체의 각 부분에 적용되는 특정 값으로 분류되어야 한다.

병진이동과 회전 요구사항이 표 10.1에 요약되어 있다.

안정성 안정성은 1회 치료절차 시간(45분 이내여야 함) 동안의 운동의 변화량을 말한다.

재현성 모든 치료절차 시작 시, 환자는 고정대에 위치되어 레이저 또는 미리 결정된 치료대 좌표에 맞추어 정렬된다. 이 초기 정렬은 주어진 번호 내의 정확한

표 10.1 병진 이동 및 회전 요구 사항. W.T Chu 외 [5.1]

	안정성		재현성	
신체의 부위	이동	회전	이동	회전
머리, 목	< 1 mm	< 1°	< 5 mm	< 2°
가슴, 등뼈	< 2 mm	< 2°	< 5 mm	< 3°
요추, 천골	< 2 mm	< 2°	< 5 mm	< 3°
신체의 다른 부분	추가로 지정할 수 있다			

위치로 환자를 위치하게 한다.

신체 굴곡(Flexure)의 제어 고정은 몸의 구부러짐을 방지해야 한다. 이러한 목적을 위한 굴곡은 신체의 모든 다른 움직임을 포함하는데, 고정의 범위가 명시되고 통제되어야 한다. 신체의 각 부분은 다른 방식으로 구부러질 수 있으므로 별도로 명시된다. 머리에서 주된 이동 부분은 턱이다. 턱관절 연결 부위를 통하여 측면 축에 대해 회전할 수 있다. 1° 이내로 회전이 제한되어야 하는데, 이것은 턱 끝에서 약 2 mm의 움직임에 대응된다. 대후두공으로부터 꼬리뼈까지의 척추는 마치 밧줄(Rope)과 같다. 척추(Vertebral Body)의 인접한 각 쌍에 대해 서로 다른 방향으로 구부러질 수 있다. 척추의 축을 따라 인장 및 수축이 가능하고, 축을 중심으로 비틀림도 가능하다. 즉, 이러한 이러한 움직임의 크기는 국부적으로 즉, 척추체(Vertebral Body) 스케일 단위로 명시되어야 한다. 따라서 등뼈(Column)의 휨과 관련된 제한은 길이 10 cm당 1°의 변화 이내로 유지되어야 한다. 이 각도는 등뼈의 축에 대한 두 접선 사이의 각도로 측정된다 [5.1].

10.1.3.3 환자 치료대(Couch)

갠트리 치료실에서 환자를 수평 위치(예를 들어, 반듯이 누운, 엎드린, 또는 비스듬히 누운)로 유지하는 침상은 열거된 구비 조건을 만족하도록 특별하게 설계되어야 한다. 치료대 움직임 범위는 표 10.2에 제시되어 있다.

치료대 움직임 제어 치료대는 자동 및 수동으로 움직일 수 있어야 한다. 위치제어 컴퓨터는 항상 치료대의 위치를 감시해야 한다. 치료대 움직임 속도는 1 mm/s부터 10 cm/s까지 가변 가능하여야 하는데, 작은 이동과 큰 이동에 모두 정밀도를

표 10.2 치료대 움직임 범위. W.T Chu 외 [5.1]

움직임의 종류	구비 조건
측면 움직임	테이블 중앙으로부터 ±30 cm
몸의 축 방향 움직임	> 120 cm
수직 움직임	빔 중앙으로부터 마루 위 30 cm
수직축 중심 주위로의 테이블 회전	±95°
수평축 중심 주위로의 테이블 회전	±5°
중량에 따른 굴곡	< 1 mm
절대적 테이블 위치 정밀도	±1 mm, ±1°
상대적 테이블 위치 정밀도	±0.5 mm, ±0.2°

유지하면서 시간 손실을 최소화하여야 한다. 치료대는 부정확한 위치제어(Positioning) 명령의 경우에 환자를 보호하기 위해 충돌 탐지기(Collision Detector)를 갖추어야 한다. 치료대 각각의 모서리에는 고정 감지기가 설치된다. 추가로 치료대 또는 고정을 묶는 선에 설치되는 최소 2개의 탐지기가 필요하다. 탐지기 건드림(Tripping)은 치료대, 갠트리, 갠트리 위의 모든 것을 포함한 방의 모든 기기의 작동을 정지시킨다. 초기화(Reset) 기능은 불안전한 상황의 교정 및 연속적인 운용의 허용 기능을 제공해야 한다.

모든 컴퓨터 명령은 실행되기 전에 치료실의 담당자로부터 승인을 받아야 한다(단, 동적인 치료 모드의 경우는 예외임). 이것은 치료실에 설치된 터미널에서 표시되는 요청 신호를 통하여 긍정적인 응답이나 치료대에서 승인 스위치에 의해 실시되어야 한다. 비 환자 모드, 즉 다시 말해서 조사받을 환자가 존재하지 않는다면, 이러한 요구사항들은 필요치 않다. 수동 제어는 "데드맨(Dead-Man)" 스위치 구성을 포함해야 하고, "정지(Stop)" 단추는 컴퓨터 명령을 무시하고 0.1초 안에 모든 치료대 움직임을 정지시킨다. 이러한 제어들과 위치 판독은 치료대에 있는 사람에 의해 작동되어야 한다[5.1].

동적 치료를 위한 치료대 이동 이러한 경우, 환자는 치료 도중에 동적으로 컴퓨터 제어하에 한 방향으로 이동시킨다. 따라서 측면 빔 퍼짐은 단지 1차원적인 고려가 필요하다. 다른 차원에서의 퍼짐 효과는 치료대의 움직임에 의해 발생된다.

매우 큰 조사면이 필요한 경우의 치료를 위해 2번의 수평 이동을 하도록 한다. 치료대 속도는 이 모드에서 2 cm/s 또는 이보다 작아야 한다 [5.1].

고정 빔 실에 대한 환자 치료대 / 의자(Chair) 수평 빔 치료실에서 특정한 치료를 위해 치료대 위에 보조로 의자를 설치할 필요가 있다. 이러기 위해 의자를 치료대에 붙이거나 또는 적당한 의자가 필요하다. 어느 쪽이든, 의자는 3개의 병진운동 및 3개의 회전운동 기능을 갖추어 치료에 필요한 모든 움직임이 가능하여야 한다. 신체의 중심에 대해 ±30 cm의 수평 병진이동을 허용하여야 하고, 환자의 축방향 움직임은 머리 바로 위에서부터 골반 시작되는 곳까지 조사가 가능토록 해야 한다. 또한 수직방향으로 120 cm의 움직임도 요구된다. 머리까지의 치료를 하기 위해서는 빔의 위치가 바닥으로부터 최소 150 cm가 필요하다. 수직 축 주위로 총 ±185°의 회전은 축 평면의 빔 각도를 사용하기 위해서 필요하다.

의자의 모든 제어는 동적모드를 제외하고 동일하다. 동적모드는 직각 방향이고 치료 중에 빔 방향에 직각 방향으로 이동이 가능하다 [5.1].

10.1.3.4 환자 위치정렬

각각의 치료실은 빔 축을 따른 한 점, 수평 빔 라인을 위한 갠트리의 회전중심 또는 침상회전의 중심을 원점으로 하는 좌표계를 갖추어야 한다. 각 방에서 첫 번째 축은 수직이다. 두 번째는 갠트리 회전 평면에서 수평이거나 수평 빔 라인 방에서 빔 라인에 수직이다. 세 번째는 갠트리 회전평면에 수직이거나, 또는 수평방에서 빔 라인에 평행하다. 축의 방향들은 오른손 좌표계를 따른다 [5.1].

정렬을 위한 장비(Equipment) 초기 정렬 과정은 레이저를 이용하여 인체 외부를 대략적으로 정렬하거나 또는 좌표계의 3축인 레이저 빔 라인들을 고정하여 설정하는 것이다. 하지만 마지막 정렬은 인체 내부 X선 영상과 함께 정렬한다. 이 영상은 인체 내부에 대한 조준기, 보상기, 회전중심의 원하는 상관관계를 보여주는 치료 계획의 영상과 비교된다. 그런 다음 포지셔너(Positioner)가 올바른 위치로 환자를 움직인다.

환자들을 위해서 이것은 치료실에서 수행되어야 한다. 가급적 많은 환자를 치료하기 위해서는 정렬과 치료 시작 사이의 시간을 최소화하여 한다. 현재 초기의 정렬은 필름으로 하지만 곧 디지털 영상 시스템이 도입될 것이다. 담당자는 단 10초 이내에 영상화 시작에서 영상 표시 사이의 움직임을 결정해야 하기 때문이다. 고도의 정밀도를 요구하지 않는 환자는 필히 치료실과 별도의 장소에서 정렬과정을 진행시켜야 한다. 이 장소도 치료실과 동일한 레이저, X선 관, 필름 홀더, 포지셔너를 갖추어야 한다. 이 방에서 정렬된 환자는 치료실로 이동되며, 침상 또는 의자 좌표에 위치가 결정되면 치료가 진행된다.

각 영역은 다음의 장비를 갖추어야 한다.

- 회전중심에서 ± 0.5 mm 재현 가능한 정밀도를 갖는 **직교 레이저** 세트. 레이저 빔 라인들은 일반 조명하의 방에서 선명히 보여야 한다.
- 환자 해부학상의 표준 직교를 나타내는 X선 관들과 가능한 모든 방향들을 위한 빔 시야. 가능하면 양성자 빔의 유효 SAD(Source to Axis Distance)와 같은 기기를 가져야 한다. X선 원은 0.5 mm의 정확도로 위치될 수 있어야 한다. 빔 시야를 나타내는 관은 입자 빔 방향의 0.5° 이내에 위치할 수 있어야 한다.
- X선 탐지 시스템. 비록 초기의 측정 시스템은 필름이었지만 이제는 디지털 영상 시스템이 있어야 한다. 치료실이 만들어질 때 적절한 디지털 시스템이 반드시 설치되어 있어야 한다. 시스템은 평면 회전중심을 통해 0.5 mm의 픽셀 크기를 제공하는 공간 해상도를 가지고 있어야 한다 [1.22, 5.1].

환자 위치 검증 빔에 대한 환자 표적의 검증에는 회전중심 레이저, 회전중심 진단 X선 관 그리고 라디오그래프 검출기 등이 필요하다. 그 검출기는 X선 필름 카세트 또는 디지털 포털이미지 장치들일 것이다. 제조업자들은 이러한 장치가 있는 모든 시설의 호환성을 제시해야 한다. 각각의 치료실, 회전중심 관련된 좌표계는 반드시 정의되고, 모든 위치정렬, 움직임은 회전중심점으로 확인되어야 한다. 검출기, 보상기, 양성자 빔에 대한 환자의 정렬 정밀도는 실제 치료를 하기 전에 확인할 최종 중요 단계이다. 각각의 치료실에는 수평 고정 빔에 대한 침상 회전의 중심, 갠트리의 중심, 빔 축을 따르는 점에서 원점에 대한 좌표계가 있어야 한다. 이 지점을 회전중심점이라고 한다. 환자의 모든 움직임은 좌표계와 연관된다 [5.1].

정렬 보조를 위한 레이저와 X선 로컬라이저(Localizer). 각 치료실에는 표 10.3에 주어진 구비조건에 따라 4가지의 직교 정렬 레이저와 X선이 제공되어야 한다.

표 10.3 레이저와 X선 정렬을 위한 제원. W.T. Chu 등 [5.1]

파라메터	구비 조건
레이저의 가능 재현 정밀도	회전중심점에서 ±0.5 mm
X선 원의 위치조정 정확도	빔 축에서 ±0.5 mm: 빔 방향의 ±0.5°

초기정렬은 신체 외관의 대략적인 정렬을 위한 레이저를 사용하거나 고정된 레이저 라인으로 좌표계 3축을 표시하는 과정으로 이루어진다. 레이저 빔은 일반 밝기의 방에서도 뚜렷하게 보여야 한다. 최종정렬은 인체 내부의 X선 영상과 함께 정렬되어야 한다. 이러한 영상들은 표준 조준기, 보상기, 내부 해부학 회전중심과의 관계를 보여주는 치료 계획 영상과 비교된다. X선 관들은 환자의 해부학적 직교 시선(View) 및 가능한 모든 방향에 대한 빔 시야(Beam's Eye View)를 제공한다. 그런 다음 포지셔너가 바른 위치로 환자를 이동해야 한다. 치료실에서 순조로운 환자 흐름을 유지하려면, 정렬과 치료시작 간의 시간을 최소화하여야 한다. 초기의 정렬은 필름으로 할 수도 있지만 결국에는 디지털 영상 시스템이 필요하다. 영상 시작부터 상영(Presentation) 간의 시간 10초 동안에 이동에 대한 결정을 내려야 하기 때문이다. 치료실이 만들어질 때 적절한 디지털 시스템 설치가 필요하다. 디지털 영상 시스템은 치료계획 시스템과 함께 작동한다. 영상 캡쳐(Capture) 후 10초 이내에 부서 전반에 걸쳐 모니터에 디지털 영상을 표시하는 기능이 있어야 한다. 디지털 셋업 영상의 치료계획 계통으로부터 영상을 표시할 수 있어야 한다. 또한 환자 이동 담당자가 올바른 위치로 환자 이동을 결정하는 데 필요한 영상을 관리할 수 있어야 한다. 시스템은 필요한 이동을 계산하고 치료실에 담당자의 승인에 따라 이동해야 한다 [5.1].

시뮬레이션 룸 시뮬레이션 룸은 환자가 치료실 밖에서 사전 셋업(Pre-setup)할 때에 시동된다. 고도의 정밀 정렬이 필요하지 않은 환자는 필히 치료실과 별도의 장소를 마련하여 정렬과정을 진행시켜야 한다. 이곳에도 치료실과 같은 레이저, X선 관, 필름 홀더, 환자 포지셔너가 있어야 한다. 사전 셋업룸(Pre-setup Room)은 치료실과 같은 동일한 영상 좌표와 성능을 가져야 하는데, 이는 갠트리와 동일한 반경으로 환자 주위를 회전하는 X선 장치를 이용한다. 갠트리와 환자 사이의 거리가 2~2.5 m 이상일 때는 사용하기 어려울 수도 있다. 이 경우 다른 좌표가 요구되고, X선 영상을 추정하기 위해 치료계획 프로그램에서 확장(Divergence) 교정이 필요할 것이다. 이 방에는 치료실과 동일하게 위치를 읽어주는 위치 포지셔너가 있어야 한다. 정확한 위치가 설정되면 환자의 위치를 크게 변경하지 않고 치료실과 외부 설치 공간 사이로 환자를 이송하는 것이 가능해야 한다. 이것은 포드(Pod)와 갠트리의 연결이 간단하고 재현가능하다는 것을 의미한다. 포드 셋업이 이전 치료실에서 치료실로 이송될 경우의 도킹 메커니즘(Docking Mechanism)은 ±1 mm의 재현성이 있어야 한다 [1.22, 5.1].

10.2 치료계획용 소프트웨어와 하드웨어

치료계획 시스템에 양성자 빔의 올바른 임상 사용을 위한 기본 사항 중 하나가 기술되어 있다. 방사선 치료계획은 선량 분포의 3D 화면표시(Display)에 대한 치료 시뮬레이션을 통해 환자의 해부학적 초기 평가로부터 전개되는 여러 단계의 작업이다. 선량 분포를 계산하는 데 사용되는 알고리즘은 다음과 같다. (1) 넓은 빔(Broad Beam), (2) 펜슬 빔(Pencil Beam), (3) 몬테카를로(Monte Carlo) 알고리즘들이다. 몬테카를로 계산 값은 실험 결과와도 직접 비교된다. 눈 치료는 다른 모든 해부학적 위치와 비교 시 독특한 특징을 보여주기 때문에 안과 치료계획은 별도로 고려해야 된다 [1.4].

10.2.1 알고리즘

선량 분포를 계산할 수 있는 알고리즘은 다음과 같다. (1) 넓은 빔, (2) 펜슬 빔, (3) 몬테카를로 알고리즘들이다.

넓은 빔은 조사야의 중심축에 대한 상대적 깊이-선량 곡선(DD_{∞}, Relative Depth-Dose Curve)이 조사야의 크기에 의존하지 않을 정도로 충분히 큰 비발산 값을 갖는다. 넓은 빔 모델 또는 광선 추적(Ray-Tracing) 모델에서 양성자는 선원으로부터 관심지점까지의 궤적을 따라 진행한다. 환자에 대한 선량은 주어진 물에 대한 깊이-선량 곡선을 이용하여 물-등가 환산 길이로 추정되고, 거리 제곱의 역수와 반음영부 등에 대한 보정계수를 적용하여 횡단면의 빔 세기를 보정한다. 단일 에너지 빔에 대한 D_{∞}는 해당 선원에서 표면까지의 거리에서 측정된 깊이-선량 곡선으로부터 얻을 수 있다. 변조된 빔의 선량 분포는 개개 단일 빔들의 합으로 얻을 수 있다. 넓은 빔 알고리즘의 결정적인 한계는 환자의 불균질성에 의한 산란 효과를 고려할 수 없어, 결과적으로 계면과 불균질성 그림자, 즉 도달거리 끝 부분의 선량분포 섭동을 정확히 예측할 수 없다는 것이다.

펜슬 빔 알고리즘의 경우는 선량 분포에 대한 다중 산란의 영향을 고려할 수 있다. 펜슬 빔은 매우 가는 빔이다. 넓은 조사야 조건에서 단일 펜슬 빔 분포의 합계에 의해 선량을 예측할 수 있다. 물에서 단일 펜슬 빔의 선량 분포는 다양한 방법으로 계산할 수 있다.

- 그 모양은 중심축 항과 가우스 분포의 off-axis 항을 포함하는 분석 함수로 표현할 수 있고, 여기에서 σ는 계산 깊이에서 다중 산란 거리의 rms(root mean square)이다. 불균일 구조의 경우 물리적 깊이는 물-등가 환산 깊이로 대체되고, 이 경우 σ는 계산 점의 함수이다. 이 기본 개념에 기반하여 σ를 평가하는 방법을 변화시킨 몇몇 방법들을 개발할 수 있다. 실험 시작 기준은 항상 DD_{∞}이다.
- 몬테카를로 방법은 미분 선량 분포 계산에 사용된다. 균일한 물속의 원통형 실린더의 깊이 z ~ z+dz와 반경 r ~ r+dr 안에 선량이 축적되고, 최대 선량 D_0에 대해 규격화된다. 이종 물질의 경우 깊이는 물 등가 깊이로 대체된다. 펜슬 빔 모델의 경우에도, 불균일 공간으로 인한 다중 산란 효과의 차이는 고려되지 않는다.

몬테칼로 알고리즘 계산은 매우 긴 시간을 필요로 하기 때문에 선량 분포 계산에 흔히 적용하지는 않는다. 그러나 이것은 이론적 실험을 수행하고 임상 실습에 사용되는 펜슬 빔 모델의 커널을 계산하는 알고리즘을 검증하는 데 매우 유용하다 [1.4, 10.1].

핵 상호작용을 계산에 고려하지 않은 극도의 근사방법을 이용한 홈메이드 코드가 몇 개 존재하며 또한 양성자 궤적 추적용 범용코드로는 PTRAN과 GEANT가 있다 [10.2]. PTRAN은 현재 균일한 물에서의 선량만을 평가할 수 있고, 핵 상호작용에 의해 생성된 하전 입자는 국소적으로 흡수된다. 반면에 GEANT는 어떠한 기하학적 구조와 불균일성 조건에도 양성자를 추적할 수 있고, 핵 상호작용에 의해 만들어지는 2차 입자들은 하드론 샤워 발생기(Hadronic Shower Generator)인 FLUKA 또는 GHEISHA를 추적한다[10.3]. 총 단면적은 3% 이내라고 알려져 있지만, 각각의 단면적에 대해서는 단편적인 실험값만 존재할 뿐 아직도 정확히 알려져 있지 않다. 그림 10.1a는 빔 라인에 빔 수정 장비가 없는 자유로운 빔 상태에서 HCL의 이온함으로 측정한 깊이에 따른 선량값과, 158.5 MeV의 평균값과 1.5 MeV의 표준편차를 갖는 가우스 에너지 분포를 가정한 PTRAN 시뮬레이션의 결과값을 비교한 것이다. HCL에서 선원-축의 거리(SAD)는 5 m보다 크기 때문에 빔 발산을 무시하더라도 깊이-선량 곡선이 시뮬레이션으로 잘 재현된다. 그림 10.1b는 HCL빔에 의한 깊이-선량 커브와 GEANT 시뮬레이션으로 베르거(Berger)가 얻은 결과를 비교했다[1.4].

10.2.2 치료계획의 평가 및 경쟁 계획과의 비교

치료계획의 설계는 빔 세트의 설계, 선량분포 계산, 선량분포 결과의 평가를 반복하는 과정이다. 이 장에서는 이 평가가 수행되는 방법과 경쟁 관계에 있는 치료계획들에 대한 비교분석 방법에 대하여 논의할 것이다. 또한 보다 일반적인 관점에서 여러 가지 방사선 양태와 전달방법의 상대적인 장점을 평가하기 위한 도구로서 비교 치료계획(Comparative Treatment Planning)의 사용도 논의할 것이다.

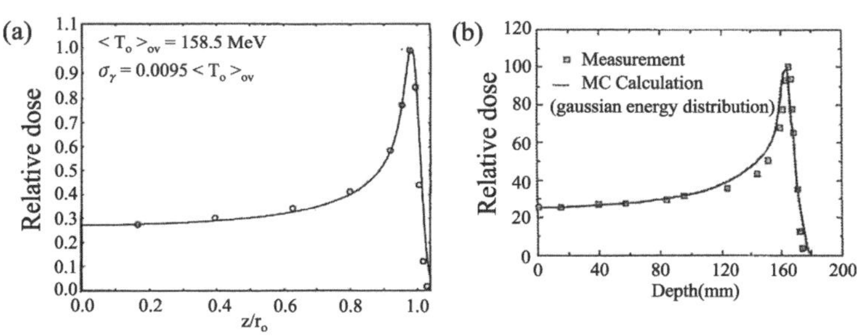

그림 10.1 HCL 빔에 대한 깊이-선량 커브와 (a) PTRAN, (b) GEANT 시뮬레이션의 결과 비교. U. Amaldi 등[1.4].

치료계획 분석 치료계획의 분석은 2가지 과제로 구성되어 있다. 첫째, 환자에 대한 임상 요건과 제약 조건에 따른 예상 선량 분포에 대한 평가의 수행이다. 둘째, 치료가 확실하고 안전하게 진행될 수 있는지 확증하기 위한 치료계획의 현실성에 대한 고려이다.

직접적인 선량 분포 분석 방법은 시각 검사이며 정의된 표적체적, 중요 장기, 환자 신체와 연계된 선량을 표시할 수 있는 그래픽 도구를 필요로 한다. 계산된 선량은 선량 등고선이나 Color-Wash 기법에 의해 환자 모형 위에 겹쳐 놓을 수 있다. Color-Wash의 경우 환자와 각 위치에서의 선량 데이터가 각각 세기에 따른 색띠에 의해 표시되고, 환자 해부와 관련된 예상 선량을 시각적으로 두드러지게 표시한다. 신체와 선량 데이터 세트의 수직 절단도는 3D 선량 분석에 유용하게 사용된다. 반면에 각 절단도는 3차원 분포를 재건하는 문제를 용이하게 하는 중요한 기능이다. 덧붙여서 같은 선량의 등고선과 선량의 Color-Wash 표시를 위해 색띠의 선택이 중요한데, 이는 더 상세하고 정량적인 분석을 위해 분포를 표현하기 위한 기능이기 때문이다.

선량 분포의 시각적 검사는 치료계획의 분석을 위한 가장 중요한 도구이다. 그러나 선량이 3차원으로 계산되었을 때 분석을 어렵게 할 수 있다. 이러한 이유로 **관심 체적(VOI: Volume of Interest)**에 대한 **선량 체적 도수분포도(DVH: Dose Volume Histogram)**를 함께 계산하는 것이 현재 일반적인 관행이다(그림 10.2). 두 형태의 DVH가 일반적으로 사용된다. 실제로는 이른바 **미분형 DVH**가 전형적인 도수 분포도이다. VOI 내부에 각각 정의된 선량 띠에 대한 발생 빈도를 그림으로 나타낸다. 이것으로부터 더 유용한 **누적 DVH**가 얻어질 수 있다. 이러한 형태에서 DVH는 곧바로 임상적으로 유용한 정보를 제공하는데, 예를 들어 VOI의 체적이 설정기준에 비해 적당하게 또는 과도하게 조사되었는지에 대한 정보이다.

DVH는 가장 편리한 형태로 VOI에 대한 선량-체적 특성을 시각화하는 직접적인 방법을 제공하며 또한 1차원 포맷에서 3차원 데이터를 나타내는 간결한 방법이다. 그러나 이러한 데이터 처리 과정에서 공간적 정보가 불가피하게 손실되므로 선량 분포의 DVH와 시각 검사는 서로 보완하는 측면이 있다. 실제로 2가지 형태로부터 분석한 정보를 결합시키면 특정 치료계획의 질이나 결함에 대한 상세한 정보를 추출할 수 있다.

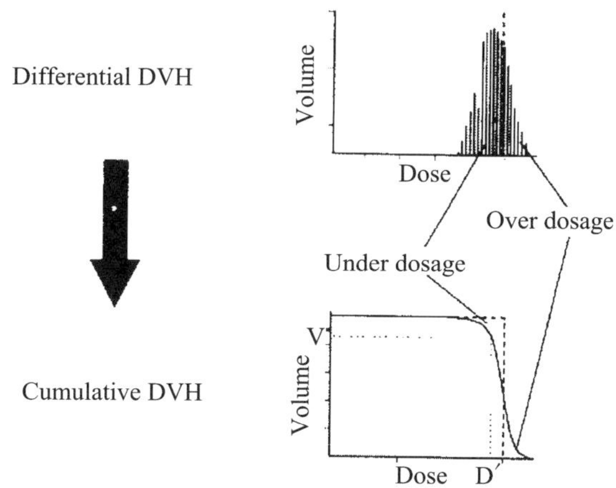

그림 10.2 선량 체적 도수분포도(DVH)의 두 형태: 미분형과 누적형. A. Lomax and M. Goitein [10.1].

치료 계획의 비교 각각의 치료계획에 대한 평가는 방사선치료에서 중요한 과제이다. 특히 환자 특성에 맞춰진 특별한 치료기법에서의 경우처럼 순서가 일반화되어 있지 않은 치료인 경우에는 더욱 중요하다. 환자의 예후에 가장 좋은 해결책을 규정하기 위해 고려되고 있는 2개 이상의 경쟁 중인 치료계획에 대한 평가 또한 매우 중요하다. 경쟁 중인 치료계획들을 비교할 때 선량 분포를 나란히 표시하는 것은 의미가 있으며, 시각적으로 직접 비교도 된다. 마찬가지로 다른 계획으로부터 파생됐지만 같은 VOI를 위한 DVH의 화면표시는 그들의 선량-체적 특성의 직접적인 비교를 위하여 같은 축 위에 놓여야 한다.

치료계획을 평가하고 비교하기 위한 다른 도움으로 생물학적 모델들이 개발되었는데, 위험 표적과 장기 내의 특정한 선량 분포로 주어진 종양제어 확률(TCP: Tumor Control Probability)과 정상조직 합병증 확률(NTCP: Norma-Tissue Complication Probabilities)을 예측하기 위해 시도 중이다. 그들은 복합의 3차원 선량분포를 VOI당 단 하나의 의학적으로 의미 있는 파라메터로 축소하는 메커니즘을 제공한다. 그러나 이러한 모델은 주의하여 사용되어야 한다. 모두 문헌 결과 또는 임상치료의 경험으로부터의 전체 체적과, 부분적인 체적의 조사에 근거한 선량 반응 데이터에 기초를 두기 때문이다. 공교롭게도 그 데이터는 현재 매우 부족하므로 파라메터 값의 정당성에는 의문의 여지가 있다.

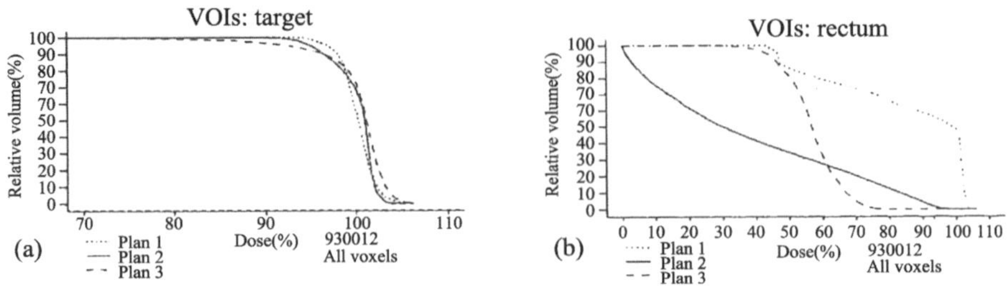

그림 10.3 경쟁 중인 3가지 치료계획으로부터의 선량-체적 도수 분포도: (a) 표적 경우, (b) 직장 경우.

치료계획 비교는 새로운 계획 방법이나 치료기술의 이론적 가능성을 연구하기 위해 광범위하게 사용되어 왔으며, 양성자치료법의 역할 평가에 광범위하게 사용되었다. 물론 어떤 비교는 계획된 임상실험을 대체하기는 어렵다. 그러나 이것들은 긴 추적시간을 필요로 하여서 방사선 요법에서 이행하기가 어렵다. 치료계획 비교는 현재 새로운 치료 접근의 가능 효능에 대해 빠른 이해를 얻기 위한 가장 중요한 방법 중 하나이다.

치료계획의 최적화 치료계획을 담당하는 사람들은 치료계획을 설계할 때 가용한 많은 자유도를 가진다. 이것은 표적체적에 일치시키거나 중요 기관 구조를 피하도록 선량을 형성하는 데에 큰 융통성을 주지만, 반대로 특정한 치료계획 문제를 가장 잘 풀 수 있는 파라메터 세트를 선정하는 데는 과중한 부담이 된다. 이러한 문제를 인정하고, 치료계획에 대한 수학적 최적화 접근은 이와 같은 기술이 임상에 사용될 수 있을 것이라는 점에서 최근까지 정력적으로 개발되어 왔다. 최근 연구의 주요 방향은 개개 빔의 가중치와 변조된 빔 전달을 위한 최적 세기의 프로파일을 계산하는 것이다. **Iterative Least Squares Minimization, Random Search Technique, Simulated Annealing, Genetic Algorithms** 등 몇 가지 최적화 알고리즘이 이 문제에 적용되었다. 또한, 무엇을 최적화하여야 하는가에 대한 상당한 논쟁도 있다. 몇몇의 방법이 규정된 선량 준위를 최적화하는 것에 반해, 많은 다른 방법은 표적과 중요 장기 구조의 생물학적 반응 최적화를 시도한다. 비록 최적화 과정에서 어느 정도의 생물학적 지식을 포함하는 것이 경우에 따라 선량 분포 결과를 개선시킨다는 증거가 있을지라도, 양쪽 기준 모두 수용 가능한 결과를 산출할 수 있다[10.1].

10.2.3 눈 치료계획 수립

눈을 치료하는 거의 대부분의 센터는 M. Goitein과 T. Miller에 의해 개발된 프로그램을 쓰고 있고, 몇몇 센터들(MGH, PSI, Clatterbridge)에서 계속하여 수정된 프로그램을 기본 프로그램으로 사용한다. 눈 치료계획 문제는 다른 인체 부위로부터 개별적으로 분리되어 취급되야 한다. 왜냐하면, 예를 들어, 일본 지바센터의 경우는 예외지만, 눈의 경우 입력데이터는 CT 이미지가 아니고, 해부학적 특징과 외과적으로 이식된 기준 클립 위치에 대한 상대적인 일련의 안과학적 정보이다. 치료실에서 몇몇 직교 RX 투사기는 안구 축과 여러 각도를 형성한다. 이러한 일련의 정보와 구형 균일 모델을 고려하여 시작되는데, 환자의 안구 모양은 내부 구조, 이식된 칩과 종양을 포함하여 재구성된다. 이때 안구 중심축 방향, 최대 범위와 변조 두께 그리고 조사야의 조리개 단면형상 등의 치료 파라미터가 최적화된다. 치료계획 시스템은 가장 위험한 안구 구조를 고려하여 눈과 교차하는 평면에 대한 등 선량 곡선과 선량-체적 히스토그램 분석 결과를 제공해야 한다.

10.2.4 치료계획 수립에 가용한 시스템

현재 양성자 빔에 대한 선량 분포 계산능력을 보유한 상업적 치료계획 시스템은 존재하지 않는다. 하지만 적어도 Siemens와 Helax, 두 회사는 이를 다룰 수 있는 새로운 시스템을 개발(또는 이미 현존하는 것을 개량)하는 중이다. 이미 양성자 빔 치료를 적용한 몇몇 센터들은 꾸준한 개발을 통해서 자체적으로 만든 시스템을 사용하고 있다. 표 10.4에 하전 입자 치료계획 과정 중에 사용된 기존 치료계획 시스템들을 요약하였다 [3.6].

Siemens(독일)는 전통적인 방사선 치료 시스템인 Axiom을 개발하였다. 이 시스템은 MGH의 M. Goitein 그룹과 협력하여 개발된 양성자 선량 분포 알고리즘을 포함한다. 프로그램은 넓은 빔 모델과 펜슬 빔 모델을 사용한다.

Helax사(스웨덴)는 양성자 빔을 위한 소프트웨어를 포함하는 TMS라는 시스템을 완성 중에 있다. 이것은 펜슬 빔 모델을 기반으로 한다. 이 프로그램은 스웨덴 웁살라에 있는 GWI에서 이용 중이다.

표 10.4 하전 입자 치료계획 과정 중에 사용되는 치료계획 시스템. "치료계획 시스템 워크숍 PTCOOG XXXI", MGH의 S. Rosenthal 발표에서 발췌. J. Sisterson [3.6]

연도	개발 기관	시스템 명	현황
1979-93	LBL	LBL System	Not available
1980	MGH	Rx	Distributor MGH
1980	MGH	EYEPLAN	Distributor MGH-EYES only
1990-96	MGH/Siemens	V-Treat(AXIOM)	Not available
1991	PSI	PSI System/Pion	Distributor PSI
1995	DKFZ/Royal Marsden	Voxelplan/Proxelplan	Adapted by GSI, NAC, DKFZ
1996	Radionics/MGH/HCL	P-Knife	Not available
1997	LLUMC/Permedics	OptiRad 3D	Commercial pending FDA
1998	Tsukuba	Hitachi system	In-house system
1998	DKFZ	OCTOPUS	Used in Berlin-EYES only
1994	Orsay/Curie	ISIS	Distribution ?
1998	CMS/MGH	FOCUS	Commercial release 1999
1998	DKFZ	KonRad Plus Protons	Research only
199?	Uppsala/KVI	Helax(+protons)	Distribution
	Render Plan		?
	Adac		?
	Michigan		?
	Varian		?

ISIS 치료계획 시스템은 C. Rosenwald(Institut Curie)에 의해서 프랑스에서 개발되었다. 이 프로그램은 CPO 시설에서 사용된다.

PSI에서 기초 빔들의 중첩을 기반으로 하는 모델이 개발되었다. 이 모델은 가우스 분포 빔에 대한 초기의 빔 위상공간 측정을 사용한다(공기 중에서 측정되는 빔의 형상과 발산 그리고 운동량 분산 예측). 이 알고리즘은 좁은 빔의 능동 주사 시스템을 위해 주로 연구된다 [10.4].

현재 MGH에서는 M. Goitein에 의해서 개발된 치료계획 시스템이 채택되어 사용되고 있다. 이것을 수행하는 궤적 추적 알고리즘은 아직 초보단계이다. 하지만 이것은 환자 움직임으로 인해 발생하는 불가피한 불확실성과 관련하여 선량 분포 가변영역 평가 측면에서는 매우 중요하다 [10.5]. 같은 시스템을 LLUMC에서도 사용하고 있다.

1994년 NAC는 전체적으로 VOXELPLAN을 기반으로 하는 정교한 3차원 양성자 치료계획 시스템을 갖추게 되었다. 영국의 Royal Marsden Hospital에서 양성자 치료 모듈을 공급받아 독일 하이델베르크의 DKFZ가 완성하였다. NAC 시스템은 지금 PROXELPLAN이라고 불린다. 양성자 모듈은 NAC에 의해서 임상용으로 수정 · 개선되었다. PROXELPLAN 시스템의 주된 특징은 (1) CT 자료를 근거로 하는 완전한 3차원 치료계획이다(즉, 비등면 치료). (2) 디지털 방식으로 재구성된 라디오그래프를 얻을 수 있고 포털 X선 영상과도 비교할 수 있다. (3) 체적 선량 히스토그램을 계산할 수 있다. (4) 빔 입출구 점의 입체적인 좌표도 계산된다. (5) 치료 부피의 빔 시야에 따른 빔 성형을 한다. (6) 다르게 주사된 횡단면뿐만 아니라 사용자가 선택한 앞면과 정중앙면 재구성에도 등선량이 표시된다. 양성자 모듈은 궤적을 추적하는 알고리즘을 이용하는데, 이 알고리즘은 보상 값을 정확히 계산하지는 않는다. 펜슬 빔 알고리즘은 현재 개발 중이다 [10.6].

요약하자면, 치료계획 코드 개발은 현재 필요하지 않다. 지금 기존 치료계획 시스템들이 꾸준히 개발되고 양성자 빔을 제공하는 시설을 위해서도 같이 개발하고 있다. 치료계획 시스템은 빔 라인에 어떤 새로운 장치가 삽입될 수 있는 가능성과 치료계획 시스템과 장치의 업그레이드를 고려해서 공개되고 수정되어야만 한다(예를 들면 수동 주사 시스템에서 능동 주사 시스템으로 변경될 수 있다). 계획의 초기단계에서 기본이 되는 이러한 요구들은 컴퓨터 과학 및 치료계획 전문가에게 맡겨져야 하고 치료계획 시스템이 개발 중인 센터들 사이의 활발한 협력이 필요하다 [1.4].

10.3 환자 위치 선정 및 정렬용 도구

양성자치료를 위한 환자 고정에 대한 요구사항은 전통적인 X선 치료보다 엄격하다. 왜냐하면 방사선에 민감한 장기들이 1개 혹은 여러 개의 표적 부위에 가까이 근접해 있거나 많은 선량을 표적 부위에 전달하면서 건강한 조직 주변엔 적게 전달해야 하기 때문에, 표적과 치료 부위 사이에 공간이 가급적 작게 설정되어야 한다. 또한 표적체적에 인접한 부근에 방사선에 민감한 장기가 있는 경우에는 이 장기의 허용선량 이내로 유지되어야 한다.

조사되는 정상 조직의 부피를 최소로 하기 위해서는 환자의 움직임과 위치오차를 줄이는 것이 필요하다. 이와 관련된 다음 3가지 항목들을 요약한다. (1) 고정 기법 및 장비, (2) 환자 고정 장비 치료 위치에서 데이터 수집과 치료계획, (3) 동축 진단 기법을 이용한 정확한 위치의 검증[1.4].

10.3.1 고정 기법 및 장비

이 절에서는 두 가지의 중요한 항목인 고정 장비와 환자 위치 시스템(또는 치료대)을 논의한다. 이 두 가지 주제는 올바른 환자 고정과 치료 기술을 제공하는 데 밀접한 관련이 있다. 조사되는 동안에 환자 위치는 치료 절차, 종양 부위 그리고 표적 부피가 변하더라도 항상 일정하게 유지되어야 한다. 그리고 눕고 앉는 자세는 양성자치료에서 거의 모든 경우에 해당된다.

누운 자세 누운 자세는 방사선 종양학에서 인체에 거의 모든 부위 치료를 위해서 적용될 수 있다. 얼굴 마스크나 신체 캐스트는 환자를 고정하고 안정적인 자세를 유지하기 위해서 사용된다. 고정 장비는 사람들이 매번 치료대 위에서 쉽게 자세를 재현할 수 있도록 고정되어 있다.

앉은 자세 앉은 자세는 주로 안구 종양의 조사에서 쓰인다. 이 특별한 경우에 환자와 안구가 고정되어야 한다. 환자는 단단한 바이트 블록과 얼굴 마스크를 이용하여 지정된 위치에 고정되고, 안구의 고정은 치료 기간 동안 불빛을 이용해 자발적으로 고정시킨다. 종양으로 향하는 양성자 빔의 정확한 정렬은 직교하는 X, Y, Z축을 따라 환자를 움직여서 구현한다. 양성자 빔의 중심축(X축)에 위치한 점을 교차하는 두 수직축(Y, Z)에 대한 머리 회전은 안구 조사 시 주변의 피폭을 줄이거나 막아준다[1.4].

고정 장비 많은 경우에 윤곽이 있는 마스크나 캐스트는 다공 유무에 관계없이 방사선 투과성의 열가소성 수지 재료(Acquaplast™)로 만든다. 재료를 수 분 동안

뜨거운 물(65 ℃) 안에 담근 후에 일부 신체 캐스트를 위한 마스크를 쉽게 성형할 수 있다. Acquaplast™ 라 불리는 물질을 신체 주위에 직접 붙이면 수 분 이내에 경화된다. 만들어진 캐스트나 마스크는 오랜 기간 동안 변형되지 않아 추가 치료나 진단에 계속 사용할 수 있다.

열가소성 수지 재료는 다음과 같은 장점이 있다. (1) 이 재료는 부분적으로 투명하여 마스크를 절단하지 않고도 환자를 관찰할 수 있다. (2) 공기 순환이 가능하고 환자에게 불편을 주지 않는다. (3) 신체의 넓은 부분을 덮을 수 있다. (4) 얼굴 마스크로 사용 시, 숨쉬기와 보는 것이 가능하다. (5) 동일한 마스크나 캐스트가 광자와 양성자 조사에 모두 가능하다.

다공 재료의 단점은 상대적으로 강도가 약한 것이다. 하지만 그 문제는 다공성 물질과 비다공성 물질을 조합하거나 두께를 다르게 하면 극복할 수 있다. 비다공성 플라스틱은 단단하고 다공성 물질에 쉽게 결합하거나 설치할 수 있다.

열가소성 마스크는 눕히거나 앉힌 자세에서 머리와 목을 완전히 고정시키기 위해서 다른 도구(바이트 블록)와 결합하여 자주 사용된다. **바이트 블록**은 다음과 같은 다른 파트와 함께 결합된다.

- 치아가 없는 사람들을 위한 환자의 위쪽 치아나 구강에 맞는 맞춤 틀니
- 모든 아치는 들어오는 빔과 충돌이 없는 위치에 바이트 블록과 결합되어 있다. 각도와 길이 조절 장치들을 이용하여 머리의 여러 위치들에 맞출 수 있다. 잠금 시스템은 치료가 진행되는 처음부터 끝까지 원래의 위치에서 변경되는 것을 막아준다.
- 프레임은 목이 환자의 머리를 따라 정렬되도록 도와준다. 프레임은 팔과 함께 설치되는데 원래의 위치에 마스크를 고정시키는 데 사용된다. 다른 재료들은 프레임을 만들기 위해 이용되고 대부분이 상업용이다. 특히 다양한 모양으로 형성되는 탄소 섬유 보드는 강도와 경량성 때문에 주목받고 있다.
- 볼 조인트는 환자가 가장 편안한 위치에서 치료받을 수 있도록 바이트 블록을 미세하게 조정하는 데 쓰인다.

머리와 목 또는 신체 다른 부위에 효과적인 고정은 열가소성 마스크에 의해서 할 수 있지만, 필요시 좀 더 복잡하고 정교한 시스템이 요구된다. **플라스틱의 진공**

성형은 이러한 경우에 사용될 수 있다. 이 기술은 의료보장구과에 의해서 개발되었다. 하지만 안정되고 가벼운 구조의 단단한 고정은 손발을 고정시키기 위한 경우에 적용된다. 한쪽 사지와 같이 열린 신체 부위는 석고를 이용하며 표면에서 캐비티를 관통하는 직경 0.5 cm의 구멍을 내고, 플라스틱 재료(Plastic-Vac™)를 약 100 ℃로 가열하여 대상 부위에 위치시킨다. 대상 부위의 구멍 안에 삽입된 조절 밸브는 진공 시스템에 연결되어 있다. 이것은 가열되어 부드러워진 플라스틱을 대상 쪽으로 밀어준다. 플라스틱 캐스트는 안쪽 대상 석고 모델을 절단할 수 있고 표면가공 등의 표면처리 후 환자에게 제용된다 [1.4].

10.3.2 치료대 및 치료 의자

치료대 치료대의 설계와 제작은 간단한 일이 아니나, 좋은 결과를 얻기 위하여 여러 가지 해결책이 제시되고 있다. 한 가지 해결책은 전자선형가속기와 함께 제공되는 상업용 치료대를 사용하는 것이다. 이 해결책은 LLUMC에서 현재 사용되고 있다. 이것의 큰 단점은 양성자 빔을 이용하기 위해 요구되는 정확도를 만족하는 이동성이 한정되어 있다. 사실 치료대는 양성자치료가 요구하는 높은 정밀도의 위치 이동성과 환자 기울임을 제공하지는 못한다.

치료대의 메커니즘과 위치 이동은 주로 갠트리 내부에 사용 가능한 공간에 의존한다. 이런 설계에서는 운전기사가 환자 주위를 자유롭게 움직일 수 있도록 고려되어야 한다. 그림 10.4는 IBA가 MGH에 제안한 치료대의 개념도이다.

의자 앉은 자세로 환자를 치료거나 특히 안구종양 치료를 위해 다양한 종류의 의자가 사용된다. 환자 위치는 X, Y, Z축(3개의 자유도)을 따라서 의자를 움직이며 조정된다. 환자 머리는 양성자 빔의 중심축 위에 점에 교차하는 두 수직축(Y, Z)으로 회전할 수 있다(2개의 추가적인 자유도). 수직하는 X, Y, Z축을 따라 움직이는 것은 양성자 빔의 중심축을 종양 중심의 위치나 표적 부위의 중심에 위치시킨다. X와 Y축을 따라 회전하는 기능은 안구 주변부를 빔으로부터 최대한 제외되도록 한다. 마지막으로 추가된 자유도는 안구의 중심축에 대해서 극각(α_x)과 방위각(α_y)으로 제공된다. 그림 10.5는 안구와 움직임에 따른 방향을 보여준다.

이들 축의 중심에는 종양 표적 부위의 중심이 위치한다. 환자가 의자의 움직임에 의해 위치할 때, 눈은 극각(α_x)과 방위각(α_y)을 따라 고정된다. 안구는 치료

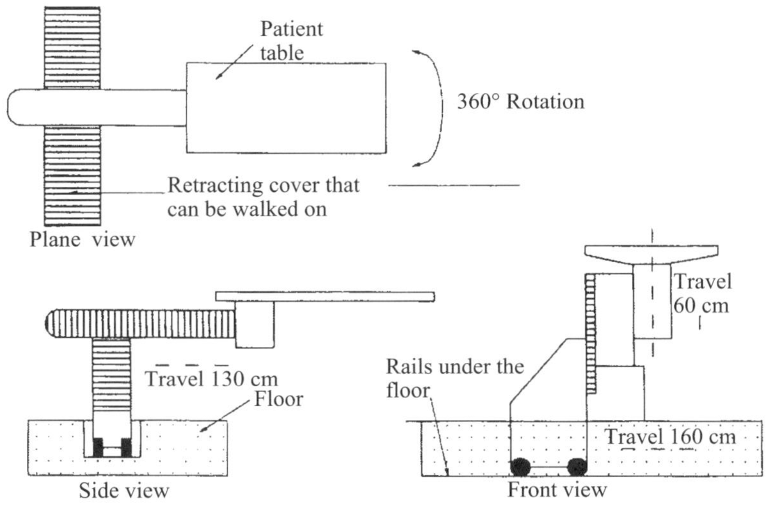

그림 10.4 IBM이 MGH에 제안한 치료대 개념도.

시간 동안 위치를 유지할 것이다. 최종적으로 움직임이 수행된 기준점은 안구의 중심이다. 부가적으로 머리의 움직임은 가능하다. 머리 고정대(마스크와 바이트 블록)는 치료 조사야로부터 안구 주변부를 제외시키기 위해서 수직축(Y축)과 수

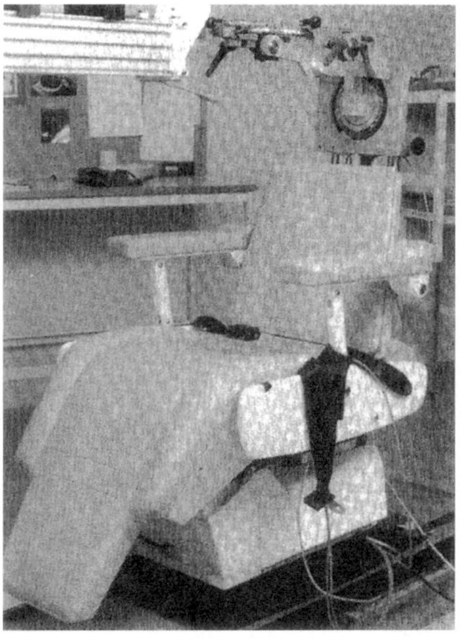

그림 10.5 스웨덴 웁살라에 있는 Svedberg Laboratory의 치료실 의자. E. Grusell [10.12].

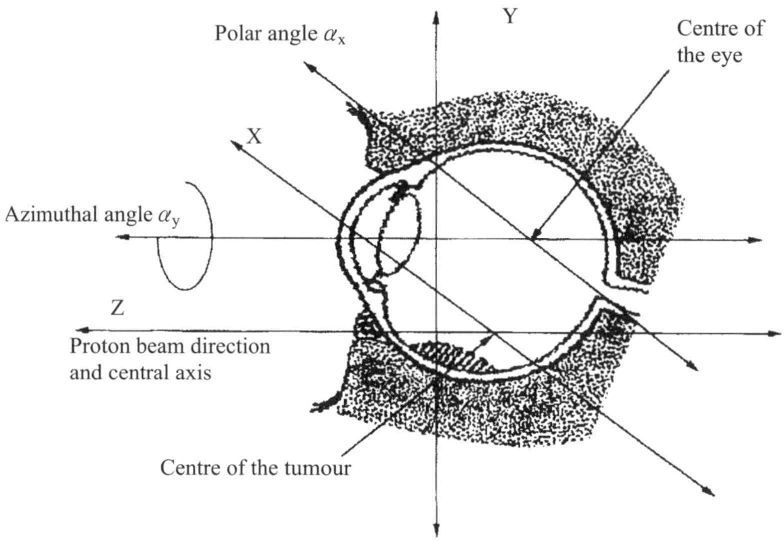

그림 10.6 눈과 의자의 움직임에 따른 x, y, z 기준 축의 모습. U. Amaldi 외 [1.4].

평축(X축)을 따라 회전할 수 있다(그림 10.6). 의자의 움직임은 안구와 머리에 6개의 자유도를 제공한다 [1.4]. MGH/HCL과 PSI에서 사용되는 2가지 의자모델이 있다.

10.3.3 환자 위치 확인

일련의 얇은(1~3 mm) CT 단면상들을 재구성하면, 치료체적의 3차원적인 상을 얻을 수 있다. 이 3차원 CT 지도는 뼈를 기준점으로 하여 표적 위치를 표시한다. 예를 들어, 두부 및 경부 종양의 경우 전체 두개골을 재구성하고, 선택된 뼈를 기준점 또는 기준 표시물로 하면 유용하게 치료위치를 확인할 수 있다. 1개 이상의 독립적인 X선 관이나 치료 빔이 보는 방향으로 계산된 CT 자료로부터 조사 시 필요한 디지털 방사선 사진을 얻는다. 컴퓨터화된 모델링을 통하여 표적위치의 정확도를 mm 이하로 할 수 있다.

양성자 빔에 대한 환자 정렬에는 통상 레이저와 검증 필름이 사용되고, 기준 표시물(클립 또는 뼈 기준점)을 시각화하는 데에는 검증 필름이나 디지털 영상 시스템이 사용된다. 3차원 좌표계에서 기준점의 위치는 **디지털 복원 방사선 촬영기법**

(**DRR: Digital Reconstructed Radiography**)에 해당되는 기준 표시물의 위치와 비교되고 환자의 위치를 움직이는 것은 환자 포지셔너로 조정한다. 기준 표시물을 입체적으로 국한하는 것은 종래의 방사선 사진 위에 디지털화된 태블릿을 사용하여 만들 수 있다. 또 다른 방법으로 원래의 DRR과 각 치료 기간 전에 찍은 디지털 방사선 사진(그림 10.7)들을 컴퓨터로 처리하여 비교하는 것도 가능하다. 마지막으로 영상을 비교하는 소프트웨어는 환자의 위치를 이동하기 위해 치료대가 자동적으로 움직이게 조정한다(회전 및 기울어짐뿐만 아니라 X, Y, Z축에 따른 정확한 움직임). 2가지 경우(디지털화된 태블릿 또는 디지털 영상 간 비교)에서 방사선사진의 2번째 세트는 설정이 올바르게 이루어져 있는지를 검증할 필요가 있다. MGH에서는 이식된 기준 표시물을 사용하고 있다. 환자의 위치를 설정하고 검증하는 데에는 약 15분이 소요된다.

환자의 정확한 위치를 설정하고 검증하는 데 필요한 시간은 많은 요인과 기법 조건에 따라 달라진다. 경제성 등을 고려하여 갠트리 이용도는 시간당 약 4명의 환자 치료를 가능하게 해야 한다(MGH에서 추정한 평균시간).

10.3.4 치료 시뮬레이션

많은 경우 양성자치료는 광자치료와 결합되기도 한다. 비동일면 동심 기법(Non Coplanar Isocentric Techniques)을 사용하여 양성자의 경로를 따라 광자 포털을

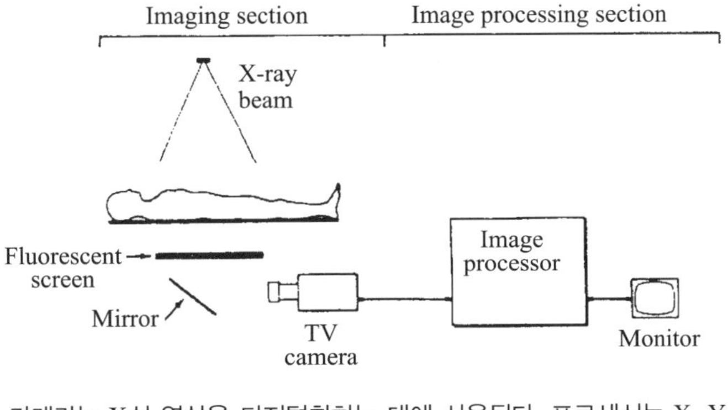

그림 10.7 TV 카메라는 X선 영상을 디지털화하는 데에 사용된다. 프로세서는 X, Y, Z축에 대해 기준 표지물의 위치를 선정하고 DDR과 비교한다. 환자 포지셔너는 움직임을 자동적으로 감지한다 [1.4].

형성하고, 빔 시야(Beam's-Eye-View)에서 해부학적 특징에 대한 정확한 재구성을 하는 것이 필요하다. 이렇게 하기 위해서, CT 단면상을 사용하여 치료 빔의 방향에서 디지털 방사선 사진을 구성한다. 재구성된 방사선 사진에서는 치료체적 또는 표적이 빔에 의해 보여지는 것처럼 대략적인 윤곽이 그려질 것이다. 시뮬레이터는 이러한 치료 조건들을 재현할 필요가 있다. 그림 10.8은 상용 시뮬레이터(VARIAN, Ximatron)의 일반적인 배열을 소개한다[1.4].

10.3.5 기존 양성자 시설의 환자 취급 계통의 예

10.3.5.1 PSI의 환자 취급 계통

환자는 준비실에서 치료를 준비하게 되며, 모든 절차는 환자에게 맞춰진 치료대

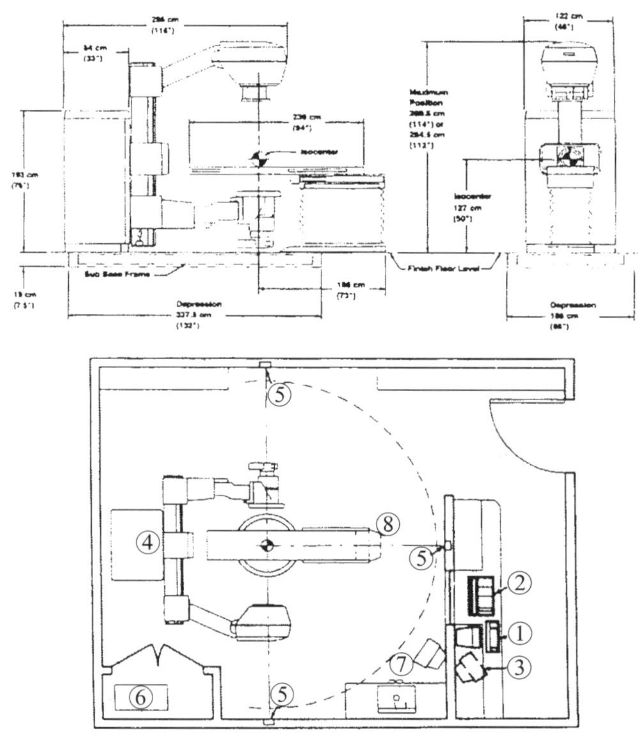

그림 10.8 VARIAN™ Ximatron: ① 워크스테이션, ② 제어 콘솔, ③ 형광 투시 감시기, ④ 스탠드 갠트리와 치료대, ⑤ 위치선정 레이저 광, ⑥ 고주파 발생기, ⑦ 실내 모니터, ⑧ 펜던트(Pendant). U. Amaldi 등[1.4].

에 위로 향하게 누운 자세로 고정시킨 상태에서 이루어진다. 환자는 그림 10.9와 같은 특별 운송 시스템(환자 운송기)을 사용하여 이동된다.

그런 다음 환자는 위치선정실(Positioning Room)로 이동한다. 환자용 치료대는 양성자 갠트리에서와 똑같은 고정 방법을 이용하여 CT 테이블에 결합시킨다. 이렇게 함으로써 갠트리 위와 CT 안에서 치료대의 위치가 정의되고, 기계적 재현성이 치료의 모든 단계에서 보장된다. 기계적인 정확성을 달성하기 위해, 환자를 위한 모든 상업용 CT 지원 시스템은 특별하게 고안된 새로운 시스템으로 대체되어지고 있다.

일반적인 위치 조정은 컴퓨터 단층 촬영기(CT)로 한다. 동일한 CT가 (1) 치료계획을 위해 CT 단면상을 만들고 (2) 단일 분할조사 이전에 환자의 위치를 검증하기 위한 데이터 수집을 위해 사용된다. 기준 스카우트 뷰(Scout View) 영상은 치료 계획에 필요한 CT 단면상 촬영 시간에 같이 촬영한다. 침상에 있는 환자의 위치는 스카우트 뷰 영상과 기준 영상을 컴퓨터 워크스테이션으로 비교함으로써 각 분할 치료 이전에 확인된다. 치료계획을 위해 사용한 것과 같은 CT를 사용하여 환자의 위치를 검사함으로써, 각 분할조사 전에 치료 계획에 대한 가장 정확한

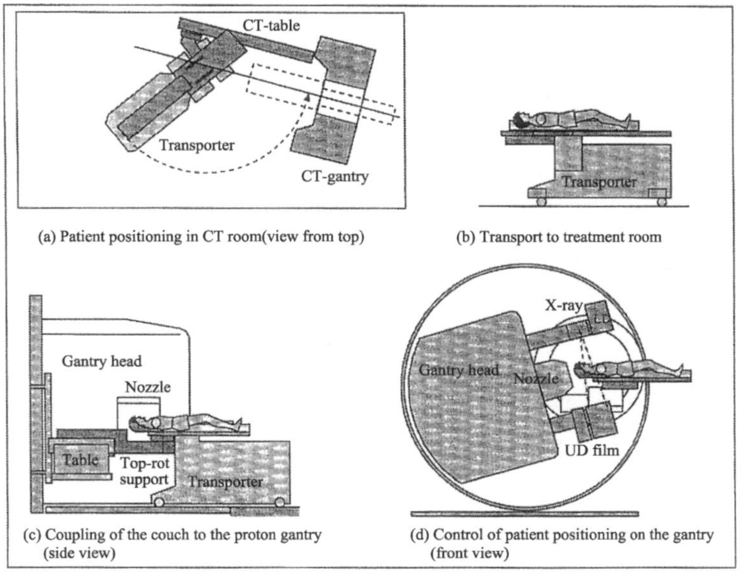

그림. 10.9 PSI 양성자치료를 위해 개발된 환자취급 시스템의 개요. E. Pedroni 등[8.4].

유효 데이터를 얻을 수 있게 된다. CT에서 환자를 정위치시킨 후, 환자를 양성자 치료실 안으로 이동한다.

갠트리실에서 치료대는 양성자 갠트리 테이블(그림 10.9)과 결합된다. 필요한 경우 치료대에 대한 환자의 위치는 X선 또는 양성자 촬영기법으로 다시 확인하게 된다 [10.7].

10.3.5.2 NPTC의 환자위치 선정계통

환자 위치선정 시스템은 연결부위에 체결되어 함께 움직인다. 치료대는 수직축에 대해 회전할 수 있게 턴테이블(회전축) 위에 위치된다. 그림 10.10에서는 시스템이 지나갈 수 있는 범위, 운동 지표를 도시하였다. 전체적인 환자 위치선정 시스템 작동 지표는 전면 갠트리 베어링의 링 최소 안쪽 직경의 크기를 결정하는데, 갠트리 설계에 있어 주요한 요인이 된다. 환자는 갠트리 회전축에 대해 90° 회전될 수 있어야 하기 때문에, 갠트리 링의 반경은 환자의 신장보다 실질적으로 더 커야 한다. 환자의 치료대는 로드셀(Load Cell)에 직접 조립되어 탑재된다. 로드셀은 치료기간 동안 환자의 체중과 치료대 무게중심의 위치를 측정한다. 로드셀은 환자 위치선정 시스템 위에 있는 환자의 다양한 체중과 위치로 인한 위치의 삐뚤어짐을 보정하는 알고리즘에 필요한 데이터를 수집한다 [10.8].

10.4 환자 호흡과 연동된 조사(Gated Irradiation) 계통

10.4.1 HIMAC의 호흡 연동 빔 제어 계통

일본 HIMAC에서는 종양주위의 정상조직에 불필요한 방사선 조사를 최소화하기 위하여 환자호흡에 의해 연동되어 개폐되는 방사선치료법을 개발해 오고 있다(그림 4.12). 이 시스템은 표적의 움직임을 감지하는 위치에 민감 검출기, FM 및 AM을 갖는 RF-Knockout 적출법, HIMAC 싱크로트론 링의 최적 운전 패턴, 잔류빔 중단 시스템과 같은 빔 감속 그리고 안전한 치료를 위한 인터록 시스템으로 구성되어 있다. 호흡에 의해 개폐되는 방사선 치료는 1996년 6월부터 시작되어 왔다.

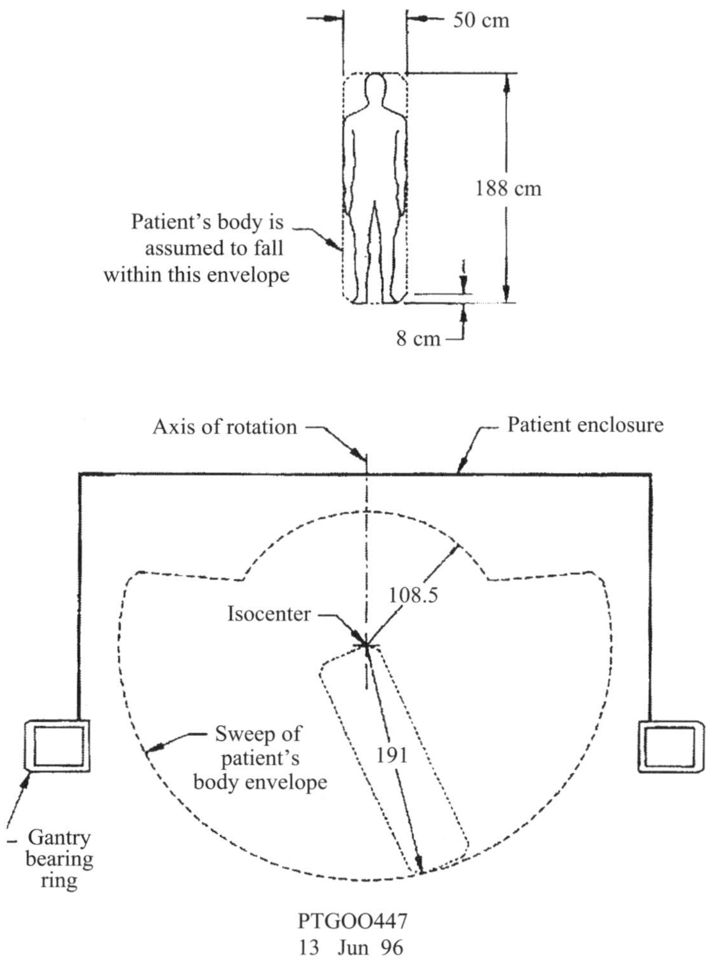

그림 10.10 NPTC에서 환자 위치 정 시스템의 작동 지표. J.B. Flanz [10.8].

호흡에 의해 개폐되는 방사선 조사 시스템에서는 다음과 같은 필수 고려사항이 요구된다. (1) 허용되는 방사선 신호는 표적이 설정된 위치에 있을 때에만 빔을 정확하게 발생시켜야 한다. (2) 빔 인출의 시작과 중단은 트리거(Trigger) 신호에 빠르게 응답해야 한다. (3) 가속기 링의 운전 패턴은 효과적인 선량률을 제공하기 위해 최적화되어야 한다. (4) 잔류 빔 중단 시스템은 원치 않는 빔을 피하기 위해 작동되어야 한다. (5) 안전한 치료를 위한 인터록 시스템이 설치되어야 한다[10.9, 10.10]. 호흡에 의해 개폐되는 방사선 조사 시스템의 작동 패턴을 그림 10.11에 간략하게 나타낸다.

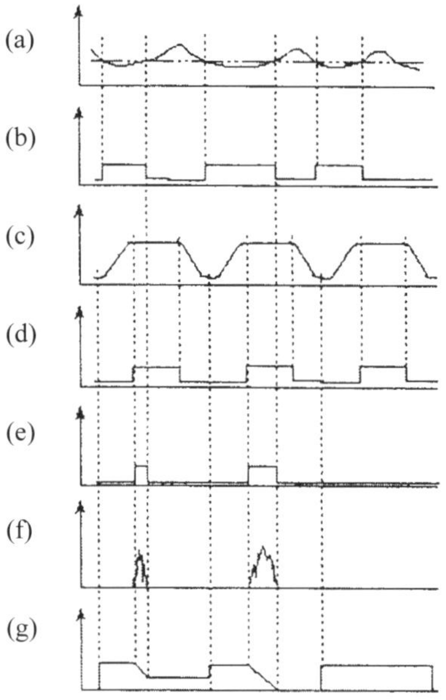

그림 10.11 호흡에 의해 개폐되는 조사 시스템의 작동 패턴. (a) 호흡 신호, (b) 허용되는 방사선 신호, (c) 링의 운전 패턴, (d) 윗면이 평평한 신호, (e) 빔 켜짐/꺼짐 신호, (f) 빔 유출, (g) 순회하는 빔 세기. K. Noda 등[10.10].

10.4.2 NAC 실제 사진측량(SPG: Stereophotogrammetric) 계통

NAC(4.2.2절, 그림 4.9)에서 사용되는 환자 지지 및 위치 시스템은 조절 가능한 환자 지지 시스템(의자), 8대의 비디오카메라 그리고 2대의 개인용 컴퓨터로 구성된다. 환자 위치 시스템은 실시간으로 SPG 기법을 사용하고, 컴퓨터 의자에 연결된다. 환자가 치료 부위의 위치를 찾기 위해 환자를 CT 스캔할 때, 맞춤형 플라스틱 마스크에 부착된 작은 기준 표적은 환자의 머리에 정확하게 고정한다.

최근에 SPG 시스템에 대한 몇 가지 기능이 개선되었다. 환자의 움직임에 대한 감시 방침은 추정 위치보다 환자의 마지막 설정 위치에 대한 움직임을 감시하도록 수정되었다. 그림. 10.12는 NAC에서의 새로운 감시방침에 대한 개략적인 2차원적 표현을 나타낸다. 진하게 칠해진 원은 0.5 mm의 위치 허용 오차를 나타낸다. 점선원은 추정된 표적 위치에 대한 1 mm의 이전 감시 허용 오차를 나타낸다. 긴 점선원은 마지막 설정 위치에 대한 0.8 mm의 새로운 감시 허용 오차를 나타낸다.

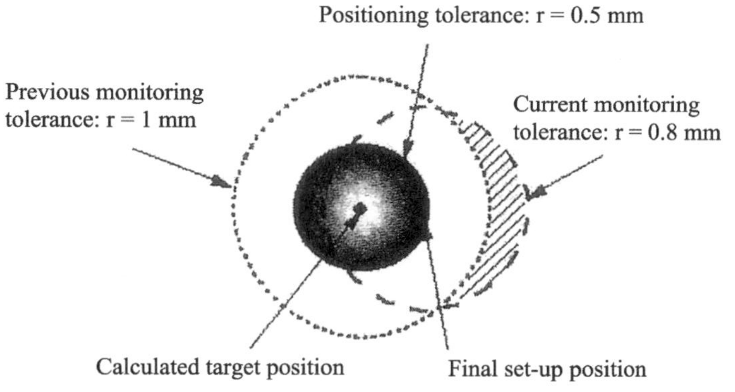

그림 10.12 NAC에서의 새로운 감시방침을 2차원으로 표현한 도해, A.N. Schreuder 등[10.11].

음영된 지역은 새로운 감시 방침이 초기 감시 영역 밖에서 움직이는 것을 허용할 최악의 경우를 나타낸다[10.11].

또한, 작은 움직임이 있는 경우에 빔을 일시적으로 중단하는 것이 이제는 가능하다. 빔의 일시 중단은 낮은 에너지 패러데이 컵을 삽입하여, 즉 입사기와 사이클로트론 사이의 빔을 차단시키는 방법이다. 만약 환자가 설정된(Preset) 시간 이내에 원위치로 다시 이동하는 경우, 빔은 자동으로 다시 시작된다. 작은 움직임이란 환자가 특정 기간 내에 원래의 위치로 다시 이동할 수 있는 정도의 움직임을 말한다. 이것은 환자가 심호흡하거나 기침을 할 경우에도 일반적으로 가능하다. 이것을 용이하게 하기 위해 계시 기간은 환자 모니터링 체계에 포함된다[10.11].

Chapter 11

Proton Radiotherapy Accelerators

양성자치료 센터의 제어계통

11.1 양성자치료 센터의 제어계통

제어계통은 양성자치료 센터의 원활한 운영을 위하여 필요한 모든 활동들을 자동화하고 중앙 집중화하는 기능을 가지고 있다. 전형적인 서비스를 간단히 나열하면 다음과 같다.

- 가속기와 입사기 복합체의 성능과 연계된 기능
- 치료실 운영과 관련된 운전
- 병원의 중앙 정보 및 국가 암 치료망과의 연결된 의료 진단정보 및 치료계획 계통과의 연결
- 방사선 안전 및 일상적 안전 감시 감독
- 고장의 조기 진단과 같은 정교한 제어
- 시설 전체 또는 국부 네트워크의 데이터 뱅크 관리
- 실험에서 획득한 데이터의 취득, 분배 및 분석 기능

또한 제어계통은 의료 진단 시설을 치료계획과 빔 전달 장비들과 연결시키는 수단을 제공하여야 한다. 다량의 디지털 진단 영상정보를 신속하게 분배하는 데는 광대역 전산망(Wide-Band Local Area Network)이 좋은 방법이다 [1.4].

11.2 이탈리아 강입자 치료 센터의 제어계통 제안 내용

계통 설명 제안된 구조는 그림 11.1에 있는 것처럼 2개의 분리된 수직 계층 분산제어계통이다. 그림에는 치료계획, 진단 장비 및 국가 암 전산망 RITA(4.3절)의 연결 구조도 보인다. 상위 레벨은 감시를 위하여 데이터를 수집하고 운전원에게 필요한 정보와 기계 상태를 알려주는 제어실 컴퓨터 클러스터(Computer Cluster)로 구성되어 있다.

하위 레벨은 다수의 마이크로컴퓨터(Microcomputer)로 구성되는데 각각은 자석 전원들이나 고주파 계통과 같은 유사한 장비로 구성된 하드웨어 그룹을 제어하도록 되어 있다. 이 계통들을 세분하면 다음과 같은 2개의 하위 범주로 나눌 수 있

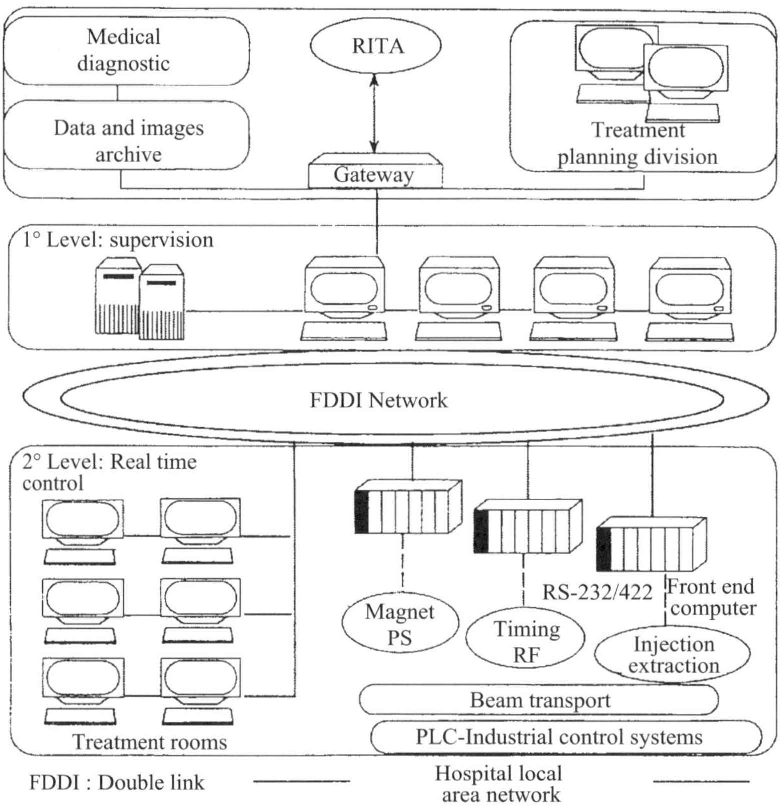

그림 11.1 이탈리아 강입자 치료 센터의 제어계통 구조도 [1.4].

다. 1) 복합기기(갠트리)의 전용 제어계통 2) 일상적인 치료를 위해 방사선 기사가 직접 사용하는 장비. 이 계통들의 임무는 기존 방사선 치료에서의 임무와 같다. 제어 계통들은 방사선 작업이 수행되는 제어실과 접속되어 있다.

분산제어의 핵심은 **FDDI(Fiber Distributed Data Interface)**라고 불리는 LAN (Advanced Local Area Network)이다.

컴퓨터 계통 현재 입자가속기 제어로 가장 널리 사용되고 있는 기종은 RISC (Reduced Instruction Set Computing)를 기반으로 하고 UNIX 운영체제를 갖춘 워크스테이션이다. 혹은 이미 가격 경쟁력이 입증된 IBM과 호환 가능한 개인용 컴퓨터도 사용할 수도 있다.

치료실 모든 치료실에는 치료 제어용 장비가 있다. 이 계통은 혹시 발생할지도 모르는 방사선 기사의 인위적인 실수를 방지하기 위하여 만들어진 것들이다. 환자 상태 감시를 위해서 기존의 CCTV와 함께 워크스테이션이나 PC가 LAN에 연결되어 있다. 출력은 그래픽으로 표시되어야 하고 사용하기 쉬워야 한다. 의료진과 치료실에 있는 방사선기사 사이의 통신 채널 역시 확보되어 있다 [1.4].

11.3 안전계통

안전이란 규정짓기가 어렵긴 하지만, 안전계통은 어떤 예상 가능한 실수에 대해서도 이중 보호 기능을 가지고 있어야 한다. 전달되는 빔이 선택된 표적의 외부를 피폭한다든가, 선량률이 부정확하다든가, 총 선량이 부정확하다든가, 노즐 기기가 환자의 몸에 닿는다든가, 방사선 기사가 방사선에 노출된다든가, 화재, 전기사고, 진공 계통 사고가 난다든가 하는 일들이 발생하지 않도록 특별한 주의가 기울여져야 한다.

양성자치료 센터에서 건강과 안전에 직결되어 있는 기능은 제어계통과 연동은 되어 있으나, 완전히 독립적인 별개의 전용 계통에 의해 수행되어야 한다. 안전계통은 다음과 같은 특성을 가져야 한다.

- 고도의 신뢰성: 기기의 질이 우수하고 여분의 기기가 준비되어 있어야 한다.

- 고장 시 안전(Fail Safe): 계통에서 중요한 고장이 생길 경우, 가속기는 정지되고 주요 계통의 전원은 자동적으로 차단되어야 한다.
- 완전 자동화: 가급적 인위적 오류를 피하기 위해 필요하다.
- 운전원의 개입 시 빠른 반응.
- 운전 및 유지 보수의 단순성 [1.4, 5.1].

11.3.1 안전요건

환자 감시 시술 중 환자 상태의 지속적인 감시를 위해 최소한 2대의 카메라와 화면이 있어야 한다. 이러한 지속 감시 장치는 초점 및 조리개 조절 기능, 줌 기능을 가져야 한다. 또한 시술 중 환자와 의료진 사이에 통화가 가능하도록 치료실과 제어실 사이에 통신망이 가동되고 있어야 한다 [5.1].

비상단추 3단계의 전원 차단 단추가 있고 차단 장치에는 선명한 표시가 붙어 있어야 한다. 1단계) 모든 시설에 대한 전원 차단, 2단계) 치료 중인 방 및 장비에 대한 전원 차단, 3단계) 단추를 누른 후 10 μs 이내에 빔을 차단하거나 빔의 경로를 바꿈. 각각의 치료 제어실과 치료실에는 최소한 1개의 2단계 비상 단추가 있어야 하고, 가속기 제어실에는 1개의 1단계 비상 단추 및 1개의 3단계 비상 단추가 있어야 한다. 이들 지역에는 스위치 야드 및 빔 수송 계통도 포함된다.

출입문 연동장치 출입문에는 적어도 2개의 전자식 스위치가 있어야 한다. 이들 스위치들은 3단계 비상 단추로서의 기능을 수행하여, 문이 열릴 경우 10 μs 이내에 방사선을 차단해야 한다. 또 문을 닫을 때 자동적으로 방사선 조사가 재개되어서는 안 된다. 모든 연동 장치가 정상적인 상태이고 출입문이 닫힌 상태에서 운전원이 수동적으로 조작할 때만 방사선 조사 재개가 가능하다 [5.1].

방사선 감시 출입문 위에는 붉은색과 흰색 전구가 있어, 가속기와 빔 라인에 빔이 있는지 없는지를 표시한다. 제어 콘솔에는 가속기 주 전원이 살아 있는지를 알려주는 표시등이 붙어 있어야 한다.

여러 곳에 위치한 방사선 감시기 중 하나가 법적 허용 수준 이상의 방사선량을 감지하게 되면, 경보음이 발생하고 붉은색 경보등이 점멸하는 경보 계통이 있어야 한다. 경보 계통이 작동되면 즉시 빔의 경로를 바꾸든지 또는 전원을 차단하여 사람이 접근할 수 있는 모든 지역의 방사선 수준이 허용치 이하로 내려가도록 해야 한다. 회전중심점으로부터 1 m 떨어진 곳의 중성자 수준이 회전중심점 선량의 0.1% 이하가 되어야 한다 [5.1].

기계적 안전 고장 또는 인위적 조작으로 인해 전원이 꺼지는 경우, 환자와 접촉하거나 가까이에 있는 침상, 갠트리 및 기타 치료 보조기기들은 즉각적으로 부동상태(Frozen)로 고정되어야 한다. 전원 차단 시에는 치료실, 환자 대기실, 복도 등에 있는 비상등이 자동적으로 켜져 환자를 안전한 장소로 대피시킬 수 있어야 한다 [5.1].

11.3.2 이탈리아 강입자 치료 센터의 안전계통 제안 내용

센터는 여러 곳에 있는 많은 장비들을 점검해야 한다. 이 요건들을 만족시키기 위해서는 다른 고위험도 설비에서 보통 채택하고 있는 것과 유사한 방안을 고려해볼 만하다. 이러한 방안에는 LAN을 통해 주 컴퓨터와 연결된 프로그램 논리 제어기(PLC: Programmable Logic Controller)에 기반한 분산계통으로 구성되는데, 이 제어기는 감시자 역할을 한다. PLC란 보통 프로그램 가능한 메모리에 수록된 명령들에 의해 순차 시험, 시간에 따른 제어, 계수 및 최적화와 같은 공정제어를 수행한다.

그림 11.2는 안전계통의 구성 예를 보여주고 있다.

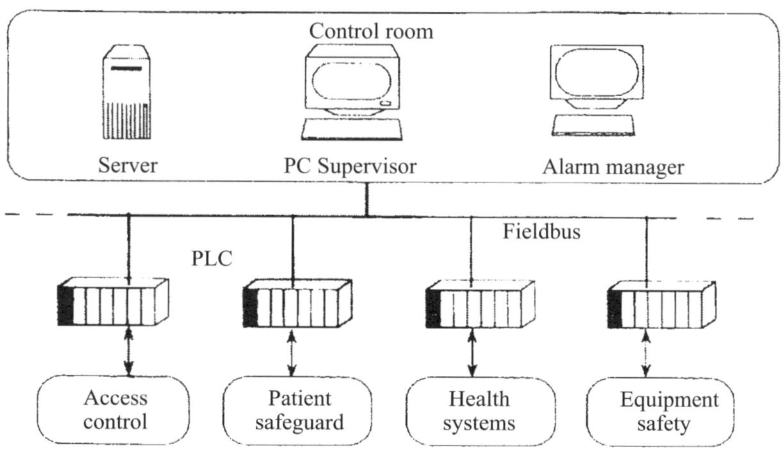

그림 11.2 이탈리아 강입자 치료 센터의 안전계통 구성도 [1.4].

과 피폭 보호 환자가 과도피폭 또는 사고피폭을 받지 않도록 검출기 및 가속기 진단장치, 신속 빔 정지 계통, 치료실 인터록(Interlock), 빔 라인 차폐, 2차 빔 감시를 위한 이온함 등으로 계통을 구성한다.

빔 감시(빔의 세기, 위치 및 단면 형태)는 빔 수송계통(9.2절)에 있는 전용 계기로 이루어진다. 반면에 방사선치료에 있어서의 빔 감시 / 선량 측정 계통은 처방된 대로 환자에게 빔이 조사되는지를 확인하기 위하여, 선량을 실시간으로 측정하고 공간 분포에 관한 정보를 제공하는 기능을 가지고 있다. 선량 측정 계통은 빔 수송 계통 및 빔 전달 계통과는 독립적이어야 하며, 방사선 조사 상황에 관한 정보를 정보 수집 계통 및 운전자에게 실시간 정보를 제공할 수 있도록 반응 시간이 충분히 짧아야 한다. 최대한의 안전성을 위해 선량을 감시하고 또 방사선 조사를 중단할 수 있는 2개의 독립적인 장비를 갖추어야 한다. 감시기의 현장 감시는 유선으로 연결된 제어기기에 의해 수행되어야 한다 [1.4].

방사선 감시 안전계통과 연결된 광자-중성자 검출기들은 방사선 준위를 전체적으로 감시한다. 그것들의 임무는 1) 선량이 설정치를 넘으면 언제나 장치를 정지시키고, 2) 빔 손실을 나타내 주고, 3) 가속기 정지 후 선량 준위가 일정 수준 이하로 내려가기 전에 사람이 가속기에 접근하는 것을 방지하는 것이다.

출입 및 운전 가속기와 치료실이 있는 건물은 지하에 설치되는데, 통제 감시 구역으로서 의료 물리팀만 하나의 출입구를 통해 출입할 수 있다. 가속기 공간과 치료실은 다른 지역보다 방사선 피폭 위험이 더 크다.

이들 지역들은 콘크리트 벽으로 잘 차폐되어 있다(12장). 각각의 방사선 제한 구역은 가속기 운전 상태와 측정되는 방사선 수준에 따라 출입 금지 구역, 출입제한 구역 및 출입 감시 구역 등으로 구별된다. 출입이 금지된 구역은 감시 감독하에 출입이 허용되거나 한다. 방사선 제한 구역에 사람이 출입할 때는 출입구에 있는 계수기가 자동적으로 체크한다 [1.4].

Chapter 12

Proton Radiotherapy Accelerators

양성자 시설의 차폐

암 치료를 위한 60∼250 MeV 범위의 양성자가속기의 사용은 1950년대 중반 처음 시도된 이래 성장을 계속하여, 20여 개의 병원 또는 연구소 차원의 가속기 시설이 운영 중에 있다(2011년 말 40개 시설[*역자 주]). 양성자가속기는 빔을 인출하여 사용하는 중에 빔과 양성자가속기 구성품(특히 자석), 빔 전달 장치(조준기 등) 및 환자 인체와의 상호작용에 의해 2차 방사선으로 주로 중성자를 만들어 낸다. 빔의 세기(10^{10}개/초 수준)는 전형적인 연구용 가속기(10^{13}개/초 수준)에 비해 훨씬 작지만, 가속기가 병원과 같은 인구 밀집지역에 설치된다는 점에서 방사선 차폐가 요구된다. 차폐 정도는 시설의 외부 환경에 미치는 방사능 영향이 "영(Zero)"이 될 정도여야 한다 [12.1].

시설 주변의 방사선 차폐 벽의 설계는 시설비용과 기능에 큰 영향을 미친다. 직원이나 환자에게 허용 가능한 수준의 방사선 피폭(Exposure)을 유지하면서 차폐체의 물량을 줄일 수 있다면 건설 비용이 많이 절감될 것이다. 치료실 및 빔 라인의 입구 설계는 출입 시간, 비용 및 건설 방법에 영향을 준다. 이런 설계 관점에서 보면 비용, 건설의 복잡성 정도 및 공간 배치 등의 요소들을 적절하게 조화시키기 위한 문제의 해결에 많은 시간이 소요된다 [4.2].

12.1 차폐 특성

치료 전용 양성자가속기의 대부분은 주요 파라메터가 비슷하다. 즉, 양성자 빔 세기는 20 nA, 양성자 에너지는 70~250 MeV 범위이다. 따라서 가속기의 형태와 시설의 설계가 차이가 나는 다른 시설일지라도 비슷한 방사선 방호(Radiation Protection) 설계 개념을 적용할 수 있다.

고에너지 양성자 시설에서 주된 2차 방사선은 중성자이다. 따라서 차폐벽은 다음 특성을 가져야 한다. 즉, 1) 가장 큰 에너지의 양성자도 정지시킬 수 있을 것, 2) 양성자가 가속기, 감쇄기, 빔 분리기, 빔 수송 라인, 갠트리, 노즐, 환자 및 차폐벽과 상호작용을 일으켜 생성하는 중성자 및 감마선의 세기를 허용 수준 이하로 줄일 수 있을 것 등이다 [4.2].

이와 관련된 기술적 문제점들은 다음과 같다. 1) 위치, 방향 및 에너지와 관련하여 고속 중성자와 감마선의 선원 항(Source Term)이 얼마인지를 확인하는 문제, 2) 실험 및 이론적인 방법으로 차폐체의 감쇄특성을 파악하는 문제, 3) 피폭 저감을 위해 방사선치료 시설 내에 어느 정도의 도관(Duct)이나 미로를 설치하느냐 하는 문제, 4) 특히 치료실 내에 있는 의료진에게 미치는 방사선 장애(Radiation Hazard)가 어느 정도인가를 평가하는 문제 등이다 [12.1, 12.2].

12.1.1 방사선 피폭

표 12.1은 미국과 이탈리아의 현행 연간 방사선 피폭 허용 한계이다. 예를 들면 미국에서는 방사선작업자의 연간 허용한도는 50 mSv이고 일반인의 허용 한도는

표 12.1 연간 피폭 허용 선량의 예

피폭자 그룹	연간 피폭 허용치	
	캘리포니아(미국)	이탈리아
방사선 직업 종사자	5.0 rem(50 mSv)	
시설 내 종사자		0.2 rem(2 mSv)
일반 대중	0.5 rem(5 mSv)	0.1 rem(1 mSv)

1 mSv로 감소시킬 예정이다. 앞으로 방사선 작업자의 허용 한도는 ICRP와 NCRP의 권고에 따라 20 mSv로 곧 줄어들 전망이다. ICRP는 또한 중성자 선질계수(Quality Factor) 역시 변경시킬 것을(일반적으로 상향 조정하도록) 권고하는 보고서를 발표한 바 있다.

12.1.2 차폐체에서의 감쇄

일반적으로 중성자 선량을 최대 허용값 이내로 감소시키는 데 필요한 차폐 두께 d는 다음과 같이 주어진다.

$$\frac{d}{\lambda(\theta)} = \ln\left(\frac{H_0(\theta) \cdot I \cdot f_{loss} \cdot t_{loss} \cdot U \cdot T}{H_{\max} \cdot r^2}\right) = \ln\left(\frac{H_0(\theta) \cdot S}{H_{\max} \cdot r^2}\right) \tag{12.1}$$

식에서 $\lambda(\theta)$는 θ방향에 대한 콘크리트 내에서의 감쇄 길이(Attenuation Length)이며, r은 선원과 평가 위치 사이의 거리($r > d$), $H_0(\theta)$는 θ방향으로의 선원항, I는 평균 양성자 평균전류, f_{loss} ($0 < f_{loss} \leq 1$)는 빔 손실 계수, t_{loss}는 거시적 임무계수(즉 특정 위치에서 하루 중 몇 시간 동안 빔이 손실되는가 하는 비율), T는 차폐 너머 환경의 점유율, U ($0 < U \leq 1$)는 장치 가동률(Use Factor)이며 $S = I \cdot f_{loss} \cdot t_{loss} \cdot U \cdot T$이다[12.1].

선량등가 감쇄 길이(Dose-Equivalent Attenuation Length)의 계산 예는 표 12.2와 같다. 계산된 선량등가 감쇄 길이는 콘크리트 실험 결과와 잘 맞는다. 콘크리트 대신 다른 물질(흙, 철, 고밀도 콘크리트)을 사용할 경우, 차폐체와 사람이

표 12.2 표면에서의 선원 세기 및 방사선 차폐 길이[12.4]

실험치			계산치		
θ(°)	$H_0 r^2$ (10^{-15} Sv m^2)	λ_{eff}(kg m^{-2})	θ(°)	$H_0 r^2$ (10^{-15} Sv m^2)	λ_{eff}(kg m^{-2})
0	8.6±0.8	910±30	0-10	6.6±0.4	991±28
22	4.6±0.5	876±34	10-30	5.0±0.2	1040±21
45	2.1±0.2	746±24	40-50	2.3±0.1	894±21
90	6.9±0.8	519±21	85-95	1.0±0.2	534±26

면한 쪽에 충분한 두께의 수화물(Hydrogenous Material)이 있어야 한다는 점을 제외하고는 면적 밀도에 기반하여 대체할 수 있다.

12.1.3 중성자 원

중성자는 고에너지 양성자가속기에서 발생되는 주된 2차 방사선이다. 가장 높은 에너지의 양성자가 가장 큰 방사선 위험을 초래한다. 중성자는 가속된 양성자가 가속기의 구조물, 치료실 내의 표적 등과의 충돌로 생성되어 가속기의 1차벽을 통해 방출된다. Fe, Cu, H_2O 표적들과의 상호작용으로 생기는 중성자의 생성률은 표 12.3과 같다. 그림 12.1은 3개의 표적으로부터 방출되는 중성자들의 각도 분포를 나타낸 것이다.

표 12.3 Fe, Cu, H_2O 표적에서의 중성자 생성률 [1.4]

표적 물질	반경(cm)	길이(cm)	생성률(중성자/입사 양성자)
Fe	5.8	7.5	0.768
Cu	5.0	6.5	0.994
H_2O	20.0	20.0	0.20

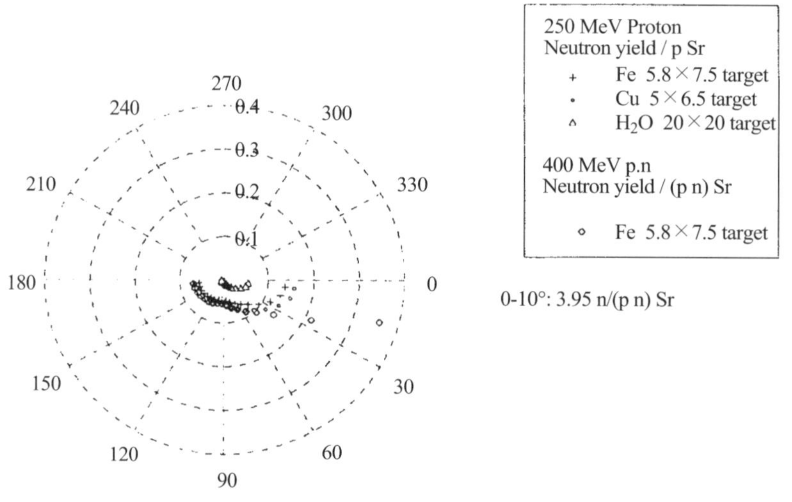

그림 12.1 참조 표적으로부터 방출되는 중성자의 각도 분포 [4.1].

12.1.4 미로(Maze)와 도관(Duct)에서의 감쇄

물리 실험 위주의 가속기에서는 보통 플러그형 출입문들이 사용되지만, 환자가 실수할 가능성이 있기 때문에 치료 시설에 적용은 바람직하지 않다. 또 미로의 끝에 위치한 치료실(병원 갠트리가 통과할 수 있도록 충분히 큰 방)은 많은 양의 방사선이 발생하는 곳이다. 실제로 치료실 내에서 환자는 빔이 직접 조사되는 위치에 놓여 실제로 빔덤프(Beam Dump)가 되고, 빔 수송 계통의 다른 곳에서도 빔 손실이 발생하여 선원 역할을 한다. 미로를 통해 전달되는 등가 선량의 대부분은 낮은 에너지의 중성자에 의한 것이다. 열중성자는 고속 중성자가 벽과의 충돌로 감속되어 미로에 점점 축적되는 경향이 있다 [12.3].

도관은 보통 직경 30 cm인 차폐체 관통부로서 전력선, 냉각관, 기타 다른 관들이 여기를 통과한다. 주된 선량은 낮은 에너지의 중성자에 의하며, 도관 내에서의 방사선 수송 특성은 40년 이상 발전을 거듭해온 원자력 산업계에서 널리 규명되어 왔다 [12.3].

12.1.5 방사화(Activation)

높은 에너지의 양성자와 낮은 에너지의 중성자가 콘크리트 차폐벽과 충돌하면 차폐벽 내에서 감속되고 포획되면서 다양한 종류의 핵종을 만든다. 그림 12.2는 양성자 하나가 콘크리트 벽과 상호작용을 일으킬 때 만들어내는 핵종의 분율을 나타낸 그림이다.

방사선치료가 끝난 후, 환자를 돌보아야 하는 의료진을 위한 특별한 고려사항

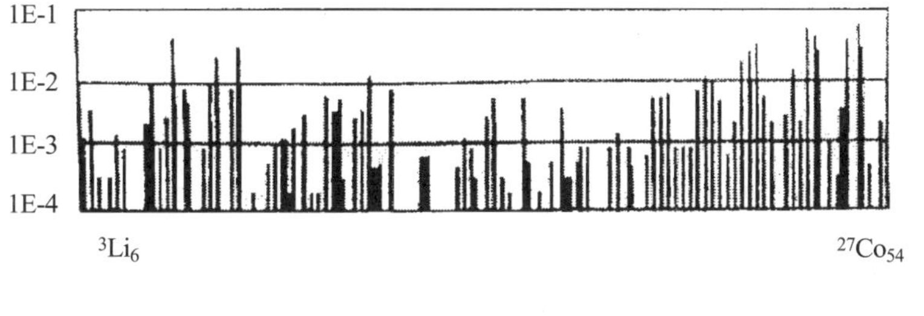

그림 12.2 콘크리트에 입사하는 양성자 1개당 생성되는 핵종 수. 입사 양성자는 230 MeV에서 20 MeV로 감속되는 모든 단계에서 방사성 핵종을 만드는 데 기여한다 [12.3].

이 있다. 환자 1인당 1~2분의 방사선 치료가 끝나면, 15분쯤 후에 다른 환자의 치료를 시작한다. 따라서 의료진은 반감기가 그 정도 되는 핵종에 의해 가장 많은 피폭을 받게 된다. 다만 그보다 반감기가 긴 핵종이 오랫동안 누적이 된다면 그로 인한 의료진의 피폭은 더 심각해질 수도 있다.

물론 방사선 붕괴 시간이 긴 핵종이 축적되는 구성품은 주기적으로 교체한다. 그러나 인체에서 생기는 핵종은 어쩔 수 없다. 인체 내에서는 C-11이 많이 생성되는데 이 핵종은 20.4분의 반감기로 양전자를 방출하는 핵종이다. 빔 노즐이 구리 또는 철로 되어 있고 단위 면적당 질량 20 g/cm^{2}에 흡수되는 양성자 빔 세기가 10 nA라면 환자 치료 후, 다음 환자 치료를 준비하는 시간 1회당 의료진이 받는 피폭량은 1 m 거리에서 5.7 μSv이 된다.

12.2 이탈리아 강입자 치료 센터의 벙커(Bunker) 프로젝트

12.2.1 빔 손실 원

강입자 치료 센터는 이탈리아에서 제안되고 있는 병원용 시설인데 북부 이탈리아에 건설될 예정이다(4.3절, 그림 4.16, [1.4]). 주 가속기는 H^-을 250 MeV까지 가속하는 싱크로트론이다. 양성자는 전하 교환에 의해 인출된다. 싱크로트론의 요구 진공도는 10^{-10} torr인데 이 정도 진공도가 되어야 H^-와 잔류 기체의 분자와 충돌에 의해 2번째 전자가 벗겨지는 것을 피할 수 있다. H^-는 2개의 별도 선형가속기에 의해 11 MeV와 3 MeV로 각각 가속된다. 치료를 위해서는 낮은 세기의 빔(초당 10^{10}개 정도의 양성자 및 10^9개 정도의 $^{16}O^{8+}$ 이온)만 있으면 되므로 싱크로트론에 주입되고 가속되는 빔의 평균 세기도 작다. 그런데 입사기에서는 치료 목적의 빔 세기보다 더 큰 빔이 만들어지는데, 잉여의 빔은 다른 용도 즉 PET 진단을 위한 진단용 동위원소를 만들거나 베릴륨 표적에서 BNCT용 중성자를 생산하는 데 사용된다. 강입자 치료 센터는 2개의 건물로 구성되는데 하나는 지하에 건설되는 두껍게 차폐된 건물(벙커)로서 가속기와 치료실이 들어가고, 다른 한 동은 지상 건물로서 비방사선치료와 행정용으로 사용된다. 벙커의 표면 면적은 약

3,500 m^2이다. 2개의 치료실에는 회전중심 갠트리가 설치된다. 갠트리는 360° 회전이 가능하여 기존 방사선치료와 마찬가지로 어느 방향에서도 환자에게 방사선을 조사할 수 있도록 설계되어 있다. 가속기와 빔 전송 및 전달 계통에서 손실로 생기는 방사선량의 세기는 그림 12.3에 표시되어 있다.

12.2.2 차폐 프로젝트

그림 12.3은 시설의 평면 배치와 방사선원의 위치 및 연간 피폭 선량 준수에 필요한 차폐벽의 두께를 나타내고 있다.

벙커에 들어 있는 시설들은 다음과 같다.

1. 250 MeV까지의 양성자를 수송할 수 있는 갠트리가 설치된 2개의 치료실
2. 250 MeV 양성자 빔용 수직빔 라인 1개와 수평 빔 라인 1개가 설치되어 있는 치료실

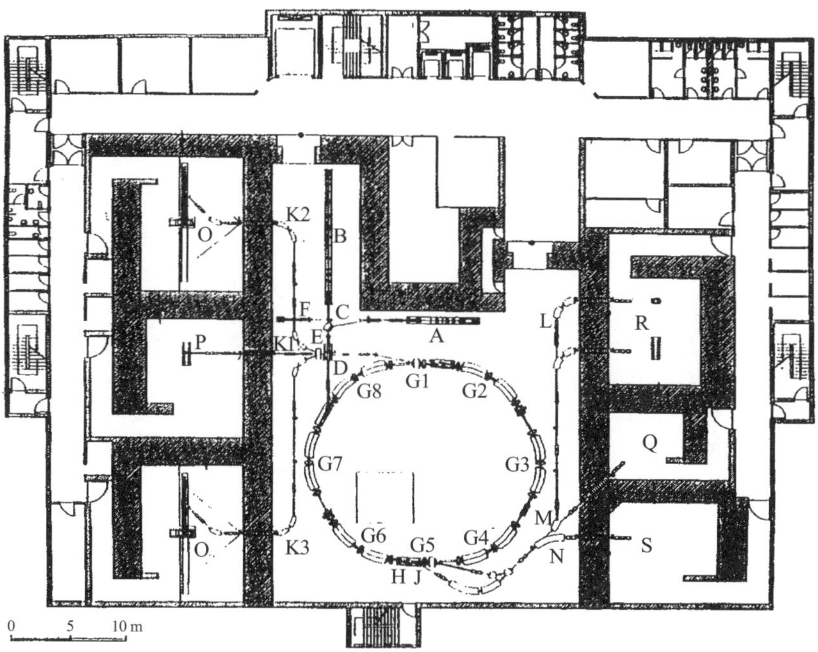

그림 12.3 이탈리아 강입자 치료 센터의 A.2층 벙커 평면도[1.4].

3. 2개의 수평 빔 라인이 있는 치료실. 빔 라인 1개는 안과 암 치료용이고 다른 1개는 머리와 목의 암 치료용
4. 양성자와 경이온을 모두 실험할 수 있도록 수평 빔 라인을 갖춘 실험실(계측 실험, 방사선 생물학 실험, 교정 등)
5. 향후 추진할 경이온 치료를 위한 연구실
6. 입사기에서 일부 인출한 11 MeV 양성자 빔을 이용하는 2개의 실험실. 1개는 양전자를 방출하는 PET 진단용 핵종(C-11, N-13, O-15, F-13) 생산용이고, 다른 1개는 BNTC 열중성자 생산용이다 [12.2].

출입하는 직원들의 연간 피폭선량이 2 mSv를 넘지 않도록 미로형 통로의 구부러지는 횟수, 길이와 벽 두께를 최적화하여 설계하였다. 미로는 회전 갠트리실과 수평 빔 치료실용으로 설계되었다. 그림 12.4는 갠트리실 미로형 통로의 한 예를 보여주고 있다.

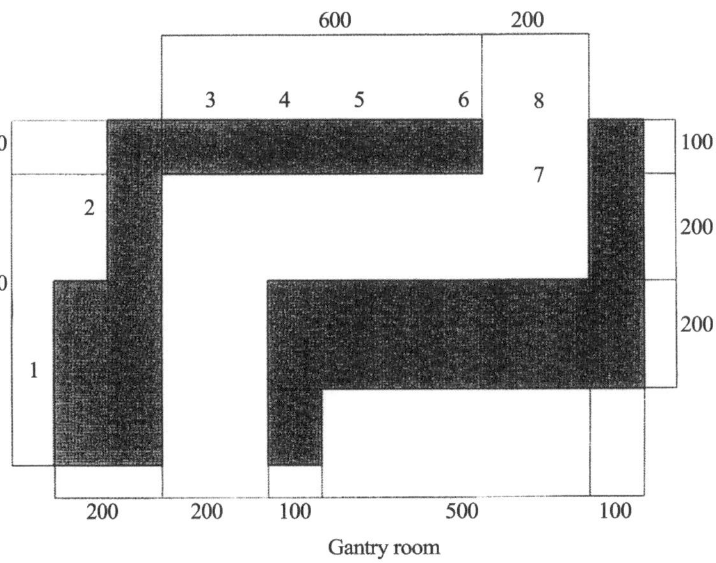

그림 12.4 미로형 통로 구조(숫자는 cm 단위임). 통로 높이는 3 m이다 [12.2].

Chapter 13

Proton Radiotherapy Accelerators

양성자센터 활동의 전체 비용 및 재정 분석

새로운 치료법이 개발되더라도 이를 통상적인 치료법의 하나로 정착시키는 과정은 매우 어렵다. 더구나 기존의 치료법보다도 장치와 운영비가 비싼 경우에는 더욱 그러하다. 따라서 비싼 치료비용을 감당할 수 있는 뚜렷한 치료효과가 입증되어야만 한다. 양성자 및 중이온 치료기는 매우 고가이기 때문에, 자금 문제로 관련 프로젝트들이 추진 중에 중지되었거나, 실현화되지 못한 경우도 많았다. 그러므로 새로운 치료법으로 정착되기 위하여, 치료의 특성, 환자 수, 치료비 산정, 프로젝트 자금 조달까지 완벽한 사회경제학적인 검토가 필요하다. 입자 치료의 적절성에 대해서는 앞의 2.3절과 3장에 이미 기술하였다. 비용과 편익의 추정은 각국의 사회 시스템과 전반적인 비용 수준을 고려하여 계상한다[13.1]. 이 장에서는 양성자치료기의 건설과 이용에 관련된 비용 산정에 대하여 논의할 것이다.

13.1 강입자 치료의 비용 고려사항

첫째, 양성자치료기 설치비용이다. 일반적으로 양성자치료기 설치비용은 통상 방사선치료기의 약 5∼10배 정도가 된다. 둘째, 기술적 측면에서의 시설 가동비용이다. 가동 중 에너지 소비는 가속기 기종과 기술에 따라 차이가 있으나 전반적으로 비싼 편이다. 예로서 3∼4개의 치료실을 갖는 3차원 양성자치료기와 같은 수의 치료실을 갖는 전자가속기 기반 광자(X선)치료기의 운영비를 비교해볼 때 양성자 쪽이 1.5배 정도로 비싼 편이다. 셋째, 치료와 관련된 의료 인력은 양편이 비슷하고 가속기 운영은 시설이 현대화되어 소수의 인력으로도 가능하다 [13.1, 13.2].

시나리오와 비용 산정 입자치료 전문기관의 소요 인력, 공간, 자본 비용, 일상 경비를 산정하기 위하여 표 13.1과 같이 시나리오를 설정하였다. 이 시설은 연간 총 27,000 분할 치료를 가정하여, 25번의 전체 치료 분할 및 12번의 보강 치료(Boost Treatment)분할 환자 수를 동수로 생각하면 연간 각각의 환자 수가 750명이다. 따라서 연간 치료 환자 수의 합은 약 1,500명이 된다. 인건비, 공간, 시설 관련 비용 산정은 독일을 기준으로 산정하였다 [13.1].

인건비, 자본비, 운영비는 표 13.2와 같다. 장치가격 4,300만 DM(독일 마르크)에는 양성자가속기, 2개의 치료기와 1개의 고정 빔 및 건물비용이 포함된 가격이다. 연간 운영비 1,400만~1,500만 DM에는 운영비 및 분할 상환금이 포함된다.

이 시나리오에서는 연간 1,500여 명의 환자를 치료하는 독일의 중간 규모 수준의 방사선치료과를 가정하였다. 환자 수는 재정기여에 결정적이므로 가급적 많도록 추정하였다. 1,500명 환자와 27,000 분할 치료를 고려할 때 분할 치료당 540

표 13.1 가속기 1대 및 치료기 3대로 구성된 양성자치료기 시나리오 [13.1]

설정 시간	15분
조사 시간	5분
분할조사 / 시간 / cave	2.5
가동 시간 / 일	12
운영 일수 / 주	6
운영 주수 / 년	50
분할조사 / 일	100
분할조사 / 년	27,000
전체치료: 보강치료	1 : 1
환자 수 / 년	1,500
분할조사 면적 / 전체	25
분할조사 면적 / 보강	12
새 설정 수 / 일	5.6

표 13.2 연간 운영비. G. Gademann [13.1]

장기 자본 비용(18년) – 가속기, 빔 라인, 갠트리 – 임차료 – 건물 – 차입금	30 13	3.4 1.3
중 단기 자본 비용(8년) – 장비(컴퓨터, CT, NMR) – 임차료	8.65	1.4
운영비 – 인건비, 에너지, 유지보수		9
합계(백만 DM)	51.65	15.1

DM 전체 치료에 13,500 DM, 보강 치료에 6,500 DM 정도가 된다.

다른 추정치로는 P. Mandrillon이 추정한 LASA(밀라노) / CAL(니스) 자료가 있다 [6.1]. 여기서 대략적인 치료비는 환자당 2,400 Euro인데, 이는 20년간 분할 상환을 가정하였으나 의료진의 인건비는 포함시키지 않은 가격이다(의료진은 다른 치료기와 공유한다고 가정). 양성자가속기는 200 MeV 초전도 사이클로트론이고, 2개의 치료실에서 연간 500명을 치료한다고 가정하였다. 추정 비용은 표 13.3과 같다 [6.1].

표 13.3 초전도 사이클로트론 양성자치료 시설의 추정 비용 [6.1]

	투자비용(백만 Euro)
장치	
가속기	3
빔 전달 계통	5
건물	4
운영비	
유지비	0.3
전기료	0.1
급료	0.2

13.2 치료비용 비교

앞서 추정한 양성자치료 비용을 종래의 방사선치료 비용과 비교한다. 그러나 정확성이 충분히 확보된 데이터는 없는 실정이다.

G. G. Gademann의 논문에 의하면, 연골종(Chordomas)과 연골육종(Chondrosarcomas)에 대한 강입자치료와 기존 방사선치료의 5년간 생존율은 각각 62% 대 20%였다 [13.1]. 모든 재발성 종양은 새로운 신경수술(15,500 DM), 수술 후 회복(12,000 DM), 기타 회복(5,000 DM) 5년간의 간호 비용(48,500 DM) 등의 2차적인 치료가 필요하다. 따라서 정상으로 완전히 회복하기까지는 약 80,000 DM이 소요될 것으로 추산된다.

보험회사가 지불하는 비용을 고려할 때 강입자치료가 기존 방사선치료에 비하여 이익인 것으로 나타났다. 연골종과 연골육종에 대하여 강입자 치료법을 활용할 경우 보험회사에 연간 1,670,400 DM의 금전적 이익이 돌아가게 된다(표 13.4).

표 13.4 연골종과 연골육종의 양성자치료와 종래의 방사선치료 비용 비교. G. G. Gademann [13.1]

	종래 방사선치료 비용(DM)	강입자 치료 비용(DM)
단일 치료 비용	9,800	20,200
72명의 환자 치료 비용	705,600	1,454,400
재활 비용	4,608,000	2,188,800
연간 총 비용	5,313,600	3,643,200

13.3 기존 양성자 시설의 전체 비용

13.3.1 장비 비용

표 13.5는 LLUMC 양성자치료 시설의 제작비용을 표시하였다. 그리고 NPTC 시설의 부품비용과도 비교하였다. 제1세대인 LLUMC의 예산은 약 55.4백만 US$였으며, 제2세대인 NPTC는 46.1백만 US$였다 [4.5, 6.12]. 운영비를 부담하기

표 13.5 LLUMC 제작비용(복제 가정 시)과 NPTC 부속시설의 제작비용(추정치)의 상호 비교. J.M. Slater [6.12], M. Goitein [4.5].

부속 시설	LLUMC – 백만 US$(%)	NPTC – 백만 US$(%)
가속기	10.4(21)	12(26)
에너지 선택기		1.8(4)
빔 수송계	4(1)	4.6(10)
갠트리	3갠트리 19.7(37)	2갠트리 10.2(22)
고정 빔 실	3.8(8)	6.9(15)
환자 위치조정장치		3.7(8)
안전 및 제어장치		6.9(15)
건물 및 시설	17.5(33)	
합계	55.4	46.1

위하여 환자 1인당 돌아가는 비용은 약 10,000~15,000 US$ 정도가 된다 [1.3, 5.5]. 전 세계적으로 강입자시설 기반 병원들의 건설비용은 다음과 같다.

- HIMAC, 지바, 일본 - 350 백만 US$
- 가시와 양성자치료 시설, 일본 - 55 백만 US$
- 효고 입자치료 시설, 일본 - 275 백만 US$
- PRMC, 일본 - 70 백만 US$ [13.4]

13.3.2 기존 양성자 시설의 운영비

성공적인 치료 프로그램을 계속 유지하기 위해서는 운영경비를 반드시 최소화하여야 한다. 전체 운영경비는 시설이용 환자 수로 나누어 환자의 치료비 청구액에 직접적으로 할당되는데, 이로 인해 환자 수가 적은 프로그램 운영의 초기에는 치료비 청구액이 상당히 높아지는 문제가 발생한다. 이러한 맥락에서 운영경비 최소화 문제가 이슈로 부각되고 있는 것이다. 즉, 환자 1인당 치료비 청구액은 하루에 치료할 수 있는 환자 수에 반비례한다. 표 13.6은 하루에 50명을 치료하는 경우 유지비, 유틸리티, 감가상각 등을 일례로 보여주고 있다. 이는 LLUMC 경험 자료에 근거한 것이다.

표 13.6 연간 운영비. J. M. Slater 등[6.12]

공급재(몰드, 약품, 환자 필요품)	350,000
유지비	1,600,000
유틸리티 24시간/일	300,000
시설 감가상각	3,100,000
건물 감가상각	700,000
연간 합계	6,050,000 US$

13.3.3 직원 및 인건비

강입자 치료 시설 운영을 위한 소요인력의 산정은 당해시설에 국한되어 발생하는 추가적인 인력만을 고려하여야 한다. 그 이유는 일반적으로 복합 의료시설을

표 13.7 이탈리아 강입자 치료 센터(Italian Hadrontherapy Center)의 비용 산출. 환율 1 DM = 1 kLit, 2.5 kLit = 1 UK₤(1994). U. Amaldi 등[1.4]

<table>
<tr><th></th><th></th><th>인원수</th><th colspan="2">비용(1,000 리라, 1994)</th></tr>
<tr><td rowspan="3">연간 인건비</td><td>행정인력</td><td>8</td><td rowspan="3" colspan="2">8,820,000</td></tr>
<tr><td>기술인력</td><td>38</td></tr>
<tr><td>의사</td><td>38</td></tr>
<tr><td colspan="3">건물 및 공용시설</td><td colspan="2">34,500,000</td></tr>
<tr><td colspan="3">사업 관리</td><td colspan="2">3,552,829</td></tr>
<tr><td colspan="3">시설 설치</td><td colspan="2">26,982,922</td></tr>
<tr><td rowspan="6">시설 부품비</td><td colspan="2">입사기 및 싱크로트론</td><td>168,841,962</td><td rowspan="6">50,754,712</td></tr>
<tr><td colspan="2">빔 수송 계통</td><td>8,517,200</td></tr>
<tr><td colspan="2">빔 조사 계통</td><td>6,163,200</td></tr>
<tr><td colspan="2">환자 위치 조종</td><td>10,277,350</td></tr>
<tr><td colspan="2">제어 및 안전 계통</td><td>7,955,000</td></tr>
<tr><td colspan="2">RITA 네트워크</td><td>1,000,000</td></tr>
<tr><td rowspan="3">성능 향상</td><td colspan="2">빔 가속, 수송 및 전달</td><td colspan="2">11,850,000</td></tr>
<tr><td colspan="2">방사성동위원소 생산</td><td colspan="2">5,900,000</td></tr>
<tr><td colspan="2">BNCT</td><td colspan="2">410,000</td></tr>
</table>

갖춘 대단위 의료기관 내에 강입자 치료 시설이 설치되므로, 본 시설과 직접적 관련이 없는 여타의 일반적인 의료서비스는 병원 내의 기존 시설이나 부서에서 제공받을 수 있다고 보기 때문이다. 표 13.7은 이탈리아 강입자 치료 센터의 사례로서, 연간 1,000명을 치료한다고 가정하였을 때의 추정치이다(추정치 산정에 있어서, 소요 직원 수와 분야별 분포에 대한 가정은 특히 유념하고 보아야 할 것이다).

Chapter

14 전용 양성자치료 시설 제안서

Proton Radiotherapy Accelerators

14.1 전용 양성자치료 센터의 임상적 요건

프로젝트 운영 계획, 장치 도입 계획도 중요하지만 제일 중요한 점은 시설에 대한 명확한 명세서를 준비하여 출발하는 데 있다. 명세서에는 실행에 관련된 이슈들이 모두 포함된다. 특히 치료 요구 조건을 포함하는 최상위 기능 명세서를 가지고 시작하는 것이 좋다[4.6]. 여기에는 후원자뿐만 아니라 잠재적 이용자의 동의와 함께 아주 지엽적인 사항을 포함한 특별한 실행상의 문제점들이 기술되어야만 한다. 만일 처음부터 어떤 특정한 기종, 즉 가속기 기종 또는 갠트리 등을 염두에 두고 이를 구현하고자 한다면, 이 프로젝트는 어려워질 것이다[4.5].

양성자치료기의 명세서는 기술적인 해결방안에 대한 최소한의 지침을 내포한 순수한 임상적인 명세서여야 한다. 이것은 고에너지물리 연구용 가속기의 명세서와는 대조적으로 빔 에너지, 빔의 세기, 빔 인출 시간의 구조, 빔 에미턴스 등과, 4개의 가장 중요한 치료기 명세서, 즉 **(1) 안전성, (2) 신뢰성, (3) 운전성, (4) 유지보수성**을 고려해야 한다.

치료기는 어떤 경우에도 안전해야 된다. 최소한의 조건은 장치의 예상 운영기간인 30년 이상에 사고에 대한 치사율이 0.01% 이하여야만 된다. 따라서 장치는 지극히 신뢰도가 높아야 된다. 이용도는 계획의 95% 이상이 되어야 한다(방사선치료용 전자선형가속기의 경우는 이용도가 98% 정도임). 장치는 운전과 유지보수가 쉬워야 한다. 주조정실에는 전담 운전자를 두지 않고 매일 방사선치료사가 컴퓨터로 빔을 제어할 수 있어야 하고, 오직 소수의 공학자나 기술자의 조력만을 필요로 하는 수준이어야만 된다. 또한 장치는 짧은 시간 내에 수리할 수 있어야만 된다. 표 14.1에 임상적인 요구조건의 관점에서 추가적인 특성을 기술하였다.

NPCT 설계자들에 의하여 제안된 바와 같이, 환자 몸속의 빔 도달거리(Beam Range)는 빔 에너지보다도 더 명확하게 설정되어야 한다. 양성자치료에서 빔 도

표 14.1 양성자치료 시설의 주요 임상 명세서

임상 명세서	특 성
빔 선량 형태	
환자 내의 도달거리	최대 32 g/cm^2
	최소 3.5 g/cm^2
도달거리 변조	단계별 0.5 g/cm^2: 0.2 g/cm^2 또는 이하(도달거리 $\leq$ 5 g/cm^2)
도달거리 조정	단계별 0.1 g/cm^2: 0.05 g/cm^2(도달거리 < 5 g/cm^2)
말단선량 감쇄 (80~20%)	0.1 g/cm^2 이하(도달거리 흔들림으로부터 물리적인 한계 이상)
조사야 크기	고정 빔 40 × 40 cm^2: 갠트리 40 × 30 cm^2
측면 반음영부 (80~20%)	2 mm 이하, 환부에 다중 충돌 산란에 의한 반음영부
선량의 균질도	±2.5% 전체 조사영역
빔 선량	
평균 선량률	2 Gy/분 또는 이하(깊이 32 g/cm^{2}에서 25 × 25 cm^2 치료에 충분한 세기의 빔)
선량 정밀도	매일 정밀도 및 재현성 ±1.5%
빔 궤적	
빔 위치	±1 mm 이하(목표 지점으로부터: 갠트리의 동축성 정밀도, 환자 위치 시스템의 정밀도 포함)
기타 특성	
빔 유출 구조	주사 향상성
유효 SAD(갠트리에서)	$\geq$ 3 m

달거리(빔 에너지)는 환자치료와 밀접히 연관된다. 일반적으로 양성자 빔의 임상적 적용은 크게 2개 그룹으로 나눌 수 있다. (1) 80 MeV 낮은 에너지의 양성자를 사용하는 그룹, (2) 150∼250 MeV 범위의 양성자를 사용하는 그룹(5장). 특정 빔의 최소 선량률은 빔 세기보다도 더 명확하게 정의되어야 한다. 임상 명세서는 기술적인 관점에서는 중립적이어야 한다. 이러한 철학하에 시설 설계자들은 임상적 요구조건과 다른 요구조건을 적절하게 조화시킨 혁신적인 해결책에 다가갈 수 있도록 최대한의 유연성을 확보해야 된다.

14.1.1 양성자치료 시설의 장비

모듈 설계의 핵심은 5.3절에서 보듯이, 기능적으로 구분되는 부속 구성품으로 나누는 것이다. 각 구성품은 각자에게 정의된 기능을 명확히 수행하여야 한다. 다음에 위에 언급한 요소들의 요구사항을 설명한다.

14.1.1.1 기술적 파라메터 및 양성자가속기의 선택

현대 양성자가속기 기술은 병원 전용 양성자치료를 위하여, 모든 임상적인 요구조건을 만족하면서도 합리적인 가격에 제공할 수 있다. 고에너지 양성자치료를 위하여 최적의 가속기 선택이나 특성에 대하여 지금까지도 많은 논란이 있다. 가속기는 물리 연구에서와는 달리 가속기 기술자의 협력 없이도 병원에서 쉽게 운전될 수 있어야 한다. 그러므로 기술적인 선택은 상대적이다. 양성자가속기의 주요 명세서는 6.1절에서 이미 다루었다.

가속기 선택 양성자치료를 위한 가속기 종류로는 기본적으로 사이클로트론, 싱크로트론, 선형가속기의 3가지 선택이 있다. 양성자치료용으로 이미 운영 중이거나 건설을 제안하고 있는 가속기 제원의 비교는 6.1절을 참고하기 바란다. 전용 양성자치료기용 가속기의 경우 최대 에너지는 적어도 250 MeV는 되어야 한다(표 14.2). 특별히 중요한 것은 몸속에 들어가는 양성자의 도달거리를 빠르게 변화시켜야 할 필요가 종종 있으므로, 빔 에너지는 쉽게 가변될 수 있어야 한다. 부피 1,000 cm^3에 수 Gy/분의 선량률을 제공하기 위하여 빔 세기가 양성자 약 10^{10}개/초 정도 되도록 한다. 가속기는 안전하고 신뢰성이 확보되어야 한다.

표 14.2 양성자치료기용 가속기의 빔 특성

파라메터		특 성
빔 에너지		
에너지 범위	최대	250 MeV
	최소	70 MeV
에너지 정밀도		±0.4 MeV
에너지 변동성		0.1 g/cm^2, 또는 0.05 g/cm^2(도달거리 5 g/cm^2 이하에서)
방출 빔의 에너지 변동성		±0.1%
빔 세기		
평균 빔 세기		10^{11}양성자/초
시간 구조		연속 빔 또는 준 연속 빔(100% Duty에 근접하게)
원하지 않는 빔의 세기		20% 이하
빔 중지시간		10 μs 이하(격발 신호 후)
방출된 빔의 질		
방출 빔의 위치 안정도		±1 mm
방출 빔의 각도 안정도		±1 mrad

현 단계에서 어떤 가속기가 양성자치료기로서 최적인 기종인지 이야기 하기는 어렵다. 싱크로트론은 에너지의 가변 특성을 갖는다. 이 특성으로 에너지 감쇄기(Degrader)가 필요치 않고, 이에 따른 운동량 분산도 생기지 않는다. 이리하여 표적을 깊이 방향의 동일한 도달거리로 얇게 나누어 조사할 수 있는 장점이 있다. 각각의 얇은 조각은 에너지를 조절하여 독립적으로 조사할 수 있다. 원리적으로는 에너지 변환이 매우 자유롭다. 그러나 실제적으로 싱크로트론은 몇 개의 고정된 에너지 값의 양성자를 제공한다. 싱크로트론의 운전은 빠른 자기장 변동이 필요하므로 구조적으로 좀 복잡하다. 그럼에도 불구하고 일본이나 유럽에서는 싱크로트론을 사용하여 새로운 양성자치료기를 개발하고 있다.

현재 사이클로트론(표 6.4, 6.3.1절)이 전용 양성자치료기의 최적의 기종으로 보인다. 이 기술은 잘 알려져 있으며 세계적으로 많은 장치가 설치되어 있다. 사이클로트론은 고정 에너지, 낮은 에너지 분산, 큰 에미턴스의 특성을 갖는 빔을 인출한다. 이 가속기는 추가적인 에너지 선택장치(Energy Selection System)가 필요하다. 벨기에의 IBA사가 양성자치료기에 대한 많은 경험을 갖고 있으므로 가속기 설계와 건조에 대한 도움을 받을 수도 있다. NPTC와 NCC설계자들은 이미 비슷한 선택을 하였다. 그들은 CYCLON-235(그림 6.4)를 설치하였으며, IBA는 양성자치료기 전체 시스템을 제안하고 있다(4.5절).

14.1.1.2 빔 수송 및 전달 계통

빔 수송 계통의 일반적인 특성을 7.2절에 표시하였다. 빔 수송 계통의 요소부품 선택은 이 시설의 빔 조절 계통과 치료센터의 구성에 크게 의존한다(7.2절, 7.4절). 그러므로 여기에서 빔 수송 계통 요소와 건설에 대한 자세한 정보를 제공하기는 어렵다.

14.1.1.3 갠트리 및 고정 빔

최고의 양성자치료는 첨단 빔 주사 기술과 회전 갠트리가 결합된 시설로부터 구현될 수 있다. 이러한 경향은 현재 건조 중이거나 계획 중인 양성자 암 치료기에 널리 알려 있다. 특히 환부의 크기나 위치의 범위가 큰 종양을 치료하기 위하여, 전용 치료기에서는 빔 수송 계통의 높은 유연성이 필요하다(4.2.3절, 4.3절). 최근 여러 기의 고에너지 갠트리가 운영 중이거나 건설 중에 있다. 갠트리 구조에 대한 고려는 몇 경우가 더 있는데, 이미 고려되었거나 추진 중인 것들이 있다는 것이 흥미를 끈다. 그러나 아직 적당한 구조에 대한 합의는 이루어지지 않았고, 아직도 임상적인 요구조건을 만족하기 못하고 있는 실정이다. 수동 주사법과 능동 주사법은 갠트리의 구조에 영향을 준다. 특히 산란과 주사의 위치가 중요한 요소이다. 제안된 전용 치료기에서 갠트리의 성능을 표 8.1에 요약하였다. 양성자 갠트리의 경우에는 전체 갠트리에 대한 설계, 제작, 설치를 제공하는 회사와의 협업을 추천한다. 좋은 해결책은 대형 스로 갠트리(Large-Throw Gantry)인 것 같다. 이러한 기존 단면 갠트리는 IBA와 GA에 의해 MGH/NPTC에 건조되었다(표 4.2(4)). 갠트리의 직경은 9 m이고, 추정가는 약 5.2백만 US$이다.

14.1.1.4 빔 성형(Shaping) 부속계통

산란방식은 NIRS나 PSI를 제외한 모든 양성자치료 시설에서 널리 사용되고 있는 방식이다. 전용 양성자치료시설인 LLUMC에서도 산란 빔 수송계를 채택하고 있으며, 향후 래스터 주사 방식 또는 동형화 치료도 고려하고 있다. NTCP의 빔 수송계통은 수동형과 워블링 주사 방식을 채택하고 있고, 현재 전용치료기 시설에서는 이러한 방식들이 주로 사용된다.

가변형 도달거리 이동기(Variable Range Shifter) 깊이가 다르게 브래그 피크를 펼치는 가장 좋은 방법은 가속기에서 방출되는 양성자의 에너지를 바꾸는 것이다. 빔 수송계는 표적에서의 위치 정밀도를 일정하게 유지하면서 빔 에너지를 변동하여야만 된다. 가속기로부터 에너지를 변동시킬 수 없을 때, 도달거리를 변동시키는 가장 좋은 방법은 2중 쐐기형 가변 흡수체(Double-Wedge Variable Absorber) 방법이다(7.5.1절). 또한 쐐기(Wedge)가 회전형인 경우는 각도에 따라 선형적으로 두께가 변하도록 되어 있다. 양성자치료에 있어서 환자의 환부의 특성에 맞는 빔 도달거리를 조절하는 장치를 보상기구(Compensator) 또는 볼러스(Bolus)라고 한다. 이것의 기능은 표적체적 경계에 브래그 피크의 경계를 맞추는 도달거리 조절 기능을 하는 것이다. 이것들의 제작 과정, 즉 치료 계획을 자료를 토대로 여기에 맞추어 수치제어 및 기계가공을 통한 재료의 가공은 모두 자동화로 이루어진다.

도달거리 변조(Range Modulation) 도달거리 변조의 기능은 프로펠러형 흡수체에 의하여 이루어진다. 이 흡수체는 빔 속에서 빠르게 회전하여, 적당한 두께의 프로펠러가 빔을 가로지르게 만든다. 프로펠러의 날개는 양성자의 흡수와 산란이 물과 같은 루사이트(Lucite)나 플렉시글라스(Plexiglass)로 만든다. 빠른 속도로 도는 날개에 균형을 잡기위하여, 프로펠러는 2개 또는 4개의 날개가 되도록 한다. 이 기법은 HCL과 LLUMC에서 사용되고 있는데 잘 작동을 하고 있다.

실제 프로펠러의 제작은 원하는 모양을 갖는 여러 층을 중첩하고 고정은 접착제를 사용한다. 루사이트 두께는 4 mm의 물 등가 두께와 같다. 루사이트는 낮은 원자번호의 물질로서 구성되어 빔의 다중 충돌과 이에 따른 퍼짐을 감소시킬 수 있다. LLUMC의 프로펠러는 플라스틱 블록으로 제작된다. 날개의 유효 반경 방향 길이는 약 빔 직경의 3배 정도이다. 직경이 2 cm보다 작은 빔을 위한 소형 프로펠러는 안구암 치료에 사용된다.

입자 빔의 측면 퍼짐 조사 표적의 빔 균질성은 약 $30 \times 30\ cm^2$의 넓은 면적에서 ±2% 이내가 되어야 한다(5.1.9절). 그 외에 다른 중요한 고려사항은 측면 경계와 말단 위치에서의 급격한 선량 변화(5.1.5절), 빔 이용 효율, 조사율(5.1.8절), 중성자 생성, 중이온인 경우 빔의 파편, 빔 조절의 용이성, 반복성, 선량 분포의 안정도 및 환자의 안전이다.

수동 빔 전달 계통 회전중심에서 보다 넓고 균일한 선량 분포를 얻기 위해서는 빔 중심으로 들어오는 과잉의 입자들을 제거해야만 한다. 이를 위한 가장 좋은 방법은 이중 산란 방식이다. 이러한 양성자 산란 장치는 LBL과 HCL에서 개발하였다. 이 방법을 치료시설의 처음 단계에서부터 고려하여야만 비용을 줄일 수 있게 된다.

능동 빔 전달 계통 능동 빔 전달 계통은 양성자치료기에서는 선택사항으로 두어야 한다. 이는 향후 반점 주사(Spot Scanning) 장치로서의 성능을 향상시킬 때 필요하다. 넓은 조사야 영역에 반점을 단계별로 움직여 주사함으로서 넓은 면적에 균질한 선량을 얻을 수 있다. 효과적인 픽셀 주사(Pixel Scanning)를 위해서는 자기장의 변화 속도가 빠른 전자석과 빠른 빔 감시 장치가 필요하다. 치료 부위에서 양성자의 다중 충돌과 이웃하는 픽셀의 가장자리 부분을 맞추는 것을 고려할 때, 허용 가능한 픽셀의 크기는 $1 \times 1\ cm^2$ 이상 되어야 한다. 빔의 도달거리를 조절해 가면서 치료부위를 조사할 때는 깊이 방향의 여러 층으로 나누어 조사해야 한다. 이 방법은 조사 층수를 줄이기 위하여 PSI 양성자치료기(7.5.3.2절)에서 사용되고 있다.

조준기(Collimator) 고정된 조준기는 환자의 환부 투 영상을 근거로 설계된 빔 통로를 제공한다. 설계와 가공을 동시에 맞추기 위하여, 조준기는 일반적으로 치료 시설에 두고 가공을 한다. 필요시 여러 겹(복엽)으로 된 조준기를 사용하기도 하는데, 이 경우 컴퓨터 제어로 한 겹씩 기계적으로 벗겨가면서 조사한다.

14.1.1.5 방사선량 측정

일반적으로 방사선 치료나 방사선 수술의 경우, 선량 측정은 3개의 주요한 기능을 한다. (1) 정해진 선량에 도달하면 조사를 멈추기 위하여 실시간으로 환자에 조사되는 선량을 측정, (2) 처방에 만족하도록 빔 횡방향의 선량 분포 측정, (3) 빔 전달 계통(9.2.1절)을 제어하기 위한 조사야의 빔 파라메터 측정이 있다. 일련의 감시 부품의 배치는 빔 전달 계통의 선택에 좌우된다. 수동형은 종래의 방사선치료기에서 적용한 방식을 사용해도 되나, 능동형은 경우에 맞추어 새로이 설계해야 한다.

표 14.3에 전용 양성자치료기의 방사선량 측정계통을 제시하였다.

14.1.1.6 양성자치료 보조시설

전국적인 프로토콜 제어, 의료 영상용 컴퓨터시스템, 치료계획용 및 치료제어용 컴퓨터는 네트워크로 연결되어야 한다. 전형적인 환자의 흐름은 우선 방사선 종양학 부서의 방사선종양 의사에게 진료를 받도록 하는 것이다. 환자가 양성자치료 대상자로 선정이 되면, 환자의 정보를 데이터베이스에 입력한다. 이 환자가 기존의 치료 계획 또는 바로 다음의 치료 계획으로 치료받을지를 결정하기 위하여 치료계획 조정자에게 알린다. 그리고 전국적인 정보망 PACS(Picture Archiving and Computer System)에 등록하여 연결하도록 한다. 이러한 목적으로 사용되는 컴퓨터는 양성자치료 시설에 있는 어떤 컴퓨터와도 연결될 수 있도록 한다. 모든 데이터의 수집 되면 환자는 정확한 진단을 위한 각종 검사에 들어간다.

표 14.3 전용 양성자치료 시설의 선량 측정계통

측정 방법	선량계 종류	응용 분야	비 고
감시 계통	와이어 함	• 빔 단면 및 중심 위치 상시 감시 • 주사방식으로 주사된 빔 단면 감시	NIRS, PARMS, LLUMC에서 사용
	플라스틱 섬광검출기	• CCD 카메라로 도달거리 측정과 조사의 균질도 조절 • 광 음극을 사용한 빔 제어	섬광검출기와 CCD 카메라가 결합된 시스템으로 LLUMC에서 비정 측정에 사용
기준 선량 측정 계통	열량계	• 선량계 보정	적절한 선량 측정 절차에 따라 사용해야 됨
	브래그-그레이 공동 이온함		
상대 선량 측정 계통	다이오드	• 브래그 이온화 곡선과 조사야를 측정하기 위한 다이오드 배열	
	필름	• 국부적인 선량 측정 • 환자 위치 확인	

치료계획시스템(Therapy Planning System) 치료계획시스템은 10.1.2절에 기술되어 있는 내용을 제공해야 한다. 현재 양성자 빔의 선량 분포를 나타낼 수 있는 상용 치료계획시스템은 존재하지 않는다. 스웨덴 회사인 Helax는 펜슬 빔을 기반으로 한 양성자 치료시스템을 개발하고 있다. 이 프로그램은 스웨덴 웁살라의 GWI에서 성공적으로 사용되고 있으며, 폴란드의 종양치료센터에서도 적용 중에 있다. 그러므로 이것을 양성자치료에 활용하는 것은 합리적이라 하겠다.

환자고정시스템(Systems for Patient Immobilization) 빔의 관점으로 볼 때, 모든 표적 주위로는 오차의 여백(범위)이 존재한다. 이런 오차의 여백 이내에 빔을 조사할 수 있도록 환자를 고정하여야 한다. 이런 환자 고정요건은 10.1.3.2절에 기술되어 있다. 대개의 경우 환자 고정용 마스크나 틀은 작은 구멍이 뚫려 있는 열플라스틱(Acquaplastic™)으로 제작된다. 그리고 이 플라스틱을 눕거나 앉은 자세로 머리와 목을 고정하는 다른 고정 장치들과 함께 조합하여 사용한다.

치료대와 치료의자(Treatment Couch and Chair). 10.1.3.3절에 치료대와 치료의자에 대한 주요 특성을 기술하였다. 그리고 10.3.2절에는 기존 방법들을 기술하였다. 치료대 제작에는 2가지 방법이 있다. 첫 번째는 LLUMC에서 채용하고 있는 전자선형가속기에서 사용되고 있는 상용 제품이고, 두 번째는 그림 10.4의 NPTC에서 사용하고 있는 특별히 제작된 치료대이다. 두 번째 방법이 더 많은 자유도와 보다 향상된 정밀도를 보증한다. 치료 의자는 앉은 자세에서의 환자 치료, 특히 안구암 환자의 치료에 유용하다(10.3.2절). 이 단계에서 치료 의자에 대한 정확한 특성을 제공하기는 어렵다. 그렇지만 의자의 제작은 10.1.3.3절과 10.3.2절에 기술된 요구 조건들을 만족해야만 한다.

양성자치료시설의 환자취급시스템(Patient Handling Systems for the Proton Facility) 환자는 우선 준비실에서 치료를 위한 제반 준비를 해야 한다. 환자를 개별 치료대에 누여서 움직이지 못하도록 고정한다. 그 후 환자는 PSI(10.3.5.1절)에서처럼 환자 이송시스템을 사용하여 이송한다.

환자 치료대는 양성자 갠트리의 고정대를 이용하여 CT 테이블과 연동되도록 한다. 이렇게 함으로써 갠트리와 치료대 및 CT 간의 기계적인 위치의 재현성을 확보하게 된다. 요구되는 기계적 정밀도를 확보하기 위하여, 상용 CT의 환자보조시스템은 특별히 제작된 새로운 테이블과 교체되어야 한다. 환자의 위치는 각 분할 치료 전에 컴퓨터의 기준 이미지와 감시 이미지 간의 비교를 통하여 점검한다. 이런 치료계획에 사용된 CT와 동일한 CT를 사용하여 위치를 측정함으로서 각 분할 치료 시 확실한 치료 계획의 자료를 얻을 수 있게 된다. CT에 의하여 환자의 위치 정렬을 마치게 되면 환자를 치료실로 옮긴다. 갠트리실에서 갠트리와 치료대는 연동되어져 있고, 필요하다면 환자의 위치를 X선으로 다시 점검할 수도 있다.

14.1.1.7 제어 및 안전 부속계통

제어계통은 양성자치료 센터의 정확한 운영 관리를 위한 제반 활동들의 자동화와 집중화를 담당한다. 또 제어계통은 치료계획과 빔 수송 장치들이 포함된 모든 진단 장치들을 위한 제어 도구를 제공하여야만 한다. 광대역 LAN은 의학 디지털 영상과 연관된 많은 정보를 빠르게 전달할 수 있는 좋은 방법이다.

안전계통에는 (1) 환자 감시, (2) 비상 버튼, (3) 문 연동장치, (4) 선량 감시, (5) 기계적 안전 시스템 등이 포함되어야 한다. 그리고 안전계통과 제어계통은 종양치료 병원에 설치되어 있는 유사한 시설들과도 통합되어야 한다. 이러한 제어와 안전 계통은 전체 프로젝트의 한 부분으로서 양성자치료 시설 제작회사를 선택할 때 고려해야 할 요소이다.

14.1.1.8 양성자치료 시설의 추산 비용

기존 치료 환경에 새로운 치료법을 소개 도입하는 일은 매우 어렵다. 특히 기존 장치에 비하여 고가의 장치를 설치하고 운영하는 데 있어서는 더욱 그러하다. 치료비용이 증가함에 따른 치료효과가 입증되어야 한다(2.3절). 이러한 비용의 추산과 관련 협의는 각 국가의 사회 구조와 전체적인 물가 수준에 따라 좌우 된다(13장).

기존의 전용 양성자치료 센터(표 13.5, 표 13.7)의 비용 분석 자료를 현재 제안하고 있는 양성자치료 시설의 비용을 추정하는 데 근거로 삼을 수도 있다. 기본적인 추산으로서, 양성자치료 센터의 설계, 장치, 건설 비용은 약 40~50백만 US $로 추정된다. M. Goitein에 의하면 양성자치료 시설의 부분별 상대적인 비용은 표 14.4와 같다 [4.6].

표 14.4 양성자치료 시설의 상대적 비용, M. Goitein [4.6].

구 분	상대 비용(%)
가속기	26
에너지 선택 계통	4
빔 수송 계통	10
갠트리 2대	22
고정 빔실	15
환자 위치 고정 계통 (2)	8
안전 및 제어 계통	15

14.1.2 양성자치료 시설의 건설

건물 건축 문제를 어떻게 접근할 것인가에 대해서 M. Goitein [4.6]은 2가지 방향을 제시하였다. 첫째 건물 설계 후 이를 토대로 건물 시공자를 공개 입찰로 선정하는 방법과, 둘째 설계와 시공을 동일 계약자로 하는 방법이다. NPTC는 설계와 시공을 같이 하였으며, 이에 대하여 매우 만족스러운 결과를 얻었다. 즉 계약자, 건축 설계자, 시공자 및 각종 관련자들이 문제를 해결하는 데 함께 참여하여 예산과 기간 내에 사업 목표를 달성한 바 있다.

이 방식의 장점은 문제가 발생했을 때 설계자와 시공자 중 누구의 책임인지를 따지지 않고, 발주자가 필요한 수정사항을 반영할 수 있는 것이다.

건축물 건설 관점에서는 항상 "엄격 대 느슨 적용"이 논란이 된다. 고에너지 가속기 시설이나 입자 치료용 시설(지바 시설) 등 종래의 방법은 비교적 넓은 공간에 가속기를 설치하도록 하여 추후 확장성을 고려하게 된다. 이러한 접근 방식은 향후 시설의 개량이나 확장에 대한 큰 유연성을 확보할 수 있는 장점이 있다. 그렇지만 대개의 경우 엄격한 부지 제한조건이 따르게 마련이다. NPTC도 이 같은 경우로서 건물과 장치들이 매우 비좁게 되어있다. 이 경우 건물과 장치 간의 조화가 매우 중요하다.

14.1.2.1 양성자치료 시설의 공간 확보

양성자치료기 시설은 치료 장치와 관련 프로그램 활용공간으로 구성될 것이다. 그러나 동시에 치료 장소와 기술지원 장소가 분리 유지되는 것도 필요하다(5.2.1절, 5.4절).

임상을 위한 위치는 가속기와 서비스공간과 서로 다른 층으로 위치하여야만 된다. 이렇게 함으로서 최적의 환자의 흐름 확보와 더불어 치료연구 활동이 분리되어서 방사선 차폐 요건, 복잡한 빔 수송 계통 및 전체 비용 등, 건축물의 추가적인 복잡성에 대한 균형을 맞출 수 있는 장점을 갖게 된다. 치료 층은 지하로 하여 여기에 가속기, 치료실, 준비 공간을 위치하게 하고, 갠트리 회전을 위한 깊은 공간도 필요하다. 가급적 시설은 향후 확장이나 추가의 치료실을 설치할 수 있도록 하고, 또한 환자의 진찰과 간호를 위한 공간도 필요하다. 지상층에는 행정실, 간부실, 부속실, 기타 장치, 치료를 위한 공간도 포함되어야 한다.

센터 공간은 약 14,000∼18,000 m^2가 제공되며 여기에는 3개의 치료실, 가속장치, 사무실이 포함된다(전용 기존 양성자치료 시설 근거 자료, 표 5.2).

14.1.2.2 치료실

전용 양성자치료 시설에는 2∼3개의 회전 갠트리 치료실과 적어도 1개의 수평 고정 치료실(5.2.1절)을 둔다. 건설 초기에는 적어도 1개의 갠트리실과 1개의 고정 빔 실이 설치되어야 한다. 초기에는 이러한 방법으로 진행하고, 향후 비용 측면에서 유리하도록 확장할 수 있어야 된다. 운영 중인 양성자치료 시설의 가장 좋은 치료 층은 그림 5.5와 그림 5.8을 참고하기 바란다. 수평 고정 빔 실은 작은 조사야(눈 치료)와 더불어 대면적 조사야(40 × 40 cm^2)도 갖도록 한다. 안구치료와 대면적 치료 간의 교체 시간 간격은 10분 이내여야 한다.

회전 갠트리실은 적어도 40 × 30 cm^2 조사야를 갖도록 한다. 환자의 환부를 모든 방향에서 조사할 수 있도록 치료대와 갠트리를 구성하여야 한다.

14.2 결론

제안한 전용 양성자치료 시설의 명세서를 표 14.5에 정리한다.

표 14.5 의료용 전(Full) 에너지 양성자치료 시설의 제안

<table>
<tr><td rowspan="8">가속기</td><td rowspan="2">에너지 범위</td><td>최대</td><td>250 MeV</td></tr>
<tr><td>최소</td><td>70 MeV</td></tr>
<tr><td colspan="2">에너지 정밀도</td><td>±0.4 MeV</td></tr>
<tr><td colspan="2">평균 빔 세기</td><td>10^{11} 양성자/초</td></tr>
<tr><td colspan="2">빔 구조</td><td>연속 또는 준 연속 주사</td></tr>
<tr><td colspan="2">운전</td><td>가속기 파라메터는 고정</td></tr>
<tr><td colspan="2">가속기형</td><td>사이클로트론 또는 싱크로트론</td></tr>
<tr><td colspan="3">빔 수송 계통</td><td>시설 및 기기의 배치에 의존</td></tr>
<tr><td rowspan="5">양성자 갠트리</td><td colspan="2">갠트리 수</td><td>2～3</td></tr>
<tr><td colspan="2">크기(직경)</td><td>< 13 m</td></tr>
<tr><td colspan="2">회전각</td><td>370°</td></tr>
<tr><td colspan="3">주요하게 설치된 수동 빔 수정 계통: 선택사양으로서 능동시스템</td></tr>
<tr><td colspan="2">갠트리 형태</td><td>“Large-throw”</td></tr>
<tr><td rowspan="6">빔 조절 계통</td><td colspan="2" rowspan="2">가변 도달거리 이동</td><td>가속기로부터 다양한 에너지의 빔 인출</td></tr>
<tr><td>이중 쐐기형 흡수체</td></tr>
<tr><td colspan="2">도달거리 변조</td><td>플렉시글라스 프로펠러 등</td></tr>
<tr><td rowspan="2">측방향 빔 퍼짐</td><td>수동 전달 계통</td><td>이중 산란 박막</td></tr>
<tr><td>능동 전달 계통</td><td>픽셀 조사 방법</td></tr>
<tr><td colspan="2">조준기</td><td>개구형과 복엽형</td></tr>
<tr><td rowspan="4">선량 측정 계통</td><td colspan="2">감시 계통</td><td>와이어함 및 플라스틱 섬광 검출기</td></tr>
<tr><td colspan="2">기준선량 측정 계통</td><td>열량계, 브래그-그레이 공동 이온함</td></tr>
<tr><td colspan="2">상대선량 측정 계통</td><td>다이오드, 선량 필름</td></tr>
<tr><td colspan="3">주사 시스템용 - 전용 감시 계통</td></tr>
<tr><td rowspan="3">치료 보조 시설</td><td colspan="2">치료 계획 계통</td><td>TMS</td></tr>
<tr><td colspan="2">치료대 및 의자</td><td>전용</td></tr>
<tr><td colspan="2">환자 취급 시스템</td><td>전용, 치료대, 환자 위치 및 고정 장치 포함</td></tr>
<tr><td rowspan="3">건물</td><td colspan="2">총 공간(추정)</td><td>14,000~18,000 m^2</td></tr>
<tr><td colspan="2">건물 설계</td><td>2층 구조: 치료 및 관리</td></tr>
<tr><td colspan="2">치료실</td><td>2～3개 갠트리, 1개 고정 빔실,
1개 실험실</td></tr>
</table>

참고문헌

[1.1.] N. Ivanov et al.: Kompaktni protonove synchrotrony pro hadronovou terapii in [1.2]

[1.2.] Cekoslovensky casopis pro fyziku, No. 47, Fyzikalni Ustav, Akademie Ved Ceske Republiky, Praha, 1997

[1.3.] W. H. Scharf, O. A. Chomicki: Medical Accelerators in Radiotherapy: Past, Present and Future, Phys. Med., No. 4, Oct.-Dec., 1996

[1.4.] U. Amaldi, M. Silari: The TERA Project and the Centre for Oncological Hadrontherapy, Rome, July 1994

[1.5.] J. Debus et al.: Proposal for a Dedicated Ion Beam Facility for Cancer Therapy, Eds.: K. D. Groß, M. Pavlovic (GSI), September 1998

[1.6.] W. T Chu: Ion Beams for cancer treatment □ a perspective in [1.7]

[1.7.] Proceeding of CAARI96, Eds. J. L. Duggan and I. L. Morgan, AIP Press, New York, May 1997

[1.8.] Anonymous: Heavy Ion Medical Accelerator in Chiba, NIRS, 1993

[1.9.] Vermoken AJM and Schermer FATM (Eds.): Towards Coordination of Cancer Research in Europe, IOS PRESSS, Amsterdam-Oxford-Washington, D.C.-Tokyo, 1994

[1.10.] M. Regler and Th. Auberger: The Austron project: in-depth study of the clinical aspect of AUSTRON, in [1.11]

[1.11.] U. Amaldi, B. Larsson, Y. Lemoigne (Eds.): Advances in Hadrontherapy, Excerpta Medica, Int. Congress Series 1144, Elsevier, Amsterdam, 1997

[1.12.] U. Amaldi: TERA Programme: medical applications of protons and ions, private communication

[1.13.] G, Kraft, G. Gademann: Einrichtung einer experimentellen Strachlentherapie bei der GSI, Darmstadt, GSI-Report 93-23, Darmstadt 1993

[1.14.] Anonymous: Tumor Therapy with Heavy Ions, GSI-Nachrichten, 4-96, Darmstadt

[1.15.] U. Amaldi and S. Rossi: The TERA Foundation and its projects in oncological hadrontherapy in 1.11

[1.16.] E. Nahum: Prospects for proton-beam radiotherapy, Europ. Journ. of Cancer, Vol. 30A, No. 10, 1994

[1.17.] K. Prokes: Radioterapie nadorovych onemocneni na prelomu 20. stoleti in [1.2]

[1.18.] O. Chomicki and W. Scharf: Akceleratory medyczne w radioterapii: historia, stan obecny i perspektywy, Postępy Fizyki, No. 45 (5), 1994
[1.19.] Pietraszek et al.: Obyśmy byli zdrowi, Gazeta Stołeczna, 8.11.1998
[1.20.] H. D.Suit et al.: Increased efficacy of radiation therapy by use of proton beam, Strahlenther. Onkol. 166(No.1), 1990
[1.21.] U. Amaldi: Overview of the world landscape of hadrontherapy and projects of TERA foundation, Phys. Med., Vol.XIV, Suppl. 1 July 1998
[1.22.] W. Scharf Biomedical Particle Accelerators, AIP Press, New York, 1994
[1.23.] Proton beam therapy for better quality of life, PRMC, Univ. of Tsukuba, 1994
[1.24.] Proposal for a dedicated ion beam facility for cancer therapy
[1.25.] D.T.L. Jones Present status and future trends of heavy particle radiotherapy in [4.52]
[1.26.] W. Wieszczycka Preliminary project of Polish dedicated Protontherapy facility, Warsaw, 1999
[1.27.] R.A. Gough The Light Ion in Biomedical Research Accelerator (LIBRA), LBL-23413, March 1987

[2.1.] B. Schaffner Range Precision of Therapeutic Proton Beams, Diss. ETH No. 12474, PSI, 1997
[2.2.] G. Kraft Radiobiology of heavy charged particles, GSI-Preprint-96-60, Nov. 1996
[2.3.] G. Kraft The radiobiological and physical basis for radiotherapy with protons and heavier ions, Strahlenther. Oncol. 166 (1990), 10-13 (Nr. 1)
[2.4.] G. Kraft What kind of radiobiology should be done at hadrontherapy centre? in [1.11]
[2.5.] R. Oozeer et al. A model for the lateral penumbra in water of 200 MeV proton beam devoted to clinical applications, Med. Phys. 24(10), Oct. 1997
[2.6.] L. D. Skarsgard Radiobiology with heavy charged particles, Phys. Med. Vol 14, Suppl. July 1998
[2.7.] Wainson et al. The RBE of accelerated protons in different parts of the Bragg curve, Brit. J. Rad. 45, 1972
[2.8.] J. Robertson et al. Radiobiological studies of high energy modulated proton beam utilizing cultured mammalian cells, Cancer 35, 1975
[2.9.] R. Cox et al. Inactivation and mutations of cultured mammalian cells by aluminium characteristic ultrasoft x-rays. Dose responses of Chinese hamster and human diploid cells to aluminium x-rays and radiations of different LET, Int. Rad. Biol. 36, 1979
[2.10.] D. Bettega et al. Relative biological effectiveness for protons of energies up to 31 MeV, Rad. Res. 77, 1979

[2.11.] E. Blumquist et al. Relative biological effectiveness of intermediate energy protons. Comparison with ^{60}Co gamma-radiation using two cell lines, Rad. Oncol. 28, 1993

[2.12.] M. R. Raju Radiotherapy: heavy ions, mesons, neutrons and protons in Physics in Medicine and Biology, Encyclopedia, ed. T.F. McAinsh, Pergamon Press, Oxford

[3.1.] R. Miralbell Treatment precision with proton beams: clinical experience and potential new indications in [1.11]

[3.2.] B. Schaffner Range uncertainties of protons and their consequences for proton radiotherapy planning in PSI Annual Report 1997 / Annex 2, Villigen, 1997

[3.3.] K.M. Hanson et al. Computed tomography using proton energy loss, Phys. Med. Biol. 26(6), 1981

[3.4.] R. Wilson Radiological use of fast protons, Radiology 46, 1946

[3.5.] C. Tobias et al. Pituitary irradiation with high energy proton beams: a preliminary report, Cancer Res. 18, 1958

[3.6.] J. Sisterson Particles 26, July 2000

[3.7.] J. Sisterson Protontherapy, in 1996 in CAARI'96 Proceeding, AIP Press, New York, 1997

[3.8.] M.R. Raju Proton radiobiology, radiosurgery and radiotherapy, Int. J. Radiat. Biol. 67(3), 1995

[3.9.] K.N. Johnson 35 years of patient treatments at the HCL: a geografical perspective in Abstracts of the PTCOG, Boston, April-May 1997

[3.10.] J. Munzendrider Protontherapy with the Harvard Cyclotron in U. Amaldi, D. Larsson (eds.) Hadrontherapy in Oncology, Amsterdam, Elsevier Science B.V., 1994

[3.11.] R.N. Kjellberg et al. Life time effectiveness a system of therapy for pituitary adenomas, emphasizing Bragg peak proton hypophysectomy, in Recent Advances in the Diagnosis and Treatment of Pituitary Tumors, Edited by J.A. Linfoot (New York, Raven)

[3.12.] B. Kliman Proton beam therapy of acromegaly: a 20-year experience; in Progress in Endocrine Research and Therapy, eds. P. McL. Black (New York, Raven)

[3.13.] Y. Minakova Proton beam therapy in neurosurgical clinical practice, in Medical Radiology 32 (in Russian), Moscow, 1987

[3.14.] B.A. Konnov Protontherapy at Lenningrad Synchrocyclotron, in Proceeding of PTCOG, Loma Linda, Ca, Oct. 1987

[3.15.] M. Krengli et al. Clinical experience with proton beam therapy at MGH, MEEI and HCL: skull base sarcoma and uveal melanoma in [1.11]

[3.16.] G. Coutrakon et al. Design considerations for medical proton accelerators in [3.17]

[3.17.] Proceedings of the 1999 Accelerator Conference, New York, 1999
[3.18.] Good Experience with Protontherapy in PSI Annual Report 1999, General Report, 1999

[4.1.] W.T. Chu et al. Instrumentation for treatment of cancer using proton and light-ion beams, Rev. Sci. Instrum. 64 (8), August 1993.
[4.2.] T. Chu et al. Performance specifications for proton medical facility, LBL-33749, UC-000, Lawrence Berkeley Laboratory, March 1993
[4.3.] J. Flanz et al. Overview of the MGH-Northeast Protontherapy Center plans and progress, Nucl. Instr. Meth. B 99, 1995
[4.4.] D.E. Bonnett Current developments in Protontherapy: a review, Phys. Med. Biol. 38, 1993
[4.5.] IBA Protontherapy System, IBA, 1994
[4.6.] M. Gotein The technology of hadrontherapy: the context within which technical choices are made in [1.11]
[4.7.] F.J.M. Farley Advanced European Medical Facilities in EPAC'94 Proc.
[4.8.] J.R. Alonso Magnetically scanned ion beams for radiation therapy, Nucl. Instrum. Methods Phys. B40/41, 1987
[4.9.] J.M. Slater Protontherapy: an advanced form of radiation therapy, http://www.llu.edu/proton/physician/technical.html
[4.10.] S. Graffman et al. Proton radiotherapy with the Uppsala cyclotron. Experience and plans, Strahlenterapie 161(12), 1985
[4.11.] Machine development, Development of radiotherapy with proton beam in TSL Progress Report 1996 – 97
[4.12.] J.E. Munzenrider et al. Protontherapy at Harvard, Strahlenterapie 161(12), 1985
[4.13.] G. Dutto Recent performances of the TRIUMF cyclotron and status of the facility, TRI-PP-95-79, Sept. 1995
[4.14.] I.V. Chuvilo ITEP synchrotron proton beam in radiotherapy Int. J. Radiat. Oncol. Biol. Phys. 10, 1983
[4.15.] H. Tsujii Planning for coordinate program for expansion of proton and ion beam therapy, in Japan in CAARI'96 Proceeding, AIP Press, New York, 1997
[4.16.] D. Jones et al. The NAC particle therapy facilities, private communication, Feb. 1994
[4.17.] History, The Center of Protontherapy of Orsay, http://www.inria.fr/epidaure/bondiau/bondiau.html
[4.18.] P. Chauvel Status report on the installation of proton and neutrontherapy in Centre Antoine-Lacassagne, EPAC'90 Proc.
[4.19.] Proton Medical Research Center, in KEK Annual Report 1990
[4.20.] The OPTIS project at PSI, http://www.psi.ch
[4.21.] The new Protontherapy facility of PSI, http://www.psi.ch

[4.22.] J. M. Slater et al. The proton treatment center at Loma Linda University Medical Center: rationale for and description of its development, Int. J. Radiat. Oncol. Biol. Phys. Vol. 22, 1991

[4.23.] J. M. Slater et al. Applying charged particles physics technology for cancer control at Loma Linda University Medical Center, USA, EPAC'90 Proc.

[4.24.] G. Coutracon et al. A prototype beam delivery system for the proton medical accelerator at Loma Linda, Med. Phys. 18, 1991

[4.25.] Massachusetts General Hospital, Department of Radiation Oncology, http://www.mgh

[4.26.] J.B. Flanz et al. Recent performance of the NPTC equipment compared with clinical specifications, January 1998, personal communication

[4.27.] J.M. Sisterson Update on the world wide Protontherapy experience through 1997 in Abstracts of the PTCOG Meeting, Sept. 14-16 1998

[4.28.] U. Amaldi et al. A hospital based accelerator complex, EPAC'94 Proc.

[4.29.] S. Frullani The TOP-LINAC for the Protontherapy Project of the Italian National Institute of Health (ISS), http://www.tera.it

[4.30.] M.P.R. Waligórski et al. The Hadron Radiotherapy Center in Kraków: a project based on 20 years clinical experience with fast neutrons, Brachytherapy 13(1), Jan. 1997

[4.31.] G. Cesari et al. Feasibility Study of a Synchrotron for the European Light Ion Medical Accelerator

[4.32.] P.J. Bryant Progress of the Proton – Ion Medical Machine Study (PIMMS), GSI 97-07

[4.33.] P.J. Bryant Progress of the Proton – Ion Medical Machine Study (PIMMS), Phys. Med. Vol. XIV, Suppl. 1, July 1997

[4.34.] S. Yamada et al. HIMAC and medical accelerator projects in Japan in CAAA'98

[4.35.] T. Ogino et al. Proton treatment facility at NCC, Kashiwa, Japan: a progress report, in Abstracts of XXVI PTCOG Meeting, April 30-May 2 1997

[4.36.] T. Tachikawa et al. Protontherapy system for National Cancer Center in Abstracts of XXVI PTCOG Meeting, April 30-May 2 1997

[4.37.] Operation of treatment facilities in NAC Annual Reoprt 1998

[4.38.] B. Gottschalk et al. Synchrotron survivor to bow out after 50 years, CERN Courier Feb. 1999

[4.39.] M. Inoue Status of accelerators in Japan in [4.40]

[4.40.] Proceeding of the First Asian Particle Accelerators Conference, March 23-27, 1998, KEK, Tsukuba, Japan

[4.41.] W.P. Jones et al. Design of a beam transport system for a proton radiation therapy facility in [3.17]

[4.42.] B. Glimelis et al. Project of bio-medical hall, in TSL Progress Report 1998 – 1999, TSL, Uppsala, Sweden

[4.43.] V.M. Abazov et al. Medical facility for the radiation therapy with JINR proton phasotron beams, JINR, 1994
[4.44.] Phasotron at the Laboratory of Nuclear Problems, JINR, and its beams, Dubna 1992
[4.45.] Abstracts of the XXXI PTCOG Meeting, Bloomington, Indiana, USA, 11 - 13 Oct. 1999
[4.46.] Y. Takada Gantry design and beam dellivery system of the new Protontherapy facility, in PMRC, Tsukuba in [4.45]
[4.47.] S. Reimoser et al. Practical design of a 'Reisenrad' ion gantry in [4.45]
[4.48.] P.G.Seiler et al. First position dependent beam gating of the PSI gantry during a phantom irradiation: a step towards conformal Protontherapy with real time tumor tracking, in [4.45]
[4.49.] S. Reimoser et al. Overview of the proton-ion medical machine study (PIMMS) in [4.45]
[4.50.] S. Fukuda Project of proton facility at WERC (Wakasa Energy Research Center), private correspondence, 2000
[4.51.] J.C. Cornell et al. New beamlines for Protontherapy at NAC in [4.52]
[4.52.] Proceedings of Conference on Cyclotrons and Their Applications 98, Caen, 14-19 June 1998
[4.53.] P.J. Bryant Progress of the Proton – Ion Medical Machine Study (PIMMS), Physica Medica, Vol. XIX, Supplement, 1 July 1998, in [1.56]
[4.54.] Proton Ion Medical Machine Study (PIMMS), CERN Report of Activities, Annnual Report, 1997, Vol. II
[4.55.] M. Blom Development of a scanning system for Protontherapy in Uppsala, in [4.56]
[4.56.] Proceedings of EPAC, 1998
[4.57.] P.J. Bryant Developments in the design of proton and ion accelerators for medical use, in [4.56]
[4.58.] S. Lorin The proton radiation therapy project, Uppsala Accelerator news, January 2000
[4.59.] M. Blom et al. Development of a scanning system for Protontherapy in Uppsala, in [4.56]
[4.60.] L.W. Funk A medical facility proposal to use the SSC linac, Nuclear Instruments and Methods in Physics Research B99 (1995)
[4.61.] M. Goitein The Northeast Protontherapy Center, Boston, USA: A status report in [3.6]
[4.62.] J. Sisterson Particles 25, January 2000
[4.63.] A.E. Morrison FDA approval and Medicare coverage and payment issues in Protontherapy, in [4.63]
[4.64.] LIBO Project, in CERN Report of Activities in the Divisions, Annual Report 1999, Vol.II

[4.65.] Sonia Ternier A Protontherapy system for in-hospital operation, IBA, private correspondence, 2000
[4.66.] U. Amaldi The importance of particle accelerators, EPAC 2000, Wien, 26-30 June 2000
[4.67.] H. Tsujii et al. Preliminary results of phase I/II carbon-ion therapy at the National Institute of Radiological Sciences, in Int. J. of Brachytherapy, Vol. 13 no 1, Jan. 1997
[4.68.] S. Yamada Commissioning and performance of the HIMAC medical accelerator, in IEEE 1996
[4.69.] A. Maruhashi PMRC Design - figures, private correspondence, 2000

[5.1.] W.T. Chu et al. Performance specifications for proton medical facility, LBL-33749, UC-000, Lawrence Berkeley Laboratory, March 1993
[5.2.] K. P. Gall et al. State of Art.? A New Proton Medical Facilities for MGH and UCDMC, Nuclear Instruments and Methods in Physics Research B79 (1993)
[5.3.] Proton Cancer therapy equipment, http://www.triumf.ca
[5.4.] The proton gantry, http://www.psi.ch
[5.5.] M. Siliari Basic design considerations for a national laboratory to support advanced clinical applications of ion beams, Nucl. Instr. Meth. B 99, 1995

[6.1.] P. Mandrillon Accelerators for Hadrontherapy, in [1.11]
[6.2.] T. Stammbach Cyclotrons, JUAS'97
[6.3.] G. Coutracon et al. Spill uniformity measurements for a raster scanned proton beam, in CAARI'96 Proceeding, AIP Press, New York, 1997
[6.4.] R.W. Hamm et al. Preliminary Design of a Dedicated Protontherapy Linac, in PAC'91 Proceedings
[6.5.] L. Picardi et al. The TOP – ISS Linear Accelerator: a High Freaquency Proton Linac for Therapy, in EPAC'96 Proceedings
[6.6.] L. Picardi et al. The ISS protontherapy linac, in CAARI'96 Proceeding, AIP Press, New York, 1997
[6.7.] D. Vandeplassche et. al. 235 MeV cyclotron for MGH's Northeast Protontherapy Center (NPTC): present ststus in EPAC'96 Proceeding
[6.8.] W.T. Chu Ion beams for cancer treatment – a perspective, Nucl. Instrum. Meth. B(99), 1995
[6.9.] S.I Kukarnikov et al. Design of dedicated proton synchrotron for Prague Radiation Oncology Centre in Proceeding of the EPAC'98
[6.10.] G. Arduini et al. An H^- / light ion synchrotron for radiation therapy, Nucl. Instr. Meth. A(365), 1995
[6.11.] Song Shipeng et al. Conceptual design of Bejing Protontherapy synchrotron, Journal of Brachytherapy 13(1), Jan. 1997

[6.12.] J.M. Slater et al. Overview of technical and operational essentials for a hadrontherapy facility, in [1.11]
[6.13.] P.Mandrillon A compact facility for high energy Protontherapy based on superconducting cyclotron, in EPAC'94 Proceedings
[6.14.] C. Bieth et al. A very compact protontherapy facility based on an extensive use of high-temperature superconductors (HTS), paper presented at Cyclotrons and Their Applications 98, Caen, 14-19 June 1998
[6.15.] Protontherapy accelerator and gantry – conceptual design, Pantechnik, CAL, INP3, Institut Curie, Jan. 1998, private corresspondence A. Laisne, April 2000
[6.16.] A. Laisne Detailed pre-study of the compact isochronous cyclotron PK210, private coresssponence, April 2000
[6.17.] U. Amaldi et al. A 3 GHz proton linac booster of 200 MeV for cancer treatment

[7.1.] H. Blattmann Beam delivery systems for charged particles, Radiation and Environmental Biophysics, 31, 1992, 219-231
[7.2.] J.B. Flanz et al. Design considerations for a Protontherapy beamline with an energy degrader, in Proceedings of CAARi'96, 1257-60
[7.3.] Th. Haberer et al. Magnetic scanning system for heavy ion therapy, Nucl. Instr. Meth. A330, 1993, 296-305
[7.4.] Y. Futami Development of 3-dimentional irradiation system for heavy-ion radiation therapy in JAERI-Conf 95-021, 442-444
[7.5.] U. Weber, G. Kraft Bragg-peak-widening using a ripple filter, GSI-97-09, Darmstadt, 1997
[7.6.] H. Blattman i in. Spot scanning for 250 MeV protons, Strahlenther. Oncol. (1), 1990, 45-48
[7.7.] Spot Scanning: gantry equipment, properties, html://www.psi.ch\scan_depth.html

[8.1.] M. Pavlovic Gantries for light-ion cancer therapy, GSI 97-09, Darmstadt, 1997
[8.2.] J. Flanz Large medical gantries in the PAC'95 Proceeding
[8.3.] M.E. Schulze Commissioning results of the LLUMC beam switchyard and gantry, in the PAC'91 Proceedings
[8.4.] E. Pedroni et al. The 200 MeV Protontherapy at Paul Scherrer Institute: conceptual design and practical realization, Med. Phys 22(1), Jan. 1995
[8.5.] E. Pedroni, H. Enge Beam optics design of compact gantry for Protontherapy, Med. Biol. Engin. Comput., May 1995
[8.6.] B. Astrakhan AntiGANTRY (AG) – a new system of engineering and technology of rotational-scanning proton / heavy ion - therapy without gantry, in [3.6]

[8.7.] Abstracts of the XXXII PTCOG MEETING and the Workshop on Computational Methods for Proton Beam Treatment Planning, Uppsala, Sweden, April 15-20 2000
[8.8.] B. Astrakhan AntiGANTRY (AG) – a new system of engineering and technology of rotational-scanning proton / heavy ion - therapy without GANTRY, in [8.7]
[8.9.] M.F. Lomanov Remark on the report of Dr. Astrakhan about antigantry system, in [8.7]
[8.10.] Report on the Utilisation of Particle Accelerators for Protontherapy, 7-10 July, 1998, F1-AG-1010, Vienna
[8.11.] Teiji Nishio Protontherapy facilities, private corresspondence, June 2000
[8.12.] Present status and planning of facilities for proton and heavy ion cancer treatment in Japan, J. At Energy Soc. Japan, Vol. 41, No. 11, 1999

[9.1.] J. Mijnheer Protocol for the determination of absorbed dose in the patient irradiated by beams of nuclear particles in radiotherapy procedures, in Nuclear and atomic data for radiotherapy and related radiobiology IAEA, Vienna, 1987, 141-54
[9.2.] P.J. Kliauga et al. The relative biological effectiveness of 160 MeV protons, Int. J. Radiat. Oncol. Biol. Phys. 4, 1978, 1001-1018
[9.3.] ICRU Report No. 49. Stopping Powers and Ranges for Protons and Alpha Particles. ICRU, Bethesda MD, 1993
[9.4.] Mazal et al. La protontherapie: bases physiques et technologiques, Bull. Cancer / Radiother. (83), 1996, 230-246, Elsevier, Paris
[9.5.] E. Grussel et al. Faraday cup dosimetry in a Protontherapy beam without collimation, Phys Med. Biol. 40, 1995, 1831-40
[9.6.] S. Vynckier, D.E. Bonnett, D.T.L. Jones Supplement to the code of practice for clinical proton dosimetry, Radiotherapy and Oncology (32), 1994, 174-79
[9.7.] S. Vynckier, D.E. Bonnett, D.T.L. Jones Code of practice for clinical proton dosimetry, Radiotherapy and Oncology (20), 1991, 53-63
[9.8.] A.R. Smith Dosimetry intercomparisons and protocol for heavy charged particle therapy beams, Int. J. Radiat. Biol. Phys. (8), 1982, 2061-63
[9.9.] Vatnisky et al. Proton dosimetry intercomparison, Radiotherapy and Oncology 41, 1996, 169-77.
[9.10.] Brusasco et al. A detection system for the verification of three dimentional dose distributions, in [1.11]

[10.1.] Lomax and M. Goitein Patient assessment, treatment planning and dose delivery in [1.11], 233-250

[10.2.] R. Ragona et al. Treatment planning of proton beams using the GEANT Monte Carlo in [1.11], 304-308
[10.3.] S. Garelli et al. Real and simulated data comparitive studies for proton energy in [1.11], 331-334
[10.4.] Treatment planning; http://www.psi.ch/tr_plan.html
[10.5.] M. Goitein et al. Planning treatment with heavy charged particles, Int. J. Radiat. Biol. Phys. Vol. 8, 1982, 2065-70
[10.6.] A.N. Schreuder et al. The PROXELPLAN system used at NAC for proton treatment planning
[10.7.] Patient handling; http://www.psi.ch/handl.html
[10.8.] J.B. Flanz et al. Design approach for a highly accurate patient positioning system for NPTC in [1.11]
[10.9.] K. Noda et al. A treatment beam control system for irradiation gated by respiration in JAERI-Conf 95-021, 439-441
[10.10.] K. Noda et al. Performance of a respiration-gated beam control system for patient treatment in EPAC'96 Proceeding, 2656-58
[10.11.] A.N. Schreuder et al. Three years' experience with NAC prothontherapy patient positioning system in [1.11], 251-259
[10.12.] E. Grusell Protontherapy at the The Svedberg Laboratory in Uppsala Accelerator News (14), Automn 1996

[12.1.] S. Agosteo et al. Shielding for proton medical accelerator facility, private communication
[12.2.] S. Agosteo et al. Shielding for proton medical accelerator facility, private communication
[12.3.] H.B. Knowles et al. Shielding and activation study for proton medical accelerators
[12.4.] J.V. Siebers Shielding measurements for a 230 MeV proton beam, PhD thesis, Univ. of Wisconsin, Madison, 1990
[12.5.] International Commission on Radiological Protection. ICRP Publication 60, Pergamon Press, 1990
[12.6.] S. Agosteo et al. Monte Carlo calculations as shielding design tools for heavy charged particle accelerators, Journal of Brachytherapy 13(1), Jan. 1997

[13.1.] G. Gademann Cost-benefit considerations of hadrontherapy, in [1.11]
[13.2.] H.D. Suit, M. Krengli Basis for interest in proton beam radiation therapy, in [1.11]
[13.3.] Einhei tlicher Bewertungsmasstab 1.6.1996, Deutschher Arzteverlag 1996
[13.4.] U. Amaldi Overview of the world landscape of hadrontherapy and the projects of the TERA Foundation, GSI 97-09, Darmstadt, 1997

[13.5.] J.M. Slater et al. Accelerators for cancer therapy, in Proc. PAC'99

[14.1.] M.P.R. Waligórski et al. The hadron radiotherapy Centre in Krakow – a project on 20 years of clinical experience with fast neutrons

찾아보기

| 국문 |

| 영문 |

방사선치료용 양성자가속기

2013년 6월 15일 1판 1쇄 인쇄
2013년 6월 20일 1판 1쇄 발행

원저자 ◎ Wioletta Wieszczycka · Waldemar H. Scharf
역 자 ◎ **노승정 · 이창섭 · 최병호**
발행자 ◎ **조승식**
발행처 ◎ (주) 도서출판 **북스힐**
서울시 강북구 수유2동 240-225
등 록 ◎ 제 22-457 호

TEL (02) 994-0071(代)
FAX (02) 994-0073
E-MAIL bookswin@unitel.co.kr
www.bookshill.com

값 25,000원

잘못된 책은 교환해 드립니다.

ISBN 978-89-5526-624-5